AF509070

LA SCIENCE

DE LA SANTÉ,

SOIT POUR LE MORAL,

SOIT POUR LE PHYSIQUE,

OU

HYGIÈNE ENCYCLOPÉDIQUE,

OUVRAGE DIVISÉ EN DEUX PARTIES.

La Ire. Partie traite des maladies morales, et des moyens de conserver la santé, avec des notes curieuses et intéressantes.

La IIme. Partie contient la propriété des alimens, les vertus des plantes, et des remèdes éprouvés dans les maux qui n'exigent pas les secours des gens de l'art.

Les hommes sensés doivent donner à la Religion et à l'Hygiène, la plus grande partie du temps, que ne réclament pas les devoirs de leur état.

Réflexions morales de M. de LEVIS.

AVEC APPROBATION.

——✦——

AVIGNON,

LAURENT AUBANEL, Imprimeur-Libraire du Lycée.

1813.

Quemadmodum sanitas omnium rerum pretium excedit, omnisque felicitatis fundamentum est, ita scientia vitæ, ac sanitatis tuendæ, omnium nobilissima, omnibusque hominibus, commendatissima esse debet.

HOFFMAN.

Si tibi deficiant medici, medici fiant, hæc tria,
Mens hilaris, réquies moderata, dieta.

Ecole de Salerne.

Entretenir les forces du corps et le calme des humeurs, alonge le fil de la vie, c'est ce qu'on devroit étudier.

BACON.

O bienfaisante Hygie, ô santé désirable,
Aux richesses des grands, mille fois préférable,
Trop heureux le mortel qui goûte tes douceurs.

Epître à MONT.

AVIS AU LECTEUR.

Cet ouvrage ne se vend point. Toute personne connue, qui en recevra un exemplaire de l'Imprimeur, ou par toute autre voie, pour son usage, est par là même obligée de donner en paiement 1 franc 50 centimes, aux pauvres de son choix. S'il se trouvoit quelqu'un qui n'agréât pas cette condition, il doit rendre alors l'exemplaire, audit Imprimeur et Libraire, qui le remettra à quelque autre personne charitable.

AVERTISSEMENT

DE L'ÉDITEUR.

UNE grande vérité, d'après *Hypocrate*, et mise dans le plus grand jour par *Hoffman*, c'est que toute personne qui a le bon sens de se pénétrer du prix inestimable de la santé, doit s'instruire des principes de la médecine, et encore plus de l'Hygiène, et se garantir par-là, des atteintes de l'ignorance et du charlatanisme. Mais comme cette étude rebute bien des gens, et que la peine de compulser un certain nombre d'ouvrages, les jette dans le découragement, l'auteur anonyme de cet opuscule vient leur en aplanir les difficultés. Il leur offre le fruit de ses longues lectures dans cette partie si essentielle à la conservation de leur santé, et il leur présente en abrégé tout ce qu'on peut désirer sur cette matière, non-seulement pour le physique, mais encore pour le moral, ce qu'on ne trouve pas dans les autres ouvrages. D'ailleurs quoiqu'on ne manque pas de livres instructifs sur la médecine et sur l'hygiène, ils sont tous sujets à un inconvénient ; c'est que pour découvrir un article qui intéresse, on est obligé de parcourir une quantité de chapitres. L'anonyme, en adoptant l'ordre alphabétique, a mis le lecteur a portée de trouver aussitôt ce qu'il désire.

On verra dans cet opuscule quelles sont toutes les maladies morales, ainsi que les maladies physiques. Les remèdes préservatifs, curatifs et palliatifs y sont désignés, sur-tout à l'égard de ces dernières, de façon à suppléer à un homme de l'art, lorsque l'éloignement ne laisse pas le temps de l'appeler ou de l'attendre. L'intention de l'auteur n'est point d'engager ses lecteurs, sur-tout dans les maladies graves, à se traiter eux-mêmes d'après certains ouvrages, qui ne peuvent qu'être dangereux entre les mains des personnes non instruites dans ce genre. Il conseille au contraire, d'avoir recours dans pareilles maladies au médecin ou au chirurgien, selon le cas. Comme il a voulu agir avec prudence, il s'est borné à former une petite encyclopédie raisonnée et médicale, qui est un manuel à consulter dans des occasions ordinaires ; car presque tous les gens n'ont pas la faculté, ou la patience de se faire surveiller par un homme de l'art, pour tâcher de prévenir toute indisposition, ou pour en arrêter les progrès. C'est pour suppléer à cela que l'auteur a fait ce livre, dans lequel chaque âge trouvera le meilleur moyen de se conduire, tant à l'égard du physique que sous le rapport moral, et où les vieillards pourront puiser ce qui peut les aider à prolonger leur vie.

L'auteur n'est pas le premier écrivain, qui sans être homme de l'art, ait traité de la médecine et de l'hygiène. On a vu *M. l'abbé Jaquin*, donner un livre intitulé, *de la Santé, ouvrage utile à tout le monde*, lequel fut bien accueilli et réimprimé plusieurs fois. *M. Patte*, homme de lettres, d'un âge avancé, a écrit également un ouvrage d'hygiène, mais sous un titre singulier : *Les Jouissances d'un être raisonnable* ; il vient d'en paroître une seconde édition. L'auteur *de la Science de la Santé* a donc bien pu écrire sur la même matière et sur les maladies morales, sujet nouveau qu'il a rendu intéressant, en l'accompagnant de notes piquantes et amusantes. Du reste il a soumis tout ce qui concerne les maladies morales et physiques, et les moyens de conserver la santé à l'examen de messieurs les médecins de l'hôpi-

tal-général , civil et militaire d'Avignon ,
dont l'approbation accompagne cet ouvrage , approbation que les autres auteurs dans ce genre , se sont mal à propos dispensés de se procurer.

L'anonyme n'avoit d'abord entrepris
cet ouvrage que pour sa seule satisfaction. Il ne s'est déterminé à le rendre
public , que d'après l'estime qu'en ont
faite plusieurs personnes , du jugement
desquelles il fait le plus grand cas. On
trouvera son style un peu négligé ; mais
il n'a pas écrit pour ceux qui dans les
ouvrages , même les plus utiles , ne cherchent que les agrémens de la diction :
son but sera rempli , si la clarté de chaque article traité brièvement , répond
à la bouté des conseils qui y sont énoncés. D'ailleurs l'auteur ne court pas
après la vaine gloire , puisqu'il ne veut
pas se nommer , et l'intérêt ne le guide
pas , puisqu'il ne vend point son livre ,
et qu'il laisse à tout lecteur qui voudra
en profiter , la liberté d'en donner le
prix à tels pauvres qu'il choisira.

Au reste , ce ne fut qu'aux approches
de la soixantaine , qu'il se livra à l'é-
tude particulière des livres de médecine et d'hygiène , parce qu'alors sa
santé étoit devenue très-chancelante ,

par suite des malheurs qu'il avoit éprouvés dans la révolution. (1) Il se retira alors du monde plus que jamais. Quoiqu'occupé de la santé du corps, il crut ne devoir pas négliger celle de l'ame ; car d'après l'expérience qu'il avoit acquise dans diverses œuvres de charité, il composa un ouvrage intitulé : *Les Visiteurs miséricordieux envers le prochain, ou manuel pour les personnes qui veulent exercer toute sorte d'œuvres de miséricorde, envers les malades, les mourans, les affligés, les prisonniers, les condamnés à mort, les pauvres, les enfans, les incrédules et les juifs ;* et cet ouvrage en 2 volumes, imprimé à Lyon en 1803, eut assez de cours.

L'auteur entreprit ensuite deux au

------

(1) L'auteur, après avoir vu saisir tous ses revenus, souffrit long-temps dans les prisons d'Avignon. Traduit ensuite, pour être guillotiné à Orange, vers les trois heures, il se préparoit à la mort ; mais à midi, un courrier de Paris porta l'ordre de la cessation de ces assassinats juridiques. Les archives de ce tribunal sanguinaire ayant été ensuite transportées à Avignon, on lui montra son jugement de mort, que le pourvoyeur de la guillotine avoit fait signer aux juges, par avance, en alléguant, que le prévenu étoit noble et riche, grand crime, aux yeux de ces vampires.

tres ouvrages, l'un intitulé : *La Science de la Charité*, et celui-ci ayant pour titre, *la Science de la Santé*. Le premier fut imprimé à Nismes, l'an 1811, et fut débité sous la condition, que chaque lecteur donneroit un franc aux pauvres. L'édition en est épuisée. Cet ouvrage revêtu de l'approbation du supérieur ecclésiastique, démontre particulièrement, d'après l'Écriture sainte, et le témoignage des saints pères, que l'aumône faite en proportion des facultés que l'on a, est le moyen le plus sûr, et le plus facile pour se sauver ; et comme dit Tobie : *Celui qui a beaucoup doit donner beaucoup, et celui qui a peu, doit donner même du peu qu'il possède.* (1). Ainsi

---

(1) On remarque dans ce livre, une décision de fameux casuistes de Paris, au sujet du superflu, sur lequel les pauvres ont un droit incontestable, soit que ce superflu soit considérable, soit qu'il soit de peu de valeur. Ce qu'on y observe aussi, de tout à fait intéressant, c'est que comme nous sommes tous obligés de racheter nos péchés, ou par *des pénitences* ou par *des aumônes*, et la plupart des chrétiens ne pouvant se résoudre aux pénitences, c'est-à-dire, aux austérités, aux mortifications, et à la retraite, quoi de plus aisé et de plus commode, pour eux, de pouvoir racheter également leurs péchés, en accomplissant scrupuleusement le précepte de l'aumône, selon leur superflu, en y

donc l'anonyme, après avoir donné de nouveaux moyens curatifs pour les maladies de l'ame, fournit aujourd'hui des armes, pour attaquer efficacement les maladies du corps, et par là même celles de l'esprit.

Ecoutons à présent sur ce dernier point *Hypocrate*. Il nous dit, que *la médecine a le plus grand rapport avec la philosophie, que c'est la sagesse qui délivre l'ame des passions, et que les idées sont plus claires, et le jugement plus sain, quand une bonne santé tient l'ame et le corps dans un parfait équilibre.* J'ajoute à mon tour, que c'est en vain, selon *l'auteur de la Science de la Santé*, qu'on donne des remèdes au corps pour guérir les maladies de l'esprit : quand l'ame est affectée, il faut absolument des remèdes moraux pour éloigner les pensées affligeantes et ramener le calme, les remèdes physiques étant insuffisans en pareil cas. Tout est enchaîné

---

joignant toutefois la conversion sincère du cœur. Notre souverain Juge, pourroit-il exiger quelque chose de plus facile et de plus raisonnable ? Aussi n'y aura-t-il pas d'excuses après la mort, lorsqu'on n'aura voulu être, ni pénitent, ni aumônier.

A 4

dans la nature, le physique et le moral sont unis par les liens les plus forts. Si on les a séparés l'un de l'autre, c'est que la plupart des auteurs, qui nous ont tracés la description de l'homme, ne se sont pas assez attachés à nous en peindre le moral. *M. de Buffon* a été le premier qui ait respecté ces liens indissolubles.

L'auteur de cet ouvrage paroît arriver au même but, en opposant aux maladies physiques et morales, la combinaison des remèdes physiques et moraux. Le public, à l'utilité de qui l'on doit consacrer ses connoissances, ne pourra que lui savoir gré d'un si long travail, et cet auteur s'estimera heureux, tout en restant inconnu, si l'on reconnoît ainsi le prix de ses diverses recherches. On ne peut se dissimuler qu'elles ont dû lui être bien pénibles, aussi sont-elles le terme de ses travaux : âgé comme il est, et pourtant encore occupé dans la principale administration de charité, après avoir géré toutes les autres, dont il est le plus ancien des administrateurs. Au reste, il avoue avoir éprouvé quelque jouissance dans la rédaction de cet opuscule, en pensant qu'il pourroit être utile à ses semblables. Ces sentimens ont été mêlés du regret de n'avoir pas employé sa jeunesse à une si bonne étude, dont le résultat auroit contribué à lui faire éviter bien des maux dans les divers périodes de sa vie, et à lui procurer une plus heureuse vieillesse. Il en pallie néanmoins les infirmités en consultant souvent son livre. Il fait des vœux pour que chaque lecteur en profite avant d'être parvenu à l'âge, où il commença à se livrer à cette étude si précieuse.

Au reste, les incrédules ne manqueront pas de verser du ridicule, sur ce que la religion est quelquefois mêlée dans cet ouvrage ; mais ils devroient savoir que la religion est l'appui de la morale, et qu'elle est souvent un remède moral. D'ailleurs l'auteur se met peu en peine de leurs suffrages, il n'aspire qu'à celui des véritables chrétiens. Quant aux personnes qui ne jugeront de ce livre que d'après un léger aperçu ; (car il y en a tant qui ne lisant que les premières pages des livres en jugent mal,) et sans observer que c'est ici une encyclopédie morale et physique, dont les articles ne peuvent qu'être variés, je suis fondé à croire, que si elles y reviennent avec toute l'attention qu'il mérite, elles finiront par le goûter : il deviendra leur manuel favori, et elles diront, avec vérité, de l'auteur : *Miscuit utile dulci.*

ROQUE,

Pharmacien en chef de l'hôpital-général civil et militaire d'Avignon.

LA SCIENCE
DE LA SANTÉ.

PREMIÈRE PARTIE,

Contenant en abrégé, tout ce qui a rapport au moral et à la conservation de la santé, avec des notes intéressantes et curieuses.

AGE : Les maladies morales autant que les physiques, attaquent successivement tous les âges ; ainsi il n'est pas de mortel qui n'éprouve des maux moraux, selon les périodes qu'il parcourt pendant sa vie. En effet, les premières années sont remplies de foiblesse d'esprit et d'imprudence. L'âge de l'adolescence et celui de la maturité, sont sujets à diverses passions, et l'avarice autant que l'insensibilité attaquent l'âge décrépit : heureux ceux qui y résistent. Les années, dit *Horace* avec beaucoup de vérité, sont comme autant de voleurs de grand chemin, qui nous dérobent toujours quelque chose en passant. Nous ajoutons que l'âge est comme la neige qui fond au soleil. Une loi immuable de la nature veut, que tout ce qui a vie croisse peu à peu, arrive au plus haut degré de développement, puis dépérisse et entre dans le tombeau. L'homme ne se ressemble pas à lui-même , dans les divers périodes de la vie. Le physiologiste voit des systèmes organiques devenir plus forts , puis s'affoiblir. Le pathologiste observe qu'il est des maladies morales et physiques , particulières aux divers âges , et nous observons à notre tour , que le moral change selon l'âge , puisque quelqu'un qui auroit fréquenté dans sa jeunesse une personne , et qui ensuite en auroit été éloignée pendant trente ans ou davantage, la trouveroit à son retour , autant changée au moral qu'au physique.

AGONIE : Dernière lutte du physique et du moral contre notre dernière heure: dernier combat de la nature contre la mort. On a beau parcourir les livres anciens et modernes en tout genre , on n'y trouve pas plus de lumières sur ce sujet si intéressant : ce n'est que de nos jours , et dans *les ouvrages du célèbre Petit de Lyon* , que l'on trouve un peu de détail sur l'agonie. Il nous dit que le passage de la vie à la mort n'est jamais douloureux , qu'autant qu'il est produit par l'excès d'une grande douleur ; car la mort , dit-il , n'est plus , dès qu'elle est. L'instant qui la devance , terrible pour le spectateur qui l'observe , est pour celui qu'elle immole , adoucie ordinairement par une bienfaisante agonie , qui le plus souvent trouble et suspend toutes les facultés de l'ame , au moment où l'espérance ne pourroit plus y entrer. Qui auroit dit à *M. Petit* , lorsqu'il fesoit cette description , que venant à mourir au milieu de la plus belle carrière , il éprouveroit une agonie dans toute sa connoissance , et qu'il donneroit alors le spectacle le plus édifiant aux médecins et aux chirurgiens ses confrères , qui pleuroient à chaudes larmes , tant il en étoit chéri. (1) Nous ajoutons que l'on voit quelquefois des pères agonisans, qui conservent aussi leur présence d'esprit, au point de donner des derniers avis, et bénir leurs enfans prosternés, et fondant en pleurs : et à cette vue, combien de chrétiens qui sont rentrés en eux-mêmes, quoiqu'ils y fussent peu disposés ! ah ! si le philosophe le plus intrépide avoit de temps en temps cet objet sous les yeux, ce seroit peut-être la meilleure réponse à ses objections futiles. *Voy.* MORT.

AIR : On doit savoir que l'air, est plus pur au lever et au coucher du soleil. L'air du matin est tres-salutaire, sur-tout à la campagne ; car il porte dans celui qui le respire, une force et un bien-être, dont il se ressent toute la journée. C'est faute d'être instruit à ce sujet, qu'il est des gens qui croient devoir craindre l'air, et qui sont peu attentifs aux qualités de celui qu'ils respirent, tandis qu'ils devroient avoir le courage de braver le grand air pour jouir d'une bonne santé. Plus on cherche à se soustraire aux impressions des agens, à l'action desquels la nature a voulu nous exposer,

---

(1) O incrédules ! connoissez ici l'agonie de *la Harpe*, qu'un évêque, prisonnier comme lui pendant la terreur, parvint à convertir, et qui devenu le défenseur de la religion, mourut de la mort la plus douce. Le président du corps législatif d'alors, M. *De Fontanes*, entra au moment où la Harpe se faisoit réciter les prières des agonisans. Mon ami, lui dit le moribond, en lui tendant une main desséchée, je remercie Dieu que vous soyez témoin, combien je sens que ces prières sont belles et consolantes.

plus on devient délicat et maladif. Il faut donc s'accoutumer au grand air, comme à un aliment aussi nécessaire que le boire et le manger. Un air pur sert à fortifier et à conserver notre vie : aussi ne doit-on guères passer de jour sans quitter l'air concentré de la ville, pour aller au-dehors respirer l'air de la campagne, ce qui est même bon pour la conservation des yeux. Une bonne habitude, sur-tout pour les personnes qui sont sujettes aux humeurs catharrales ou rhumatismales, est de respirer tous les jours le plein air, quelque temps qu'il fasse, par le vent, la pluie, la neige, etc. Au reste une maison ne peut être saine, à moins que l'air n'y ait une libre circulation. Elle doit être exposée journellement à un courant d'air, par le moyen de deux portes ou fenêtres opposées. Ne point renouveler tous les jours l'air de son appartement, c'est vivre des ordures de la veille. Les salles et les cabinets où l'on travaille, exigent un renouvellement d'air de temps en temps dans le cours de la journée, sur-tout lorsqu'on y est sans feu ; car le feu en attirant l'air, produit l'effet d'un ventilateur, et aide par là à son renouvellement. Enfin, *le traducteur de l'école de Salerne, nous dit* :

D'un air pur et serein connoissez l'avantage,
Il y faut, s'il se peut, choisir votre séjour.

AMBITION : Affection morale, qui bien dirigée, peut procurer plusieurs avantages ; mais qui devient une maladie, lorsqu'elle ne connoît aucun frein : alors l'ambition agite l'ame, elle allume le sang, et elle est prête à tout tenter en mal pour atteindre son but. (1) Toujours inquiet, toujours courant de projets en projets, l'ambitieux éprouve toute sorte des désagrémens. Il se rend lui-même l'esclave de ceux qui peuvent le servir : et lorsque la réussite ne répond pas à son désir, il tombe dans le désespoir. On en a vu, non depuis long-temps, expirer à la nouvelle inopinée du mauvais succès de leurs soins. Tel fut celui qui tomba mort aux pieds de son concurrent, qui l'avoit emporté sur lui pour une des principales charges de la république qu'il briguoit fortement. (Histoire de Suisse.) Mais lorsque l'ambition ne produit pas un pareil malheur, elle n'en est pas moins à craindre pour la santé de ceux qui s'y livrent, puisqu'elle jette dans leur sein, par la fermentation qu'elle y cause, le germe d'une foule de maux, si l'on n'y obvie pas par des remèdes moraux, tels qu'on les trouve disséminés dans cet ouvrage.

AMITIÉ : Il n'est pas de remède moral plus efficace que les douces paroles d'un véritable ami lorsqu'il partage vos peines. *David* en trouva

---

(1) L'histoire de France rapporte, que *Catherine de Médicis, femme d'Henri II*, étoit d'un esprit fort vaste en ambition, et croyant que les crimes doivent entrer dans les moyens que l'on emploie aux affaires ; trop peu retenue par les préjugés, elle trouvoit plus court d'abréger par des voies violentes, les difficultés qu'elle rencontroit. Mais quelle fut sa fin ? elle mourut à Blois, accablée de dettes, et dans une espèce de désespoir. La mort de cette princesse qui avoit tant fait parler d'elle, ne fit pas le moindre bruit, comme si de temps en temps, ajoute l'historien, la divinité se plaisoit à étouffer la mémoire des personnes scélérates dans leur ambition.

un dans la personne de *Jonathas*. (1) Mais un pareil trésor est des plus rares. (2) Heureux celui qui peut le trouver, puisque alors la vie a bien moins d'amertumes. L'homme vertueux peut bien se renfermer en lui-même, jouir du contentement intérieur ; mais il a des momens de foiblesse, lorsqu'il se voit seul sans pouvoir s'ouvrir ni s'épancher dans le sein de quelqu'un ; la présence d'un ami les lui épargneroit : ce qui lui seroit favorable pour la santé du corps et de l'esprit.

AMOUR DE DIEU ET DU PROCHAIN : Affection morale, premier devoir du chrétien, source pure de son bonheur. L'amour de Dieu est doux et tranquille, il éteint les passions déréglées, il rassasie l'ame, et la met dans cette heureuse liberté dont jouissent les enfans de Dieu. Quand on l'aime bien, on ne trouve rien de pesant, rien d'amer, rien de difficile. D'ailleurs toute notre félicité, et dans ce monde et dans l'autre, ne consiste proprement que dans l'amour divin. Eh ! comment ne pas aimer Dieu, en voyant combien il est bon, juste et puissant, combien il est parfait et aimable, ne dédaignant pas notre cœur, mais s'y plaisant ; car il nous dit : *Deliciæ meæ esse cum filiis hominum.* Il nous a ordonné en même temps d'aimer notre prochain : *Diligite vos invicem, sicut dilexi vos.* O l'excellent motif pour aimer nos frères ! puisque ce que nous pouvons faire de plus agréable au Seigneur, est de satisfaire à ce commandement. La charité due au prochain,

---

(1) David et Jonathas, *amabiles et decori, in vitâ in morte quoque non sunt divisi.* Reg. lib. 2.

(2) *Aristote,* s'écrioit quelquefois : ô mes amis, il n'y a nul ami !

est la matière la plus nécessaire de cette sévérité, dont le Dieu des chrétiens veut que nous usions envers nous-mêmes. Nous n'en pouvons pas douter, d'après les excellentes idées que *le grand saint Paul* nous donne de la charité chrétienne, et sur-tout après tant d'épreuves de ce qu'il nous en coûte dans le commerce du monde pour la pratiquer. Heureux sont vraiment ceux qui, aimant Dieu et le prochain, possèdent cette affection si favorable pour leur ame, ainsi que par leur corps.

AMOUR D'UN SEXE ENVERS L'AUTRE: C'est une véritable maladie que cette passion aveugle et tumultueuse. (1) L'amour est inséparable de l'inquiétude, il n'est guères susceptible d'être réprimé, ou de céder aux impulsions de la raison, lors-même qu'il a malheureusement pour objet, une personne liée par des nœuds indissolubles. La sagesse et l'expérience disent, que lorsque le thermomètre du cœur est parvenu à son plus haut degré il ne peut que descendre, et que souvent sa chûte est rapide. Alors les amoureux et les amoureuses voyant très-bien leurs sottises, finissent par se dégoûter les uns des autres : ainsi tombent tous les sermens insensés, qu'ils s'étoient faits de s'aimer toute leur vie. Quand quelqu'un se laisse atteindre par cette maladie, le meilleur remède moral pour en guérir, est de fuir l'objet qui la cause, et l'on parvient par là à l'oublier peu à peu. Les pères et les mères qui voient un de leurs fils pris par cette espèce de poison, doivent l'envoyer dans une grande ville, si pro-

---

(1) J'ai reconnu trop tard, dit *Voltaire*, que l'amour est vraiment le plus grand des maux.

pre aux distractions, et l'engager par bien des douceurs à s'appliquer sérieusement aux occupations de son état, et à le mettre dans le cas de lui procurer des amusemens honnêtes pour anéantir sa malheureuse passion. Ils doivent ensuite diriger sa tendresse vers une épouse convenable, qui vienne remplacer par une affection digne d'estime, le feu impur dont il brûloit, et qui causoit tant de chagrin à sa famille.

AMUSEMENS : Remèdes moraux très-nécessaires, lorsque des sujets de tristesse causent la mélancolie. Le malheur est, qu'au lieu de chercher en pareil cas, des amusemens innocens, on vous conseille mal à propos de courir après des plaisirs turbulens, qui ne sont pas des remèdes salutaires et qui sont souvent nuisibles. Les anciens, plus sages que nous, bannissoient tout amusement trop vif, lorsqu'ils étoient chagrins ou qu'ils vouloient se délasser d'une trop grande contention d'esptit. Ils regardoient, comme les meilleurs remèdes, les jeux innocens. Ils descendoient même à des jeux puériles, dont nos grands esprits rougigiroient. *Le grand pontife Scevola* et *Scipion Lelius*, jouoient aux petits palets, ils s'amusoient à faire des ricochets sur les bords de la mer, et à y jeter quelque chose de léger pour l'envoyer prendre par leurs chiens; ils cherchoient même à éprouver leur fidélité par des petites ruses. (1) *Socrate* et *Agesilas*, chevauchoient un bâton à l'exemple de leurs enfans

____

(1) Parmi des preuves sans nombre de la fidélité constante du chien, nous ne citerons que celle-ci. Un négociant avoit à Marseille un jeune chien canard des plus beaux, et autant renommé par ses

pour courir après eux. Mais n'a-t-on pas écrit à la fin du dernier siècle, que *l'immortel Racine*, portoit gravement la bannière à la procession de ses fils dans sa maison. Quoi de plus

grands tours d'intelligence, que par son vif attachement envers son maître. On le lui vola fort adroitement, et après l'avoir tenu renfermé pendant un mois, ou le vendit à un voyageur chargé d'agences, qui partoit pour Paris. Ce pauvre chien dépaysé s'attacha peu à peu à son nouveau maître, qui véritablement en avoit le plus grand soin. Celui-ci retourna à Marseille quelques années après, et il fut bien surpris de voir tout-à-coup, dans une rue, son chien se jeter à corps perdu sur un particulier, lui prodiguer des caresses, et démontrer sa joie par des sauts, et des trépignemens excessifs. C'étoit son ancien maître, qui dit aussitôt à l'homme d'affaires, je crois, Monsieur, que vous devinez l'énigme que ce chien m'appartient, il m'a été volé. Le nouveau maître répondit, je l'ai acheté et j'entends le garder. Grande dispute là-dessus. On fut chez le juge de paix, qui dit, après avoir entendu les parties, qu'il prononceroit sur le soir aux bords de la mer. Cette affaire ayant fait quelque bruit, une foule de curieux s'y rendi. Le juge, après avoir remarqué que le chien caressoit à-peu-près également les deux maîtres, ordonna qu'il fût d'abord placé tout enchaîné dans un bateau ; que le négociant se mît dans une autre bateau, et l'homme d'affaires dans un autre, ce qui étant fait, il recommanda aux maîtres d'appeler le chien, qui alloit être desenchaîné par le batelier et mis en mer, et que le chien appartiendroit à celui vers le bateau duquel il chercheroit d'aborder. Cela ayant été bien exécuté, et l'animal mis en mer et appelé des deux côtés par les maîtres, parut un moment indécis ; mais il préféra de courir en nageant au bateau de son ancien maître, qui recouvra son chien par cette sage décision, aux grands applaudissemens de tous les spectateurs.

agréable d'ailleurs , que de badiner avec des enfans, et de rire de leurs réponses naïves à
l'exemple *du fameux Cornaro.* Ne lisons-nous
pas dans *les notes des ouvrages de Buchan,* qu'il
pense , (en médecin moraliste) que c'est une
distraction salutaire de s'amuser, non-seulement avec des enfans , mais même avec de
jeunes chiens, de jeunes chats, des perro-
quets , de singes familiarisés , de voir même
danser des ours et autres animaux , d'aller aux
grandes marionnettes, aux tours des fameux
escamoteurs, aux pantomimes , aux fantasma-
gories et aux belles optiques. On peut bien
encore dans l'occasion , aller voir jouer,
lutter, regarder les sauts et les courses, soit
des hommes, soit des chevaux , comme aussi
les cocagnes, et tant d'autres amusemens innocens. On doit pourtant préférer des concerts de voix et d'instrumens ; ils sont plus
propres , à chasser la tristesse et à procurer la
santé. On peut d'ailleurs faire des promenades,
sur-tout en voiture avec des personnes gaies ,
(car la gaieté se communique), faire avec
elles des parties de campagne où l'on respire
le bon air ; passer avec des amis , des soirées
agréables , où l'on a les papiers-nouvelles et les
ouvrages périodiqnes. Ne peut-on pas dans le
jour faire une partie aux boules, aux quilles,
au billard domestique, et se donner tout autre exercice salutaire ? Ne peut-on pas enfin se
permettre, de temps en temps et tour à tour,
avec des parens et amis, de petits régals en
bons mets dans de petits plats, et en vin savoureux dans de petits verres, et s'égayer
au dessert après les saillies de chacun? On lit
à ce sujet *dans l'anatomie de Bichat :* qui n'a
pas acheté la joie douce d'un repas amical par

une légère agitation ou ardeur, pendant le temps que le vin circule avec le sang, quoique bu avec modération. Mais ce n'est pas le bon ton ; ce que nous venons de détailler en amusemens innocens et moraux, ne satisfait pas le beau monde ; il lui faut des festins somptueux, des spectacles licentieux, de grands bals publics, des bals masqués, et des veilles prolongées en régals distingués (1), en danses brillantes et en grand jeu, ce qu'on appelle superbes soirées. Cependant on devroit bien faire le bilan de tous ces plaisirs tumultueux et factices ; en un mot trop vifs, au milieu desquels on est obligé de dire par convenance : Oh ! que c'est beau : oh ! que c'est amusant ! propos que l'on tient souvent en bail-

------

(1) Il est des gens dans le grand monde, dont le moral n'est pas entaché de philosophisme, et qui pourtant ne se font pas une peine de donner de belles soirées, le vendredi ou le samedi, avec des régals en gras et en maigre. L'exemple de *M. le maréchal de Muy*, devroit les engager à agir différemment. Ce ministre de la guerre ayant été obligé de régaler à son tour un prince d'Allemagne, arrivé à la cour dans le carême, il donna son repas tout en maigre, tandis que les repas donnés par les autres ministres et même par des princes, avoient été gras et maigres. La singularité du repas du maréchal lui attira quelques plaisanteries de la part des courtisans ; mais il leur répondit sérieusement : *Quand on veut être régalé chez moi les jours maigres, je soumets les convives aux préceptes de la religion que je professe.* Puisse un si bon exemple faire changer de conduite aux personnes donnant de superbes soirées. D'ailleurs elles pourroient bien éviter les jours maigres et choisir les jours gras, pour leurs divers régals, et elles ne seroient pas soupçonnées d'un grain de philosophisme.

lant. C'est dans ces amusemens si bruyans que l'on altère sa santé, tandis que dans les amusemens innocens précités, véritables remèdes moraux, on ne peut qu'y gagner réellement pour la conservation de sa santé et pour se distraire. *Voy. Distraction, Exercice, Musique.*

AVARICE : Maladie morale, passion sordide que tout le monde aperçoit dans l'individu qui en est affecté, tandis que lui ne s'en aperçoit pas autrement. En effet, il regarde comme chose très-innocente d'accumuler, quoiqu'il doive savoir, que l'homme altéré de richesses n'est jamais vertueux. Il n'y a rien qui ressemble mieux à une éponge qu'un avare : comme elle, tous ses soins ont pour but de se remplir ; il laisse à ses héritiers le soin de la presser. (1) L'avare est dur envers lui, ne se procurant pas l'usage de ce qu'il amasse, et il est dur envers les autres, ne sachant se servir de ses biens pour faire des heureux. Il ne peut se déterminer ni à dépenser ni à donner. Il n'est pas compatissant aux besoins des pauvres, envers lesquels il est cependant débiteur d'une partie de son superflu : c'est un vol qu'il leur fait en le retenant. Enfin après s'être rendu un objet de mépris aux yeux de ses concitoyens, il arrive aux derniers jours de la vie, en ne l'ayant employée qu'à augmenter ses fonds par ses économies successives. Ainsi donc ses héritiers ne pourront que rire de ce que s'étant fait des privations en tout genre, il

------

(1) *La Bruyère* dit que les avares sont comme les pourceaux, qui ne font plaisir à personne qu'après leur mort.

n'a réellement travaillé que pour eux sans avoir cette intention. En un mot, il se déshérite lui-même. *Parcus ob hœredis causam assidet insano.* Mais comment guérir cette espèce de démence, qui devient presque toujours incurable. Il est fort heureux, lorsque des personnes éclairées cherchent à ébranler l'avare, en lui donnant adroitement d'utiles leçons (1), en lui démontrant sa folie et en l'effrayant sur son sort éternel, seul remède à employer en pareil cas.

AUTOMNE : Les maladies putrides sont as-

---

(1) A Lyon, un avare assez jeune reçut la visite d'un médecin, qui venoit prendre logement dans le voisinage ; il ne manqua pas dans la conversation de lui insinuer qu'il n'étoit pas riche, qu'on le payoit mal, et qu'il ne pouvoit plus faire de placemens. Sur ces entrefaites, se présentent deux hommes, l'un chargé de plusieurs sacs d'argent pour le rembourser, et l'autre présentant une lettre de change pour une somme que notre avare avoit promis de prêter. Celui-ci se troubla d'abord, et bégaya quelque mots d'excuse ; mais le médecin lui dit : Ah ! que votre moral est malade par votre avarice. Elle vous fera mener la vie la plus triste et la plus désagréable, en vous privant de tout. Vous serez d'ailleurs méprisé de toute la ville, et vos héritiers se moqueront un jour de vous. L'avare fut assez frappé de ce raisonnement. Le médecin habile en profita et lui dit : fiez-vous à ma direction pour votre mal, et je vous rendrai heureux. L'avare y consentit, et le médecin moraliste s'y prit si bien, que dans moins de six mois, cet avare quitta la passion sordide à laquelle il s'étoit livré. Il devint peu-à-peu un homme raisonnable, et alors il se maria, et il rendit sa femme heureuse. Telle fut la belle cure de ce médecin ; et quand on l'en félicitoit, il disoit, qu'il n'auroit pas obtenu pareille guérison d'un vieux avare, étant tous incurables.

sez communes dans cette saison : ceux qui sont jaloux de leur santé, peuvent les éviter en ne faisant qu'un usage modéré des fruits de l'automne ; (car l'abondance des phlegmes dont ils sont remplis les rend fiévreux) , et en buvant par-dessus un peu de bon vin. Il faut en automne moins boire qu'en été, et reprendre insensiblement des vêtemens plus forts. La fraîcheur des matinées et des soirées, ainsi que les brouillards occasionnent les fièvres. Si l'on vient à se sentir du dégoût, il faut prendre un peu de *Kina*, ou du *vin d'Absinthe. Voyez* ces deux mots *en la seconde partie ;* car ces deux remèdes éloignent les maladies d'automne, plus faciles à prévenir qu'à guérir.

BAINS. *Voyez* à la seconde partie.

BARBE : C'est une chose bonne à la propreté que de se faire la barbe, au moins deux fois la semaine. Les pères doivent exciter leurs fils à se passer de barbiers, soit parce qu'ils n'ont pas souvent les mains très-propres, soit parce qu'ils donnent la peine d'attendre. Rien de mieux donc, que de se raser soi-même ou du moins d'avoir des rasoirs à soi, qui ont l'avantage de ne pas servir à tout venant comme ceux des barbiers.

BASTRINGUE ET DANSOMANIE : Epidémie morale, qui règne depuis la révolution dans les villes et dans les campagnes. Combien ne seroient pas étonnés les poètes, qui ont chanté les plaisirs champêtres et l'innocence des mœurs rustiques, de trouver au milieu des champs tous les désordres des grandes villes, et les vices les plus raffinés sous l'humble chaumière. Voilà ce que les bastringues ont produit, voilà les maux enfantés par la fureur de danser dans ces lieux de rassemblemens si nombreux,

nombreux, où la plupart des mères n'accompagnent pas leurs filles et les laissent en pleine liberté. Par-tout on voit de ces bastringues, où l'innocence fait de tristes naufrages, et où tous les sentimens de pudeur et de moralité vont s'éteindre, dans les flots tumultueux d'une valse lascive. Ah! combien est changé le caractère de ces sages agriculteurs, dont *Virgile* envioit le bonheur!

O fortunatos nimium, sua si bona nôrint, agricolas!

Alors ils étoient francs et honnêtes, aujourd'hui ils sont doubles, artificieux et de mauvaise foi, la plupart ayant d'ailleurs été gâtés par les principes de liberté, égalité, si fameux dans la révolution. Quelle école que les bastringues! N'est-ce pas là l'écueil de toutes les vertus, et la perte des artisans, et des domestiques de l'un et de l'autre sexes? Dans les entr'actes des contre-danses bruyantes, au nombre quelquefois de huit à la fois, on s'entretient des parures et de la loterie par le livre des songes, et quand on n'a pas les moyens de suivre tel ou tel numéro, ou de s'acheter un ajustement à la mode, on s'instruit pour y suppléer par de petites tromperies, prétendant que ce n'est là qu'un tour de bâton. Oui, combien de jeunes gens qui apprennent à voler; ou leurs maîtres ou leurs pères, pour avoir de quoi offrir de petits présens à leurs danseuses, ainsi que des rafraîchissemens toujours à portée. De-là, le dérèglement des mœurs, et l'oubli de toute religion; car les bastringues ont lieu même à l'heure de l'office divin, ce qui devroit être au moins défendu pendant ce temps-là. Enfin ces danseuses, non surveillées par leurs mères, se retirent à la fin de ces bals, nuitamment, avec

ces libertins de tout état qui les accompagnent :
ce qui consomme le danger ; aussi avec quelle
ardeur ces occasions de prostitution ne sont-
elles pas recherchées ! (1) Ne rendent-elles pas
immoraux tous ceux et celles qui fréquentent
ces bastringues si dangereux à tous égards ? Il
faut espérer que l'autorité en viendra à supprimer ces rassemblemens nombreux , quand elle
se sera bien convaincue de tant de maux qu'ils
causent à la société.

BONHEUR : Toute personne qui jouit d'un
bon moral et d'un bon physique, *mens sana in cor-
pore sano* , possède ce qu'il faut pour être heureux. Mais combien peu de ce nombre ! encore
même ceux qui ont ce bonheur, en mésusent et
d'autres le perdent, sans qu'il y ait de leur
faute , le bonheur étant souvent la veille du
malheur. Il faut nécessairement qu'il y ait une
certaine répartition de biens et de maux dans
toutes les classes de la société, ce qui est une
des vérités les plus consolantes , quoique des
moins senties et qui souffre peu d'exceptions ,
parce qu'elle a sa source dans les lois les plus
invariables. Il faut donc s'accoutumer, pour conserver la santé de l'esprit et du corps , à voir avec
une philosophie chrétienne , les vicissitudes de
la vie , ainsi que la nature périssable de toute

---

(1) En été , on a vu dans l'île de Piot , où l'on va
d'Avignon, par le nouveau pont sur le Rhône, quantité
de garçons et de filles , courir avec empressement
dès l'après midi des dimanches , au nouveau et si
vaste bastringue à grand orchestre , pour danser
des contre-danses , et valser sur le sable brûlant ,
quoique bien battu en plein champ. Quelle dansomanie ! tandis que les curieux avoient peine à se
garantir des ardeurs du soleil.

félicité humaine. *L'illustre Mead dans ses préceptes médicaux*, nous dit : tous les hommes en général ont le désir naturel , pour être heureux , de jouir des plaisirs des sens et des plaisirs de l'esprit : il y en a peu que captivent ces derniers charmes. Le plus grand nombre court après les premiers , parce qu'ils ne connoissent pas les avantages , et de la sérénité de l'esprit, résultant d'une conduite vertueuse , et de la joie qui anime un homme de bien , quand sa raison subjugue ses passions. *Cicéron* confirme cette vérité par le sentiment de *Caton*, qui l'avoit reçu *du grand Archylas de Tarente.* La nature , dit-il , n'a pas affligé le genre humain d'une maladie plus éloignée du bonheur, et en même temps plus destructive, que la poursuite des plaisirs sensuels : aussi, ajoutoit-t-il : O plaisir ! tu causes plus de mal aux mortels , que les armes de l'ennemi et que toute la colère divine. Observons à présent, que quoique les richesses , la puissance et les jouissances semblent être données avec une grande partialité ; cependant celles qui constituent le bonheur, sont bien plus également distribuées. Les classes inférieures de la société, jouissent mieux en général des biens ordinaires de l'existence que les classes plus élevées. Combien sont inférieurs à ces biens les raffinemens de l'homme en place , et de l'opulent, si souvent accompagnés de chagrins et d'autres maux , qui détruisent quelquefois autant le moral que le physique. Or , qu'elle erreur de s'imaginer que la félicité ne se trouve que dans les grandeurs et sous les lambris dorés. Les véritables jouissances, sont celles qui découlent d'une fortune honnête , de l'alternative d'un travail assidu et d'un repos mêlé de plaisirs innocens , de la culture de l'esprit, ét du charme inaltérable d'une vie privée, du commerce d'une amitié sincère et des affections domestiques. Ajoutez à cela l'exercice de la religion chrétienne, et de l'aumône selon ses facultés, et on pourra jouir du bonheur que tant de mortels cherchent si vainement. Mais souvenons-nous pourtant, qu'il est impossible d'être complètement heureux dans ce monde ; on ne pourra l'être réellement que dans l'autre, où Dieu distribuera le seul véritable bonheur aux bons, et une juste punition aux méchans pour toujours, tant au physique qu'au moral.

BROSSER LE CORPS : Une habitude très-avantageuse pour la santé, même des personnes délicates ou avancées en âge, est de se frotter le corps avec des brosses douces, ou de la flanelle, ou du drap, ou même avec la main nue, matin et soir, jusqu'à ce que la peau devienne rouge. *Voy. Frictions, Bains.*

CAFÉS : Le moral ainsi que le physique, peut ressentir quelque avantage de ces points de réunion qui se sont formés dans les salles des cafés, bien différens à présent de ce qu'ils étoient il y a soixante ans. En effet, indépendamment de ce qu'on en voyoit que deux ou trois dans les plus grandes villes, et un seul dans les villes ordinaires, on n'y entroit que pour se faire servir, ou du café, ou du chocolat, ou de la limonade, etc. L'on payoit, et l'on en sortoit aussitôt. Mais lorsque des cafetiers industrieux y introduisirent le jeu de billard, le trictrac et toute sorte de jeux de cartes, ces lieux non fréquentés, le devinrent beaucoup, et on les vit se multiplier au point qu'on en trouva bientôt par-tout, même dans les villages : leur nombre n'en a guères diminué depuis

la cherté si grande du café et du chocolat : on
en débite moins , mais on y vend de la bière ,
des liqueurs , et on s'y amuse à divers jeux et
à la lecture des journaux. Ainsi donc les cafés
continuent d'être fréquentés , sur-tout par les
gens oisifs , qui y vont matin et soir porter
leur inutilité ; car les personnes occupées n'y
vont guères. Ils s'entretiennent entr'eux du
tiers et du quart ; ils débitent toutes sortes
de nouvelles , ils en fabriquent souvent, et ils
les font avaler aux gobe-mouches , ils les mys-
tifient même dans l'occasion. Ils cherchent enfin , à former l'opinion publique sur les évènemens journaliers. Il n'est pas moins certain ,
que dans les cafés les plus fréquentés , on peut
trouver un remède moral contre les affections
mélancoliques ; car à Paris et dans les plus
grandes villes , il est des philosophes qui vont
s'y tapir dans un coin, pour observer les ridicules de certains originaux , et prêter l'o-
reille à leurs raisonnemens singuliers. Ces grands
cafés peuvent donc servir de moyens de dissipation (1) , et les personnes qui ont été fort
occupées dans la journée , feroient bien d'aller s'y dérider dans la soirée , où il y a toujours plus de monde : ce qui ne peut qu'être

---

(1) Un cafetier dit à quelqu'un qui venoit tous les
jours parcourir les salles de son café: Monsieur, vous
êtes ici fort assidu , et pourtant vous ne me donnez aucun profit; car rien de plus rare que de vous
voir prendre du café : ce particulier lui répondit ,
c'est qu'il est le plus souvent nuisible à ma foible
santé ; mais je prens chez vous de la distraction ,
qui est un bon remède moral contre ma mélancolie ,
je vous offre de bon gré d'en payer la valeur.

utile à leur santé. Quand à la propriété du café, *voyez à la seconde partie , café.*

CALOMNIE : Maladie morale qui donne une disposition à nuire, si contraire à cette bienveillance universelle, également recommandée, et par la loi naturelle et par la religion, dont tout calomniateur et même le médisant a perdu l'instinct pour noircir ses semblables : aussi est-il méchant, fourbe et satirique, jusqu'à sacrifier parens, amis, pour dire de bons mots piquans. Il sème la division dans les familles, et parmi des personnes liées d'amitié. C'est vraiment un mauvais citoyen, dont chacun doit se méfier, c'est une peste dans la société, aussi doit-on l'éviter avec soin. En un mot un pareil personnage fait souvent avec sa langue d'aspic, un mal qui devient irréparable. Le remède à lui appliquer, pour ainsi dire, c'est de ne l'admettre jamais dans toute maison honnête où l'on reçoit bonne compagnie, afin que se trouvant par là isolé, il puisse faire de sérieuses réflexions très-propres à le corriger.

CAMPAGNE : Un bon remède moral, c'est d'y faire quelque séjour ; car les bons effets que retirent les citadins, tourmentés de pénibles digestions, d'accidens nerveux et d'autres maux, dépendent autant de l'action qu'exerce sur eux la position du lieu, que de la distraction, et de l'éloignement des soucis habituels, ainsi que de l'exercice, que l'on y fait journellement. *Voy. Exercice.*

CHAGRIN : Maladie morale qui, lorsqu'elle dure un certain temps, devient un véritable poison qui mine les forces de l'esprit et du corps. Le chagrin est de toutes les passions, celle qui est la plus nuisible à la santé ; car

il se tourne souvent en une mélancolie continue qui ruine le tempérament. On peut en
triompher dans les commencemens ; mais quand
il a pris une certaine force, c'est en vain qu'on
voudroit chercher à le détruire. Reconnois-
sons, qu'il est impossible d'échapper aux divers malheurs qui assiégent la vie, et qu'il n'y
a pas de bon sens à imiter ces personnes, qui
se font une espèce de mérite de céder au chagrin, de refuser à s'en distraire, jusqu'à ce que
leur ame accablée à l'excès succombe sous leur
fardeau ; cette conduite est totalement opposée
à la religion et à la raison : heureux ceux qui
préfèrent aller pleurer aux pieds des autels et
y demander du secours. Réfléchissons d'ailleurs, qu'il n'est pas en notre pouvoir d'éviter certains chagrins ; il nous est cependant
possible de prendre une forte résolution, qui
nous mette à même de résister à leurs effets, et
d'en diminuer les impressions. Si au contraire
on s'y livre, ils dérangent les digestions, ils
causent des insomnies et bien d'autres maux
encore. En un mot il est impossible, que
ceux qui ont l'esprit affecté puissent rester
bien portants. Il faut donc en pareil cas,
se rendre maîtres, ainsi que nous le pouvons, de commander à notre ame. Il est certain, que toute personne qui se rend peu à peu
insensible au chagrin, éprouve bien moins de
destruction. Ceux au contraire qui se nourrissent de leur tristesse, ne parviennent pas à un
âge avancé. Que l'on fasse bien attention, que
la variété des scènes qui se présentent d'elles-
mêmes par la sage direction du créateur, a
pour but d'empêcher que notre esprit ne soit toujours fixé sur un seul objet ; car il se plaît naturellement dans la diversité. Tourner souvent

dans le chagrin notre attention sur de nouveaux
objets, sur-tout dans une grande ville, les examiner pendant quelque temps, et quand notre esprit commence à se rebuter, changer de scène;
voilà le moyen de se fournir une succession de
nouvelles idées. D'ailleurs, comme le chagrin
se nourrit de l'indolence, il faut recourir à
l'exercice et à diverses distractions, pour se
délivrer peu à peu de cette maladie morale si
nuisible, et un voyage est souvent nécessaire
pour y réussir. (1) Au reste, bien loin de

---

(1) A Bordeaux, un homme riche et bien né, perdit
malheureusement son épouse et sa fille dans trois jours.
Son chagrin fut si fort qu'il tomba dans une affreuse
tristesse, qui augmenta au point de faire craindre qu'il n'y succombât. On l'écrivit au seul fils qui
lui restoit, et qui se trouvoit à Paris. Il vint aussitôt ; mais malgré les plus grands soins, il ne pouvoit parvenir à le distraire. Il le détermina pourtant
à voyager, et à lui permettre toute sorte de facé-
ties. Ce jeune homme plein d'esprit, et fort aimable amusoit par ses contes burlesques, les voyageurs de la diligence, et toutes les fois qu'on s'ar-
rêtoit pour changer de chevaux, ou pour la dînée ou
la couchée, il mettoit à sa tête une perruque héris-
sée, et à son nez des lunettes d'une grandeur ridicule. Il chantoit des paroles italiennes très-risi-
bles, et il attiroit une foule de curieux, auxquels
il offroit de vendre de l'orviétan. Arrivé dans
l'auberge, c'étoit une autre scène, il contrefaisoit
le fou ; son père laissoit croire que sa tristesse venoit de voir son fils dans cet état, et il assuroit que
sa démence n'étoit pas du tout à craindre. Chacun
plaignoit d'autant plus ce jeune homme, qu'il étoit
d'une jolie figure, d'une conversation spirituelle et en-
jouée, à cela près qu'il se déchainoit contre l'injustice
des hommes. Ces mistifications, jointes à bien d'autres
plaisanteries, et suivies à leur arrivée à Paris, de
la fréquentation des spectacles bouffons, et sur-tout

quitter ses affaires ou ses occupations, il faut au contraire s'y livrer avec plus d'ardeur, et partager son temps entre ses devoirs et la compagnie de gens sociables. Les plaisirs honnêtes doivent être employés. En portant insensiblement son esprit sur des objets agréables, on parvient à dissiper la mélancolie, dans laquelle le chagrin ne manque jamais de nous plonger. On doit en même temps se frotter souvent le corps, avec des morceaux d'étoffe secs, avec des parfums d'ambre, de sucre, de vinaigre, et d'autres aromates. On emploie aussi avec avantage, les bains d'eau tiède. Tel est le précis des bons conseils donnés à ce sujet, dans *les meilleurs livres d'hygiène*, et qui joints aux dissipations et aux amusemens honnêtes, produisent les meilleurs effets. *Voy. Amusemens, Consolations, Exercice, Passions.*

CHAMPS, (l'homme des). On doit apercevoir une des causes de la dissemblance, qui existe entre l'état civil et moral du citadin, dont la nourriture est toujours excitante, et de l'homme des champs, qui ne se nourrit que de substances laiteuses, farineuses et mucilagineuses. Plusieurs observateurs assurent dans leurs ouvrages, que l'usage de leur mélange, procure le calme uniforme, ces passions foibles et faciles à dompter; cette disposition morale, qui paroît avoir été l'objet des Pythagoriciens, ainsi qu'on le lit, *dans le voyage du jeune Anacharsis.* Mais on ne trouve plus dans l'homme des champs,

---

des pantomimes, produisirent peu à peu l'effet désiré, et ce père si chéri, au moyen de tant de remèdes moraux, à lui prodigués par ce fils bien-aimé, lui dut sa guérison.

cet état de tranquillité, lorsqu'il s'adonne au vin ; il devient alors une exception à ce qui vient d'être dit. *Voy. Radoter.*

CHANGER DE PAYS : Remède moral très-avantageux. *Hoffman* , se plaint de ce que l'on néglige trop dans le traitement des maladies, l'influence médicinale d'un pays nouveau , tant à l'égard du physique que du moral. En effet, quels avantages ne retire-t-on pas, lorsqu'on envoie un malade d'un pays à un autre, dont l'exposition est différente, et que le médecin pense être celle qui lui convient, comme le prouve le bon ouvrage *de Peregrinationibus sanitatis causâ*, où il est dit, que dans le lieu où le malade arrive, 'il reçoit l'impression d'une influence nouvelle : ce qui est très-utile, et dans les maladies chroniques et dans les accès de fièvre. On a même vu , disent *les Topographies médicales* , des maladies dégénérées en fièvres lentes , non invétérées , se guérir peu de temps après que les malades étoient passés dans un pays sec et élevé , ce qui réussissoit aussi dans les maladies d'hypocondrie et de mélancolie : mais quant aux affections nerveuses et à la phtisie commençante , elles trouvent souvent leur guérison , en allant habiter un pays bas et humide , le tout avec les distractions salutaires, qu'occasionne toujours un changement de pays. *Voy. Amusement , Exercice.*

CHANTER : Remède moral, en ce qu'il égaie ; remède physique, en ce qu'il provoque éminemment la circulation du sang , et facilite la respiration : aussi les ouvriers sédentaires qui chantent en travaillant, suppléent par cet exercice partiel, à tout autre dont il sont privés. *Voyez Exercice de la lecture et Déclamation.*

CHARITÉ : A ce mot, s'il est quelque lecteur qui dise : est-ce que la charité est un remède moral ; oui, cher lecteur, elle en est vraiment un (1) : prenez mon ouvrage *de la Science de la Charité*, et vous verrez que chaque passion, vraie maladie morale, s'amortit en suivant scrupuleusement le précepte de l'aumône, et vous en trouverez un exemple *dans la note page* 113 *dudit ouvrage.*

CHIRURGIEN : C'est celui qui possède la sublime science, qui apprend à connoître et à guérir les maladies extérieures du corps humain, et qui traite de toutes celles qui ont besoin pour leur guérison, de l'opération de la main, ou de l'application des topiques. La chirurgie a, selon *M. Chambers*, l'avantage sur la médecine interne, de la solidité dans les principes, de la certitude dans les opérations, et de la sensibilité dans ses effets. Outre les connoissances connues dans la chirurgie, il faut que le chirurgien acquière un talent particulier, c'est l'opération de la main qui suppose une longue suite de préceptes et de connoissances scientifiques. La chirurgie a fait de très-grands progrès à tous égards, et a produit de fameux artistes et opérateurs : heureuses les villes qui les possèdent. Malheur aux

____

(1) Madame de Maintenou disoit : Mon moral se trouve si satisfait dans mes charités, que je doute qu'elles me soient un mérite. Pour bien faire l'aumône, il faut souffrir du soulagement qu'on donne aux autres, en donnant quelquefois tout son superflu. Je sais qu'après avoir fait tout ce que je puis, je n'aurai jamais fait tout ce que je dois : que je me trouverois heureuse, ajouta-t-elle, d'un ton pénétré, si je pouvois devenir pauvre, à force de secourir les pauvres.

personnes qui tombent entre les mains de gens qui déshonorent la chirurgie par le charlatanisme et l'avidité : car ils voient prolonger leurs maux. (1) Enfin, combien sont respectables les chirurgiens, qui emploient également leurs talens envers les pauvres honteux qu'ils traitent gratuitement.

COLÈRE : Maladie morale, sœur de la violence qui trouble l'esprit, dérange toutes les fonctions vitales et animales, et qui, quand elle est excessive, cause la rétention d'urine, et devient quelquefois mortelle, ou par l'hémorragie, ou par l'apoplexie qu'elle cause. L'histoire nous en donne des exemples frappans, dans la personne *des empereurs Nerva* et *Valentinien*, qui moururent l'un et l'autre dans des accès de colère. *Vinceslas*, *roi de Bohème*, eut le même sort. Réfléchissons à présent et disons : que s'il n'est pas toujours en notre pouvoir d'éviter la colère, ou pour mieux dire, de n'être pas ému d'indignation au premier aperçu d'une injustice manifeste, nous devons cependant alors nous servir de notre raison, pour ne pas donner cours à cette passion, dont les suites sont si dangereuses. Tous nos efforts doivent tendre à étouffer son premier mouvement,

---

(2) Un émigré ayant fait une chûte en Italie, se fit pauser par le chirurgien de son auberge, qui lui donna à entendre, qu'il en auroit pour assez de temps, ce qui le chagrina fort. Une personne officieuse lui conseilla secrètement de s'abonner avec le chirurgien, ce qu'il fit, et il fut guéri dans huit jours. Un observateur a remarqué à ce sujet, qu'anciennement dans les couvens, on parvenoit plutôt à guérison, vu l'abonnement qui existoit toujours avec les gens de l'art.

et à ramener nos esprits dans un état de tranquillité. Quand on se sent disposé à se mettre en colère, il faut distraire autant que possible, son attention des objets qui la provoquent ; par exemple, en récitant un morceau d'éloquence ou de poésie, ou comme faisoit *Jules César*, en répétant l'alphabet romain. Mais il est des gens irascibles qu'un rien emeut, qui s'enflamment comme un volcan, et qui ne veulent rien écouter de ce qu'on leur dit pour les calmer. Vrais fléaux de la société , ils font haïr jusqu'à la vérité par les propos mordans et colériques , qu'ils emploient pour la défendre : et , en troublant le bonheur des autres , ils sont eux-mêmes très-malheureux. Cependant on pourroit les guérir , s'ils se laissoient déterminer à user d'alimens laiteux , farineux et mucilagineux , qui ont la vertu de diminuer la sensibilité, et de rendre moins vives les impressions extérieures. *Voy. Prisons. Celse* appuie ce si bon moyen en rappelant , que c'est avec des matières mucilagineuses, que se composent ces cataplasmes émolliens, qui diminuent la tension morbifique , et affoiblissent l'exaltation locale. Nous ajoutons , que la médecine n'ayant pas d'autre empire , en pareil cas , la morale peut tout aussi bien prévenir, ou arrêter les effets funestes de la colère (1) *Voyez Charité en la seconde partie.*

COMÉDIE ET OPÉRA : Remède vraiment

---

(1) *Le médecin Berrichius* , guérit une personne d'une fièvre quarte, en l'excitant à une colère. *Valeriola* , a guéri de même des goutteux et des paralitiques : cependant une trop grande colère peut causer la mort à pareils malades.

moral, propre à guérir les personnes chagrines ou mélancoliques. On pourroit l'ordonner aux personnes de tout âge et de tout état, si la comédie et l'opéra n'étoient pas gâtés par la licence extrême qui y règne, au moyen de tant d'expressions molles et efféminées. Ajoutez à cela, que les spectateurs ne peuvent rien moins faire, que d'abandonner leurs regards à des objets trop séduisans, qui pour attendrir, mettent en jeu tous les ressorts de la voix, du geste et des grâces. Comment ne pas sourire à une passion adroitement ménagée? et le cœur peut-il résister à cette corruption? Qu'on examine attentivement une jeune personne qui fréquente depuis peu ces lieux dangereux pour les mœurs, on la trouvera bien changée, et sur le point de perdre tout principe de pudeur et de modestie; son cœur même s'ouvre aux atteintes de l'amour et au jeu d'une intrigue. D'une autre côté, les jeunes femmes émues par les passions théâtrales, se prêtent alors à écouter des propos galans et séduisans de certains aimables, et donnent des inquiétudes à leurs maris, qu'elles commencent quelquefois par ne plus aimer, et de-là la source de tant de mauvais ménages. Les femmes de moyen âge, mettent de leur côté tout l'art possible pour s'attirer encore un peu de cour, et les vieilles femmes se donnent en ridicule par leurs attentions et leurs applaudissemens, à tout ce que l'on débite de passionné. Les jeunes gens perdent au spectacle tout ce qu'on leur avoit appris de bon pour se bien conduire, et y deviennent la plupart libertins. Les hommes faits courent dans ces voies délicieuses qu'ouvre l'empressement de satisfaire leurs convoitises; et obligés ensuite de rentrer dans le sein de leur famille , ou de reprendre leurs occupations , ce n'est que mollement et avec ennui. Quant aux vieillards, leurs passions éteintes par la froideur de l'âge , jettent encore des étincelles qui les rendent ridicules à l'excès : ils devroient s'apercevoir pourtant qu'ils font une triste figure à la comédie et à l'opéra , qui ne sont plus faits pour eux , et qu'ils doivent laisser un intervalle entre la vie et la mort. En un mot le théâtre n'offre que des passions folles ou criminelles , et les plus légitimes y deviennent répréhensibles et dangereuses par la manière , dont elles sont présentées ; aussi de combien de personnes du sexe , ne pourroit-on pas dire avec *Martial* , elle y est entrée *Pénélope* , et elle en est sortie *Hélène*. Si l'on va à l'opéra, on n'y entend guères retentir que des airs efféminés et lascifs de ce genre de musique , auquel *Quintilien* reproche d'étouffer ce qu'on peut avoir de force et de vertu. En effet, au doux chant des Syrènes de l'opéra , on finit par s'énerver l'ame et le corps ; aussi *le grand Augustin* s'accuse-t-il d'y avoir vu le commencement de sa perte. *Cicéron* , lui-même, ne regardoit-il pas le théâtre comme obscène et dangereux ? Quoi! de plus blâmable d'ailleurs , que cette émotion passagère dans certaines personnes du sexe à certains morceaux séduisans. (1) Et quoi de plus

---

(1) Un conseiller de Grenoble , étant venu à Marseille pour s'y marier avec une jolie et riche demoiselle , on la lui montra dès son arrivée , dans une loge voisine où elle étoit alors très-attentive , à un air des plus séduisans d'un opéra , qui la fit peu après comme s'évanouir. Le futur dit alors à son conducteur : Tenez, voyez cette espèce d'atten-

déplacé que cette pitié stérile et ridicule, qui
se repaît de larmes. On ne doit pas être étonné,
que tant d'auteurs chrétiens aient tonné contre
la comédie et l'opéra. Mais ne parlons que des
auteurs profanes. On connoît d'abord assez
la célèbre lettre de Jean-Jacques Rousseau contre
les spectacles ; mais *la Rochefoucault, la Bruyère,
Racine, Bussi-Rabutin, Lamotte, Fontenelle,
le marquis d'Argens*, et tant d'autres, n'ont-
ils pas écrit contre les dangers du théâtre,
et sur la nécessité de le réformer ; alléguant que
les gens du monde, et même les gens du peuple
qui les fréquentent, y perdent leurs principes et
leurs mœurs. Le *fameux Doria*, observe que
les drames devroient être réformés, parce que,
dit-il, on y flatte de fausses vertus, et qu'on
y fait passer des vices pour des choses par-
donnables. *Le savant Muratori* eut aussi des
projets de réforme, ainsi que *le marquis Maffei*,
dans leurs ouvrages respectifs. *Riccoboni, ce
fameux comédien converti*, donna un beau plan
de réformation pour la comédie, mais qui
étoit trop opposé à la licence des mœurs,
pour qu'on le mît en usage. *Samuel Weren-
fels, protestant, célèbre professeur d'éloquence à
Bâle*, vouloit toujours réformer les théâtres: aussi
dit-il, dans un de ses discours : Quoi de mieux
que d'exercer les jeunes gens, non destinés aux
armes, à déclamer des drames choisis, où tout
se porte à la formation du cœur et de l'esprit,
et à les éloigner de nos théâtres. C'est peut-

---

drissement, il prouve un cœur gâté ; je ne veux
donc pas d'une pareille moralité, l'épouse qui voudra : quant à moi, je vais me remettre dans ma chaise
de poste et retourner à Grenoble.

être dans cette vue , qu'en Russie , *le prince Schano W'skoi* , forma en 1811 , un théâtre de jeunes gens , qui représentent des pièces morales avec succès. *M. l'abbé de Saint-Pierre* , vouloit que les tragédies et les comédies ne tendissent qu'à inspirer l'horreur du vice et l'amour de la vertu. On trouve dans *le second tome de ses œuvres* , un projet pour la réformation des pièces dramatiques ; mais ce n'ont été là que les rêves d'un homme de bien. Il seroit pourtant à désirer , que pour faire du spectacle une fort bonne école pour les mœurs , il se formât des théâtres , qui en admettant les chefs-d'œuvre des auteurs décens , bannissent toutes les pièces qui portent à la licence. On iroit alors voir représenter *la tragédie d'Esther* , que *Racine* fit expressément pour faire représenter aux jeunes demoiselles *de Saint Cyr*. On verroit aussi *Athalie* , *Polyeucte* , etc. faits pour affecter utilement l'esprit et le cœur. De pareils établissemens dans Paris et dans de grandes villes , ne seroient pas impossibles à former , et des comédiens honnêtes y trouveroient assez leur compte. Un théâtre aussi décent , seroit comme dit avec raison *M. Julliard de Jarry* , très-nécessaire pour les personnes , qui s'étant bien appliquées , auroient besoin de distraction. D'ailleurs , à un pareil théâtre , le goût s'y formeroit , la pudeur pourroit le fréquenter sans rougir. Les vieillards et même les ecclésiastiques pourroient y aller ; et le peuple alors y prendroit de bonnes mœurs , et des sentimens honnêtes. Enfin la santé y gagneroit , en offrant aux vaporeux , aux mélancoliques et aux affligés , un des plus grands moyens de guérison , comme étant vraiment un excellent remède moral.

COMMODITÉS, OU LIEU D'AISANCE :
Quand on n'a pas des lieux à l'anglaise, les lieux ordinaires sont de vrais ventilateurs, où une grande partie du corps se trouve exposée, à un courant d'air froid et fétide. Les personnes attaquées d'hémorroïdes, les femmes pendant leur temps critique, et les gens sujets aux maux de reins, aux rhumatismes et aux catarres, doivent préférer une chaise percée, (1) ainsi que le recommande fort *le docteur Willich, dans son hygiène. Voy. Selles.*

CONSOLATION : Remède moral, excellent à employer envers tout mortel affligé. Ah ! combien sont recommandables les personnes qui agissent promptement, et avec zèle en pareil cas. Hélas ! tantôt c'est la mort de quelqu'un chéri de toute une famille, qui la jette dans la désolation, tantôt c'est la ruine inopinée d'une fortune, tantôt c'est une disgrâce, tantôt c'est un incendie ruineux, tantôt c'est la perte subite de la vue, tantôt c'est un accident, qui a rendu quelqu'un perclus de tous ses membres, et tantôt d'autres coups imprévus, causant les chagrins les plus cuisans, et portant quelquefois au désespoir. C'est alors que le remède moral consiste, à répandre toute sorte de consolation, dans l'esprit et le cœur de ceux qui sont dans les pleurs. Quel plus bel office que celui de consolateur ! c'est se rendre, à l'invitation *du grand S. Paul,* qui nous dit : *Consolez-vous les uns les autres :* et cependant, combien de gens, qui pour ne

______

(1) Je puis dire, qu'ayant donné ce conseil à un ami, il fut guéri sous peu, des maux de reins, pour lesquels il avoit fait inutilement bien des remèdes, et il m'avoua qu'il n'auroit jamais cru que les connoissances de l'hygiène fussent si avantageuses.

pas vouloir s'attrister , refusent de remplir ce devoir , bien éloignés des sentimens de ce grand Apôtre , qui dans l'effusion de son cœur s'écrioit : *Qui de vous est dans l'affliction , sans que je m'afflige moi-même ?* Aussi peut-on bien dire de lui , que c'étoit le meilleur médecin moraliste. Mais voyons à présent , comment on doit s'y prendre , pour consoler les personnes souffrantes , selon la pratique des Visiteurs miséricordieux.

1°. Il faut d'abord laisser l'affligé se plaindre quelque temps , et attendre que les premières impressions du chagrin s'affoiblissent , pour lui donner des motifs consolans. C'est ainsi qu'agissoit *le célèbre Bourdaloue* , lorsqu'après avoir assisté un mourant , et l'ayant vu expirer , il se présentoit aux enfans du défunt , les mains croisées sur sa poitrine , et restoit muet , comme le mort dont il étoit l'interprète. Il s'asseyoit , laissoit passer les impressions subites de la douleur , et puis il en venoit aux moyens de consolation.

2°. Faites sentir à l'affligé , que vous entrez dans sa peine , et indiquez-lui , s'il est possible , quelque moyen de l'atténuer. Si au contraire , il n'y en a point , faites-lui sentir , par de bonnes paroles , que ses murmures ne font qu'augmenter sa douleur.

3°. Il faut l'exhorter à la patience , et en avoir beaucoup soi-même ; car on peut s'entendre dire : *Il est facile de parler patience , mal d'autrui n'est que songe.* On ne doit pas faire attention à ce propos , mais continuer à consoler.

4°. L'affligé exagère souvent son malheur , il dit : *Jamais personne n'a éprouvé si fortement un tel chagrin.* Dites-lui alors , qu'il se trompe bien , et qu'il en est bien d'autres plus malheureux que lui : et on peut lui en citer.

5°. Il sera en même temps utile de l'encourager, par l'exemple des personnes qui ont supporté les chagrins les plus grands, avec résignation.

6°. Si un motif de consolation n'a pas réussi, recourez à un autre, sans laisser entrevoir, que vous vous êtes aperçu, que le premier n'a pas produit de l'effet.

7°. Si vous voyez ensuite, qu'aucun des motifs en détail n'a réussi, rappelez les tous, en substance, et joignez-y quelque motif de religion.

8°. L'affligé pourra vous dire : *Je supporterois toute autre peine, mais celle que j'endure est au-dessus de mes forces.* Répondez-lui, vous ignorez donc, que Dieu ne permet jamais, que nous soyons éprouvés au-dessus de nos forces.

9°. Un autre affligé pourra vous dire : *Ah ! que je suis malheureux d'avoir une si grande sensibilité.* Cette sensibilité ne dépend pas de vous, le Créateur vous l'a donnée avec votre tempérament, pour vous exercer ; acceptez-la, en vous résignant. Songez, que les incrédules souffrent sans fruit et sans mérite, et que votre soumission vous sera comptée et obtiendra sa récompense (1).

---

(1) Qui peut mieux donner des consolations aux pauvres honteux, que les administrateurs des bureaux de bienfaisance et les dames de la charité maternelle ? Un mot dit à propos et accompagné de leurs dons, rend faciles tous les devoirs, adoucit la peine de ces infortunés, et peut les arracher aux plus coupables habitudes : aussi voit-on de ces ames charitables et compatissantes, distribuer ainsi ces remèdes moraux avec leurs charités secrètes, tout de même que les visiteurs miséricordieux.

10°. Gardez-vous bien de flatter les passions de l'affligé, pour adoucir ses peines : ce seroit faire, comme un médecin ignorant, qui pour s'accommoder au goût du malade, lui ordonneroit ce qui n'est propre qu'à augmenter sa maladie. Enfin il faut terminer les motifs de consolation, en incitant l'affligé à faire des prières et des aumônes, pour obtenir de Dieu, le retour du calme : et lorsqu'ensuite fatigué de sa douleur, il paroît reprendre un peu de tranquillité, il faut lui conseiller des distractions, des amusemens innocens. *Voyez Amusemens.*

COU : Il est des pays, où l'on n'y met sagement d'autre couverture, que le col de la chemise, et seulement dans le froid, un léger mouchoir ; car c'est chose nuisible, que de garnir le cou de cravattes, quelquefois doubles et serrées.

COUCHER : Toute personne âgée doit se coucher à neuf heures, et toute autre peut attendre jusqu'à dix : une plus longue veillée est contraire à la santé.

DEJEUNER : Il ne doit être pris, qu'au moins une demi-heure après s'être levé, et avoir ouvert ses fenêtres, pour respirer l'air du matin si salutaire. Il ne faut pas y manger de la viande, il faut le faire léger, et ne pas sortir auparavant de sa maison, s'il est possible.

DÉLICAT : *Tissot* s'exprime bien, en disant : Les personnes délicates se portent souvent assez bien, mais ne sont jamais sûres de se porter bien long-temps, parce que leur santé est trop dépendante des circonstances étrangères. Cette façon d'exister est pénible, c'est une espèce d'esclavage, durant lequel on est sans cesse obligé de fixer son attention sur soi-même, pour éviter ce qui peut nuire, sans souvent le connoître, ou toujours l'éviter, quand on le connoît. On est même dans le cas de faire de temps en temps, de petits remèdes préservatifs ou palliatifs : *Tamen qui vivit medicè, vivit miserè.* (1) Au reste, *des observateurs en médecine* ont remarqué particulièrement, à l'égard des femmes délicates, qu'il en est, qui sont souvent malades, et qui parviennent néanmoins à un grand âge, avec des infirmités qui feroient périr des gens robustes : ce qui arrive plus rarement chez les hommes. *Voyez Sensibilité.*

DÉMENCE : De toutes les maladies qui attaquent le moral de l'homme, la plus affligeante est la démence, puisqu'elle flétrit, pour lui, les charmes de la sociabilité, le ravit aux douces affections qui embellissent la vie, et ne lui laisse qu'une triste pitié. Les observateurs philantropes, n'ont pu qu'être affligés de voir l'ancienne manière, dont les insensés étoient traités, en France, dans leurs divers hospices ; car les officiers de santé, trop persuadés alors, que la démence est une désorganisation cérébrale, et par conséquent une maladie inguérissable, ne leur ordonnoient que des remèdes physiques, presque toujours insuffisans; aussi voyoit-on sortir très-rarement de ces malades, qui eussent recouvré leur raison. L'Angleterre fut la première à avoir des médecins éclairés, qui reconnurent, et publièrent, que quoique les remè-

---

(2) *Virgile* étoit fort délicat, il n'étoit pas moins un élégant, il courtisoit autant le beau sexe que les muses. *Ovide*, au contraire étoit robuste, il n'étoit pas courtisan malgré ses vers libres. Il devint très-sensé dans le cours de ses disgrâces.

des physiques fussent indispensables dans la démence, cependant ils ne pouvoient suffire, et qu'il leur falloit joindre des remèdes moraux. Ce fut *le medécin Hunter*, ex-professeur de l'université d'Edimbourg, qni fut le premier à les mettre en pratique dans l'hôpital d'Yorck. *La société royale de Londres* fournit ensuite *les fameux Proys, Gisborne et Willis.* Ce dernier se distingua sur-tout, en 1788 et 1789, dans la démence du roi d'Angleterre régnant, en lui présentant, dans ses crises, des moyens fort adroits de distraction ; comme en lui faisant paroître des pantomimes attrayantes, ou une musique guerrière et bruyante, qui sembloit être l'annonce d'une victoire importante, et même en lui faisant entendre, au sortir du bain, une symphonie des plus douces, qui ramenoit le calme dans ses esprits. Il réussit, au point d'annoncer ensuite la guérison du roi, fondant son opinion, sur ce que les intervalles de raison se rapprochoient, par l'application des remèdes moraux. Cette guérison s'est soutenue, jusqu'en 1809, où le roi est tombé dans l'incurabilité, vu son grand âge.

La France a vu enfin paroître *M. Pinel*, fameux pour la guérison des aliénations d'esprit, dans les hospices des insensés, à Paris. Il a donné *un traité Médico-philosophique de la manie*, ouvrage curieux, où je renvoie le lecteur. Huit ans avant que ce livre parût, j'avois recueilli des notes, sur les ouvrages anglais, traitant des remèdes moraux, et je crus devoir les mettre en pratique, dans l'hospice des insensés d'Avignon, où j'étois administrateur. Je divisai, à la façon anglaise, les remèdes moraux, en généraux et en particuliers. Les premiers consistent, à s'informer d'abord des

parens du malade, du sujet de sa démence,
et si c'est le chagrin, de le combattre, en
lui présentant les moyens propres à en détruire la cause, en lui en persuadant la cessation prochaine par un évènement heureux.
Les seconds consistent à prodiguer aux insensés, toute sorte de distractions. J'introdui-
sis, en leur faveur, l'usage de la liberté, dans
ce vaste enclos. Je voulus donc, qu'ils ne fussent plus renfermés dans leurs loges, que
pendant la nuit. J'établis leurs repas, en table ronde, avec deux surveillans. Je procurai
aux uns, des jeux simples et amusans, et à d'autres de petites lectures recréatives. J'engagai
des amateurs de symphonie, à venir concerter
auprès de ces infortunés ; remède, qui influoit
souvent, d'une manière avantageuse, soit en
calmant leurs accès de folie, soit en y faisant
diversion. Je défendis aux servans, de les
contredire, voulant au contraire, qu'on fei-
gnît de partager leurs peines, leurs idées et leurs
erreurs. Des officiers de santé, de leur côté,
suivirent plus attentivement la marche de chaque genre de folie, pour ordonner les remèdes
physiques, de façon à coincider avec les remèdes moraux : et en combinant ces deux méthodes, plusieurs guérisons furent obtenues,
envers ceux, dont la démence n'étoit pas invétérée ; car il est plus que rare de réussir,
envers des insensés de longue date.

D'après ces heureuses tentatives, j'en dressai
un mémoire, que j'allai présenter, au ministre
de l'intérieur, qui le fit passer à l'athénée de
Paris, lequel, après un mur examen le cou-
ronna (1), ce qui m'aida à obtenir m'a de-

____

(1) Cet observateur auroit dû ajouter que son mémoire lui valut un prix, dans la séance publique

mande,

mande, en faveur dudit hospice des insensés,
pour n'être plus réuni aux hospices civils. L'ouvrage de *M. Pinel*, ayant paru deux ans après,
je lus avec satisfaction toutes ses observations,
j'y renvoie mes lecteurs, en leur disant, qu'une
bien remarquable est, que la démence est plus
commune chez les personnes sédentaires. J'avois
lu auparavant dans *Lucien*, cet écrivain si élégant
et si ingénieux, que les personnes du sexe
étoient plus sujettes que les hommes à la folie,
vu que leur légèreté leur fait passer plus promptement les bornes de la raison, et j'éprouvai
dans l'hospice, que cet auteur étoit fondé. J'ob-
servai, que parmi les fous, il y avoit plus de
gens, à tête exaltée, comme les poètes et les
peintres, que de toute autre classe d'individus;
que si d'ailleurs, parmi les insensés, les uns
vivent peu et les autres long-temps, c'est que
les premiers, étant atteints d'une inquiétude
continuelle, leurs plus nobles organes en sont
paralysés, vu qu'elle consume leurs facultés.
Les seconds au contraire, sont presque toujours dans des idées agréables qui prolon-
gent leurs jours. Une observation essentielle

---

du 30 messidor an V, *de l'athénée des arts à Paris,*
qu'il reçut des mains de *M. Desessarts président,* et
un diplome, des mains de *M. Desandray, secrétaire-
général,* et que cet athénée fit imprimer ce mémoire, qui fut répandu dans Paris; que *la société de
médecine* l'approuva le 30 fructidor suivant, qu'il fut
mentionné honorablement, dans *le rapport de la
nature et de la morale,* que fit *le fameux Bernardin
de Saint-Pierre,* à la séance publique de l'institut,
le 11 messidor an 6, et que précédemment *le journal des sciences et des arts,* avoit donné un précis
dudit mémoire, ainsi que du susdit rapport. *Note
de l'éditeur.*

C

à faire, seroit de bien examiner, si la folie n'est pas un peu contagieuse. J'ai vu anciennement, dans la même maison, une sœur grise, devenir folle, après six années de service. Enfin j'ai remarqué, que pendant le temps assez prolongé, que je donnai mes soins à cet établissement précieux, un citoyen distingué, dans la famille duquel il y avoit eu des fous, étant entré dans l'administration dudit hospice, n'y passa pas un an, sans marquer, par des propos exaltés, que sa tête devenoit malade; aussi lui fis-je conseiller de ne plus fréquenter les insensés, et de n'entrer qu'au bureau d'administration. Du reste, je me rappelle avoir ouï dire, à mon aïeul, que, sous son administration dudit hospice, un des servans étoit devenu complètement fou, après neuf ans de service. Je termine cet article, en faisant des vœux, pour que les administrateurs successifs puissent continuer des observations, dans cet hospice si considérable. Sa grande réputation le rend nombreux en malades; car on y amène des fous, des départemens éloignés, depuis l'adoption des remèdes moraux, joints aux remèdes physiques, toujours bien ordonnés simultanément.

DIETTE: *Voyez à la seconde partie.*

DIGESTION: On lit dans *Hypocrate*, et dans les plus habiles naturalistes, que la santé n'étant que le résultat de la juste proportion, qui existe entre les alimens et le travail, la plupart des maladies ne viennent, que du peu d'attention que l'on fait à ses digestions. Ce sont autant de témoins muets, qui en parcourant notre individu, nous rendent compte de ce qui s'y passe de plus secret, et si, ce qui nous sustente, nous est salutaire, ou non; une

bonne digestion nous rend contens et satisfaits ;
aussi n'est-ce pas sans raison , qu'on dit , tout
en plaisantant , que le moment favorable , pour
obtenir une grâce d'un homme en place , c'est
de saisir , s'il est possible , l'instant d'une facile digestion ; tandis que si on le trouve dans
une mauvaise digestion , on risque fort d'être
refusé. *Voyez Indigestion en la seconde partie.*

DINER : Il est bon , pour la santé , de faire
une petite promenade, ou autre exercice,
avant le dîner : ce qui facilite la circulation du
sang , et la transpiration , prépare les voies de
la digestion , fortifie le corps , et donne du ressort aux organes. Il est bon aussi de prendre ce
repas , de midi à une heure , de manger len-
tement , de bien mâcher : ce qui est la première maxime diététique. Mais il faut manger
moins , quand on ne fait pas d'exercice. On
doit, à dîner , comme à souper , commencer
par les mets les plus difficiles à digérer , et finir
par les plus aisés ; il faut combiner les substances animales , avec les végétales , en proportion convenable ; car il est nuisible de n'en
manger que d'une , tout comme d'être en usage
de manger du poisson et de la viande, au même
repas. Au reste , si après le dîner , on a encore
un peu d'appétit , et qu'on se sente bien disposé , l'on peut croire qu'on a pris un repas
diététique , (véritable moyen de conserver sa
santé) ; car autrement on éprouve de la tor-
peur et du relâchement , ce qui étant continué, nuit, on ne peut davantage. Enfin on ne
doit pas aller promener , ni s'occuper, dès
après le dîner ; car on s'en trouve mal , tôt ou
tard. Il faut laisser passer un intervalle , au
moins d'une heure , en récréation , comme l'on

fait dans les lycées , dans les séminaires et ailleurs.

DISETTE : Un cultivateur distingué a écrit, s'être nourri , pendant un temps de disette, avec des oignons de tulipe , et que cette nourriture , presque sans saveur , ne l'incommoda pas du tout. Il a été éprouvé d'ailleurs , qu'une once de salep , avec de l'eau , a suffi , pour sustenter un homme.

DISTRACTION : Il faut , à tout mortel, pour maintenir sa santé , et de l'occupation , et de la distraction. Ce dernier besoin se trouve infiniment plus facile à contenter dans les villes , et donne lieu à cet axiome : *Beati qui habitant urbes.* Les gens qui habitent au contraire les villages ou les campagnes , vivant le plus souvent sans société , mènent une vie monotone et sans dissipation ; d'ailleurs on y vit souvent dans des divisions pour , les moindres cas , et on se fréquente moins. Les hommes trop rapprochés se supportent moins aisément : leurs idées et leurs entretiens , devenant sans cesse les mêmes , finissent par amener l'ennui , qui leur cause quelquefois des maladies morales. Les personnes oisives , dans pareils endroits , finissent souvent par radoter dans leurs vieillesse , ce qui arrive bien moins , en proportion , aux citadins , parce que ceux-ci ont beaucoup d'objets de distraction. Ces objets leur servent d'ailleurs dans la mélancolie. *Voyez Amusemens , Radoter.*

DOMESTIQUES : Parmi les précautions utiles à la santé , il en est une , à laquelle on ne songe guères ; c'est celle de mettre toute l'attention possible, au choix de bons domestiques; car combien de mauvais sang vous occasionnent

les serviteurs indolens, ou mal adroits, ou re-
vèches ! Que de sollicitudes, sur-tout, si vous
n'êtes pas assuré de leur fidélité, il importe donc,
à votre tranquillité, et par conséquent à votre
santé, que vous ayez des domestiques, qui
soient d'un caractère doux et qui méritent
votre confiance : mais recherchez sur-tout, ceux
qui ont de la religion, à l'exemple même de quelques incrédules, qui les préfèrent, à ceux qui
leur ressemblent (1). Enfin, ne permettez à aucun domestique la moindre familiarité ; faites vous toujours respecter, et s'ils restent
long-temps à votre service, ne les oubliez pas
dans vos dernières dispositions. Au reste combien de maîtres, qui par un esprit de charité
mal entendu, donnent des bons certificats, à des
domestiques renvoyés pour cause d'infidélité,
ou qui éludent cette cause, aux personnes,
qui viennent leur demander des renseignemens.
Cependant les casuistes vous disent, que lorsque vous renvoyez un domestique, après vous
être convaincu de son habitude à faire de petits vols, ou à être débauché, etc. vous devez
l'avouer secrètement à la personne qui vous
en demande confidemment des informations, et
ne pas l'induire en erreur ; service essentiel,

---

(1) *D'Alembert* et *Condorcet*, dînant chez *Voltaire*,
avec d'autres incrédules, voulurent d'abord parler
athéisme ; mais *Voltaire* les arrêta, en leur disant :
attendez le dessert, où les domestiques se retirent ;
car ces discours pourroient les tenter de m'égorger
cette nuit. *Voltaire* étoit donc plus prudent, que
tant de riches incrédules, qui donnent des exemples
journaliers d'irréligion à leurs domestiques : eh !
comment osent-ils se plaindre ensuite de leur infidélité ?

à la tranquillité des ménages, et que vous voudriez bien qu'on vous rendît, si vous étiez dans le même cas.

DORMIR: Il faut, dit *Hypocrate*, dormir la nuit, et ne pas faire de la nuit le jour. Il ne faut pas être trop couvert dans le lit, afin de donner passage aux vapeurs de la transpiration. On doit dormir la tête élevée, pour que le sang ne s'y porte pas: ce qui prévient les accidens. On ne doit pas rester couché sur le dos, afin que les excrémens du cerveau, qui se purgent par le nez et par la bouche, ne tombent sur l'épine, ne donnent de la chaleur aux reins, et n'envoient des vapeurs à la tête. Il faut donc faire son premier sommeil sur le côté droit. Quand ensuite on s'éveille, on doit se tourner du côté gauche. Il ne faut pas tenir pendant la nuit, les membres étendus, mais les retirer médiocrement. Au reste, sept heures de sommeil suffisent ordinairement, et rarement huit; car dormir plus long-temps, ou rester dans son lit sans dormir, n'est pas salutaire, à moins d'être indisposé, ou dans l'extrême vieillesse. *Voyez Méridienne, Sommeil.*

EAU: Les Grecs et les Romains, regardoient l'eau, comme une médecine universelle. *Boerhave* dit qu'elle est le meilleur médicament, quand on a trop de bile. L'eau n'éteint pas la vivacité du génie. *Démosthène*, que *Longin* comparoit à la foudre, ne buvoit que de l'eau, ainsi que *César*. Aussi *Caton*, disoit, qu'il fut le seul, qui eût su renverser la république. *Tiraqueau*, ne buvoit que de l'eau; il eut trente enfans, et fit autant d'ouvrages. Quant aux diverses sortes d'eaux, *Voy. Eau*, *à la seconde partie.*

EDUCATION DES ENFANS: Il est cer-

tain , que si l'éducation physique et morale des
enfans , se trouvoit éclairée des lumières de la
médecine philosophique , la marche en devien-
droit plus sûre et ses résultats plus heureux.
Si donc la médecine parvient un jour , à éclairer l'éducation des enfans , elle ne se bornera
plus alors , à quelques considérations générales ,
sur ce qui convient , ou ne convient pas à l'estomac , à la poitrine des enfans , etc. mais
elle s'occupera sérieusement de chacun de
leurs sens. D'ailleurs , si la médecine s'est en-
noblie de nos jours , par le traitement moral
des aliénations mentales , pourquoi n'acquerra-
t-elle pas un nouveau lustre encore , en éclairant la marche de l'éducation ? Il seroit à désirer , que les pères et les mères s'attachassent
à fortifier , dès l'enfance , les principes vitaux ,
par une bonne éducation physique et morale,
et que cette éducation , fût poursuivie durant
l'âge de puberté , et au-delà , afin de corrobo-
rer de bonne heure le tempérament et le moral , et de les empêcher de se détériorer , par
de mauvaises habitudes et par divers excès : ce
qui s'obtient plus aisément , hors de la maison
paternelle (1). Au reste , je n'entre pas dans

---

(1) *Belcour* et *Monbenet* , firent leurs premières
études chez un instituteur. Leur moral étoit agres-
te ; ils étoient gauches , ridicules , et Belcour le sentoit ; aussi demanda-t-il qu'on l'envoyât à Lyon ou à
Paris , pour y prendre une bonne éducation. Son
père y consentit avec peine , ne pouvant se résoudre à se séparer de lui. Le père de Monbenet , qui
aimoit éperdument son fils , ne voulut pas en faire
autant , et il rejeta ce projet à quelques années.
Il arriva , que Belcour revint ensuite , avec la meilleure éducation ; il étoit poli , honnête aimable à

le détail de tout ce qui concerne les enfans, je renvoie le lecteur, aux divers ouvrages qui en ont traité, avec assez d'étendue et de profondeur.

EDUCATION : (ses avantages en général.) Rien de mieux sur l'éducation, que ce qu'en dit *M. Peluger, dans son nouveau cours d'étude.* L'éducation a pour objet de rendre l'homme heureux ; car elle a une influence marquée sur son existence, physique, morale, civile et politique. *Sur son existence physique,* en ne négligeant aucun des soins pour lui procurer un corps sain, et une santé vigoureuse. *Sur son existence morale,* en ornant son esprit des talens qui l'embellissent, en épurant ses mœurs, et lui inspirant les sentimens, dont il a besoin pour se conduire avec sagesse. *Sur son existence civile,* en lui donnant la connoissance de ses affaires, et en lui apprenant à tenir une conduite convenable dans le monde. *Sur son existence politique,* en lui facilitant les moyens de parvenir à un état honnête, à une fortune suffisante, et à l'état de vie qui lui convient. Elle a aussi pour objet, le bonheur de la société entière, puisqu'elle est la source, où

être recherché. Le père de Monbenet se détermina alors, à envoyer également son fils ; mais il étoit trop formé, et à son retour, il ne fut guéres moins gauche. Le père l'ayant querellé un jour, au sujet d'une gaucherie, il lui répondit : Mon père, c'est votre faute ; que ne m'envoyiez-vous à temps, comme Belcour, pour acquérir de l'éducation, votre trop d'attachement m'a été fort nuisible. Ce reproche étoit fondé, et démontre, combien trop d'amour d'un père pour ses enfans leur est préjudiciable pour la vie.

tous les membres qui la composent, puisent les talens qui lui sont nécessaires, utiles et agréables. L'auteur auroit bien pu ajouter un cinquième article sur *l'existence religieuse* ; mais c'est là ce qu'oublient la plupart de nos savans de ce siècle, quoique ce soit la chose la plus essentielle. Cependant nous citerons encore un autre beau passage de cet auteur. Nous naissons dans les ténèbres de l'ignorance, et la mauvaise éducation y ajoute beaucoup de faux préjugés. L'étude dissipe les premières et corrige les autres. Elle donne à nos pensées et à nos raisonnemens, de la justesse et de l'exactitude ; elle nous accoutume, à mettre de l'ordre et de l'arrangement dans toutes les matières, dont nous avons à parler, ou sur lesquelles nous devons écrire.

EDUCATION PUBLIQUE : (1) De tout temps, dans les pays chrétiens, la religion et la morale ont marché de pair dans l'éducation publique : et lorsque le philosophisme a voulu tenter une éducation morale, sans le secours de la religion, il a toujours échoué. Les institutions publiques étoient fort multipliées en France avant la révolution. A présent elles sont centrales. Des lycées sont disséminés dans les principales villes de l'empire français, pour les jeunes gens, et la religion et la morale s'y concilient heureusement avec les autres études. Par ce moyen, ils prospèreront sans doute. Mais si jamais le philosophisme s'y introduisoit, l'éducation seroit perdue dans ces nou-

____

(1) *Pythagore*, faisoit émouvoir, dès le matin, le cerveau des élèves, avec une musique : et à présent dans les lycées, c'est aves le tambour.

veaux établissemens. Quant à ceux affectés pour l'enseignement et le soutien de la religion, il n'y a plus que des séminaires. Ils sont très-édifians ; mais dans le nombre des élèves, qui s'appliquent à acquérir la science, et les vertus ecclésiastiques, dont plusieurs sont sans fortune, il n'y en a pas assez, pour suffire aux besoins spirituels des peuples, qui gémissent d'en manquer. Quelle situation fâcheuse ! Mais revenons ; il y a ensuite pour le sexe, des maisons des dames Ursulines, et d'autres dans le même genre, qui sont autorisées, à donner aux jeunes demoiselles une bonne éducation, tant pour la religion que pour la morale, indépendamment des autres connoissances qu'on leur donne. A l'égard du peuple, il y a des frères des écoles Chrétiennes pour les garçons, et des sœurs des écoles Chrétiennes pour les filles (1). Ces deux institutions, tout en n'apprenant qu'à lire et à écrire, (et à chiffrer), inculquent des bons principes de religion dans leurs jeunes élèves, service essentiel, sans lequel le peuple tomberoit dans l'immoralité. Heureuses sont donc les villes, qui possèdent des établissemens si avantageux !

EFFET MORAL ET PHYSIQUE, SUR UN MALADE, PAR L'ANNONCE DE L'ADMINISTRER : Dès qu'un médecin voit qu'une

---

(1) Ces Sœurs, qu'on appelle aussi Sœurs de St. Charles, sont aussi fort utiles, dans les divers hospices. On s'en loue par-tout où il y en a : les Sœurs de la Charité de St. Vincent de Paul, les Sœurs de la Providence, de la Sagesse, et autres disséminées dans l'empire français, méritent aussi des éloges, pour les divers services, auxquels elles se prêtent, avec grand zèle dans tous les hospices.

personne est attaquée d'une maladie dangereuse , il est de son devoir d'en avertir les parens ,
pour lui faire donner les sacremens. Le malade,
dont la maladie n'aura pas encore épuisé les
forces , sera d'autant moins frappé de cette annonce , qu'il aura la force de la soutenir, sur-
tout en lui disant, que ce n'est qu'une sage
précaution. Si au contraire on attend que la
maladie, ayant fait des progrès, le malade ait
perdu ses forces, et se sente bien mal ; il regarde alors l'administration des sacremens, comme l'annonce d'une mort prochaine, ce qui le
précipite vers sa fin, tandis qu'il auroit pu encore s'en tirer. D'ailleurs, dans une foiblesse
si extrême, peut-on se confesser de quelque
manière ? Ah ! qu'il vaudroit mieux, que tout
bon chrétien demandât lui-même ce sacrement,
dès le commencement d'une maladie grave, ou
que du moins il recommandât, en état de santé, à un bon parent, ou à un bon ami, de ne
pas tarder, en pareil cas, de l'avertir, qu'il
doit se précautionner par une confession. Mais
dans presque toutes les familles, on agit
tout différemment ; car par une compassion très-
mal entendue, l'on retarde d'administrer le malade, pour ne pas, dit-on, l'effrayer : et lorsqu'ensuite l'on y est pour ainsi dire forcé, il
est presque toujours hors d'état de recevoir les
sacremens : ainsi donc, au lieu de lui rendre
service, l'on se met dans le cas de lui porter
le plus grand préjudice, en compromettant son
salut, par les si terribles conséquences d'un
avenir éternel.

EGOISME : Maladie morale, qu'on ridicu-
lise sur le théâtre, contre lequel on déclame
dans les chaires, qui fait haïr celui qui en est
atteint. L'égoïste tâche de cacher la dureté de

son ame, sous des déhors prévenans ; mais les
illusions ne durent pas toujours , et une fois
connu, elles ne laissent voir qu'un homme , qui
ne cherche que son bonheur individuel , et
qui se soucie fort peu de celui des autres. Il
inspire une espèce d'aversion. Sa morale est
réduite aux seules bienséances , et il n'a souvent de probité , que ce qu'il en faut , pour
ne pas être réputé en manquer. Il est froid et
indifférent , pour tout ce qui ne le regarde pas.
Il ne sait ce que c'est que d'aimer , et d'être
aimé ; il ne s'occupe que de ce qu'on appelle
si faussement jouir : trop peu fait , pour connoître les douceurs de l'amitié ; il la regarde
comme une chimère , et comme une bonhomie ,
qui invite à s'en jouer. Il pourra paroître offi-
cieux ; mais seulement dans des choses, qui
n'exigeront pas de lui le moindre sacrifice ; car
autrement il s'éclipsera , et vous laissera dans
la peine. Il est en apparence l'ami de tout le
monde ; mais son cœur ne se chargea jamais
de la cause de l'absent maltraité ; jamais il
n'usa de ces palliatifs heureux, qui adoucissent une offense. Jamais il ne profita d'une occasion favorable pour réconcilier deux ennemis.
Qu'on se batte , qu'on se déchire , peu lui importe. Aussi ne doit-on pas fréquenter un homme
si inutile , qui vous protestera de son amitié ,
par pure bienséance, dont les conseils sont des
ordres , et l'affection une tirannie ; qui d'ailleurs n'a jamais versé des consolations dans
le sein de l'infortune ; il n'a jamais su s'attrister de la mort de personne. Jamais il ne
fut assez ému , pour se mettre un moment à la
place des malheureux ; il évite leur présence ,
aussi ne le voit-on figurer dans aucune administration de ces asiles de l'humanité souf-

frante (1). Il refuse toute charge civique, gratuite ; car à s'occuper, il veut que ce ne soit que pour son intérêt ; il ne veut passer son temps, qu'à se donner des jouissances, et à chercher ses aises et ses commodités, prétendant qu'il n'y a rien de plus beau, dans ce monde, que de se contenter le plus possible ; aussi peut-on dire, que parmi pareils égoïstes, il n'est pas un vrai chrétien. Enfin le meilleur remède à employer envers toute personne entachée d'égoïsme, c'est de lui persuader, qu'une vie inutile, ici bas, est un crime aux yeux du Créateur ; car il lui dira, après son trépas : *Malheureux serviteur ! qu'as-tu fait du talent que je t'avois confié ?* Voyez *Oisiveté.*

ENTÊTEMENT : Maladie morale, qui est le partage des petits génies, et c'est sans conséquence ; mais malheureusement elle atteint quelquefois les gens en place, qui, par une protection injuste, ne relâchent rien de celle qu'ils

----

(1) Voici un passage des adieux d'un père à son fils. Fuyez cet égoïsme mondain, qui est aussi mal vu de la part des hommes, que de la part de l'Etre suprême. Fuyez l'oisiveté, dans l'état d'aisance. où vous allez être, et adonnez-vous, à mon exemple, aux administrations des œuvres de charité. Vous en recueillerez trois avantages. Le premier d'être utile aux infortunés et de les consoler. Le second d'acquérir de la considération publique, en s'en acquittant bien. Le troisième, qui est inappréciable, c'est lorsque vous comparoitrez devant Dieu, après votre décès, de lui montrer, que votre vie a été de quelque utilité. Tel est le bon égoïsme que vous devez embrasser, mon cher fils, comme le plus propre, en amassant des mérites, à nous faire espérer, d'avoir le bonheur de nous voir réunis pour toujours, dans la céleste cité.

se sont données. Ils s'attachent opiniâtrement aux jugemens qu'ils portent. Ils soutiennent les opinions qu'ils ont conçues : et quelque raison qu'on puisse parvenir à leur donner, rien ne change leur résolution ; ils veulent même que leur entêtement, soit l'arbitre, le maître, et le distributeur des réputations. Combien pareilles personnes sont difficiles à guérir !

ENVIE : Maladie morale, qui selon *la Rochefoucault*, est une fureur qui ne peut souffrir l'avantage des autres. L'envie produit un sentiment bas, qui ronge et tourmente celui qui en est pénétré : sent-il la supériorité de quelqu'un, il en devient jaloux, et il joint à cette jalousie, une haine bien plus active que la vengeance, puisqu'il est plus facile d'apaiser un vindicatif que de calmer un envieux. On ne convient jamais de ce vice, et c'est ce qui le rend comme impossible à guérir, parce qu'on rejette opiniâtrement, les avis des personnes sages, comme n'étant pas faits pour soi (1).

ESPRIT : Il consiste à avoir les organes bien constitués, relativement aux choses, où il s'applique. On lit dans *la Rochefoucault*, que la force et la foiblesse d'esprit sont mal nommées, puisqu'elles ne sont en effet, que la bonne ou la mauvaise constitution du corps. D'un autre côté, plusieurs auteurs disent avec raison, qu'une grande quantité d'alimens, en nuisant au corps, nuit aussi à l'esprit, et que sa continuité rend même, peu à peu stupide. Les facultés de l'ame sont toujours plus fortes, plus actives, en mangeant peu ; car l'esprit en acquiert plus de pénétration, aussi *Cheyne*

____

(1) *Bion* disoit d'un envieux triste : on ne sait s'il lui est arrivé du mal, ou du bien aux autres.

dit, qu'il faut avoir l'estomac net, pour avoir l'esprit serein. *Pythagore* mangeoit et buvoit peu, pour élever son esprit, au point ou il parvint. *Carnéade*, devant disputer avec *Chrysippe*, sur un point de philosophie, garda une certaine diète, afin d'avoir l'esprit plus libre, et que le feu de son imagination, se portât avec plus de force, contre ce philosophe Stoïcien. *Le fameux actionnaire Law*, ne mangeoit qu'un peu de poulet, et ne buvoit que de l'eau. *Newton*, se contentoit de quelque biscuit, et d'un filet de vin de Canarie, lorsqu'il écrivoit *son célèbre traité des couleurs*. *Plutarque* rapporte que *Cicéron* se réduisit à manger peu, dès qu'il vit sa santé s'affoiblir par une trop grande contention d'esprit. Enfin *Boerhaave* dit très-bien, que les philosophes qui croient que leurs pensées dépendent d'eux, se trompent, puisque la nourriture éteint la vivacité de l'esprit, et que le géomètre le plus profond, qui, avant le repas, eût résolu le problème le plus difficile, devient hors d'état de le faire à l'instant de la digestion. Gardez-vous donc, si vous avez à parler d'affaires, et à en conférer avec un avocat, ou avec un juge, de le faire lorsqu'il sort de dîner ; mais choisissez le temps, ou l'estomac dégagé, laisse à l'esprit le libre usage de toutes ses facultés. *Voyez Étude, Sens (bon)*.

ÉTÉ : Cette saison exige, qu'on se nourrisse d'alimens légers, doux, humectans, qu'on mange peu de viande ; car les viandes trop solides, sont alors pernicieuses. Il en est de même des assaisonnemens échauffans, dont il ne faut user, que lorsqu'ils sont commandés par une foiblesse d'estomac, ou par la vieillesse. Il faut faire usage des fruits, mais bien mûrs, d'herbages, de laitage, et boire un peu plus d'eau, que dans les autres saisons, et sur-tout bien fraîche. Les chaleurs excessives, causent à certaines gens, une raréfaction d'humeurs, qui exige de mettre à la glace, une tisane de chiendent, où l'on a exprimé du limon ; cet acide étant alors nécessaire pour condenser les humeurs ; il faut à la fin du repas boire un peu de vin vieux, afin de fortifier la machine. On peut user de bière fraîche, mais rarement de limonade, ou d'orgeat entre les repas, ce qui énerve l'estomac et trouble la digestion, sur-tout chez les personnes qui ont l'estomac foible. Les glaces leurs valent mieux, mais modérément ; car quoiqu'elles fortifient l'estomac, elles échauffent, si l'on en prend plusieurs. Il faut dans cette saison chaude, avoir l'attention de bien fermer les fenêtres, avant que le soleil ait de la force : par ce moyen, on se procurera du frais, au lieu qu'en les tenant ouvertes, on seroit bientôt accablé par l'air chaud qui y entre. On peut enfin corriger la trop grande chaleur, en se frottant les mains de vinaigre, ou en en portant au nez ; en répandant de l'eau sur le plancher, et plaçant sur-tout dans sa chambre, des vaisseaux pleins d'eau froide, qui tempèrent l'air sec et chaud.

ÉTUDE : Écoutons d'abord *Cicéron*. Les lettres forment la jeunesse, et amusent les vieillards ; elles consolent dans l'affliction ; elles donnent sur-tout d'innocens plaisirs, et jamais elles n'embarrassent. La nuit elles nous entretiennent: elles nous désennuient à la campagne, et nous délassent dans les voyages. Nous ajoutons, si d'un côté l'étude nous procure l'avantage inappréciable d'étendre nos connoissances, et de nous sauver de l'ennui, elle présente d'un autte côté le double inconvénient de fatiguer le corps, par les trop grands travaux de l'esprit, et d'affoiblir l'esprit lui-même, par l'état de langueur et d'épuisement, où elle jette les organes du corps. Il ne faut donc se livrer à l'étude qu'avec modération; car il résulte d'une application trop suivie, une tension à la tête, des étourdissemens, une mélancolie et une espèce d'apathie, ou d'indifférence pour toute chose. C'est dans cet état, et même dans une impuissance absolue d'agir, que tomba *M. Tissot*, au milieu de ses occupations multipliées, ainsi qu'il l'avoue lui-même; se plaignant en outre, de l'affoiblissement considérable de sa santé et sur-tout de son estomac. *Celse* dit, que presque tous les gens de lettres ont l'estomac foible, et qu'ils sont pâles, maigres et tristes. On a vu *Voltaire*, avoir un visage triangulaire, et *Jean-Jacques Rousseau*, pencher la tête jusqu'à la poitrine; attitude de la réflexion et de la tristesse : il prétendoit avec raison, que les gens de lettres, vivant le plus assis et pensant le plus, étoient par là les plus malades. *Bayle* mourut d'une ardeur dans la poitrine et dans l'estomac, occasionnée par ses travaux opiniâtres. *Newton* tomba dans une mélancolie, qui le privoit de toute pensée; état d'où ses amis ne le tirèrent, qu'en l'empêchant d'être seul, et en lui procurant de distractions très-variées. *Vanswieten* dit avoir connu des gens savans, qui étoient devenus indolens, et qui avoient perdu peu à peu l'esprit, et d'autres qui étoient morts d'apoplexie. Ce grand homme nous dit encore avoir vu de jeunes gens, qui avoient donné les plus belles espérances, devenir enfin stupides par trop d'étude, et le même malheur arriver à des personnes dans le fort de l'âge, qui n'étant pas faites pour s'occuper d'idées savantes, avoient abusé de leur esprit. *Boerhaave*, prétend même, que de trop grandes lectures continuées, font tomber le cerveau dans l'atrophie, que la vue s'obscurcit peu à peu, et que l'on tombe dans une privation absolue de pensées. On sait d'ailleurs, que de jeunes gens, que leurs instituteurs avoient jeté dans une étude forcée, sont devenus lourds, indolens, et ont perdu la mémoire. On a remarqué en outre, que la trop grande application éroit encore plus dangereuse, dans une vie retirée, ou dans la vieillesse ; mais écoutons *Platon* ; il est absurde, dit-il, de ruiner sa santé par trop d'étude, au lieu de consulter la raison sur ce point (1). *Jean-Jacque Rousseau* prétend, qu'il vaudroit mieux pour la santé, être bûcheron, qu'homme de lettres, et que si la nature nous à faits pour vivre en bonne santé, l'application a l'étude est donc un état contre nature, et que l'homme qui

---

(1) Un Savant attaqué de maux chroniques, alla consulter à Montpellier, *M. Sauvages*, qui lui dit, qu'on lui avoit fait preudre mal à propos, des remèdes physiques, n'ayant besoin que de remèdes hygiéniques et moraux. Le consultant lui ayant répondu, que pourtant des bouillons apéritifs avoient paru le soulager un peu. Rien de tout cela, lui dit le docteur. Mettez votre esprit à la diète, allez habiter quelque temps la campagne, faites-y de l'exercice. Prenez de temps en temps des bains. Venez ensuite assister à des concerts. Cherchez d'autres amusemens convenables, et je vous suis caution de votre guérison. Le savant ayant exécuté le tout exactement, se ressentit peu à peu, d'un bien être, qui le conduisit à une bonne santé ; aussi renonça-t-il aux remèdes physiques.

s'ensevelit dans ses réflexions , est un animal dégénéré. Au reste , *l'Hygiène* conseille aux gens d'étude , d'user, et du *safran* dans les alimens , et *du bon café* , comme ayant l'avantage de rendre la mémoire nette , et de procurer de la gaieté ; aussi *une jeune dame Suissesse* , qui selon *J. J. Rousseau* , joignoit à l'esprit d'un *Leibnitz* , la plume de *Voltaire* , lui écrivoit : Sans café , je n'ai que l'esprit d'une huitre ; mais ce qu'il y a de singulier , c'est que M. *Zimmermann* , dans *son Traité de l'Expérience* , nous dit , qu'il mâche quelquefois *de l'assa fœtida* , pour se réveiller l'esprit , et que c'est pour lui une vraie volupté , s'étant accoutumé à sa mauvaise odeur. *Voyez Amusémens , Esprit , Gaieté , Fête.*

EXCREMENS : *Voyez Selles.*

EXERCICE : Remède moral et physique , le meilleur dont on puisse user. De même que le repos fait vieillir, l'exercice prolonge la vie, et telle est son utilité qu'elle n'a jamais été contestée ; les médecins les plus célèbres en ont prôné les succès, et *Baglivi et Galien* en ont fait un éloge tout particulier dans leurs ouvrages. *Hoffman* met l'exercice dans l'ordre des richesses thérapeutiques , au-dessus de la plupart des agens de la pharmacie. *Sydenhan* va jusqu'à dire , que si quelqu'un connoissoit un agent pharmaceutique , qui pût donner les mêmes avantages que l'exercice , il pourroit en tenant son remède secret, amasser de grands biens. Mais *tous les auteurs hygiénistes* , s'accordent à dire , qu'il faut que l'exercice soit modéré , c'est-à-dire , qu'il ne lasse pas ; qu'il soit égal, c'est-à-dire , qu'il exerce toutes les parties du corps ; de façon à les mettre toutes en mouvement, pour diviser les humeurs , et faciliter la

circulation du sang vers les extrémités, mais
cela seulement jusqu'à la moiteur ; car le meilleur exercice devient nuisible, lorsqu'il cause
une certaine fatigue. Si pourtant l'on venoit
à suer, il ne faut pas se reposer trop tôt, mais
aller doucement et boire un peu de vin, qui
n'ait pas été mis au frais. L'exercice doit
être pris avant tout repas ; car *Hypocrate* dit expressément : *Labores cibos præcedant.* L'on n'est
donc pas instruit, lorsqu'on va au sortir de
table, faire ce qu'on appelle une bonne promenade ; car alors l'estomac étant plein, le
mouvement du corps fait passer dans le sang
un chyle mal digéré, qui précipite les digestions, et évacue les bons sucs avec les excrémens. *Voyez Transpiration.* Il faut donc laisser
passer le temps de la première digestion, avant
de faire quelque exercice ; sinon, tôt ou tard,
des maux d'estomac surviennent, à moins
d'être doué d'une de ces constitutions, qui
triomphent de toutes les épreuves. Mais venons à
présent, aux divers genres d'exercice que tra-
cent *les auteurs d'Hygiène*, et sur-tout *le docteur Willich*, dans son fameux ouvrage, intitulé
*Hygiène Domestique, ou l'Art de conserver la
Santé,* traduit par *M. Stard, médecin de l'institution nationale des sourds et muets.*

1°. *La marche* est l'espèce d'exercice qui se
prend le plus habituellement. A la cause mécanique, que produit la marche dans l'économie
animale, il faut ajouter son influence sur le
cerveau, le cœur, les poumons, et les contractions répétées des muscles, qui meuvent
les extrémités inférieures. Or, ces effets im-
médiats expliquent assez, pourquoi la promenade est utile, sur-tout dans les maladies. (*Voy.
Mercurialis de ambulatione.*) Mais elle est plus

avantageuse le matin et avant le dîner ; car elle stimule l'organe cérébral, anime son action et éclaircit les idées. *Mirum est*, dit Pline le jeune, *ut animus agitatione, motuque corporis agitetur, ante prædium*. Voyez *Promenade*.

2°. *L'Equitation :* Celui qui monte à cheval, soumet son corps, à suivre tous les mouvemens de la base sur laquelle il repose. Or, chaque fois que l'animal, en exécutant la marche, le trot, la course, pose le pied sur le sol, il se repercute une somme de mouvement, dont le cavalier reçoit sa part, et qui secoue plus ou moins vivement les parties de son corps. C'est à ces ébranlemens répétés ; c'est à leur influence sur le sistême animal, qu'il faut raporter les bons effets, énoncés en l'article suivant.

4°. *La voiture :* Quand on est dans une voiture, il s'opère un choc, doux ou violent, selon le terrain où elle passe ; suivant le plus ou le moins de vîtesse, qu'opère celui qui la conduit, ou suivant qu'elle est bien ou mal suspendue. Or, ces diverses considérations doivent régler, d'une manière sage et méthodique, l'emploi médicinal de cette gestation ; car si une personne délicate ou âgée, fait aller rapidement sa voiture (1), elle lui fait plus de mal que de bien, à moins qu'elle n'ait des obstructions ; car alors il vaut mieux avoir même une voiture mal suspendue. La voiture, et les travaux

---

(1) Une dame malade, attaquée de maladies chroniques, ayant consulté à Montpellier, il lui fut recommandé, entr'autres choses de promener journellement en voiture. Cette personne n'y manqua pas, mais elle s'en trouva plus mal : elle s'en plaignit, et on reconnut, que c'étoit tantôt de ce

qui font agir les bras, et les muscles du tronc, sont plus avantageux que la promenade à pied, qui change peu l'état de l'économie animale; les petites secousses d'une voiture, raniment la circulation dans les intestins et dans la vessie, et elles contribuent à dissiper leur engouement, et les embarras qui peuvent s'y être formés. L'usage *du cheval et de la voiture*, est des plus efficaces dans une convalescence, dans les maladies nerveuses ou spasmodiques, dans les affections glaireuses, hypocondriaques, dans la paralysie, dans le catarre et la toux humide, et dans les diarrhées anciennes, ainsi que nous l'assurent *Ramazzini* et *Sydenham*. En un mot, dans toutes les maladies de long cours, qui sont associées avec une complexion molle du corps. Alors les ébranlemens successifs, réveillent les forces toniques et rétablissent leur vigueur; mais l'un et l'autre de ces exercices exigent d'être continués long-temps, pour en retirer un effet certain; ils réussissent vraiment, tandis que les remèdes de pharmacie restent sans succès, selon *Vanswieten*. Au reste, si ces exercices sont avantageux en pareils cas, et même dans la vieillesse, ils sont cependant contraires, lorsque le corps a une complexion sèche ou irritable, ou sujette à l'hémorragie.

4°. *La chasse :* Cet exercice a cela de remarquable, qu'étant un amusement, il fatigue moins lorsqu'il est pris avec modération; mais il est nuisible lorsqu'on s'y fatigue trop. Il est

---

qu'elle se mettoit en voiture au sortir de table, et tantôt de ce que la voiture alloit trop vite; aussi dès qu'elle eut changé de méthode, elle ressentit les plus grands avantages de cet exercice.

fort utile, dans les cas énoncés en l'article suivant.

5°. *Le jeu de paume :* En en faisant journellement une partie, on a vu se guérir des catarres récens, se dissiper des douleurs rhumatismales, des dartres, des fluxions, etc. *Hoffman* dit, que dans de pareil maux, les agens pharmaceutiques échouent, quand cette ressource hygiénique ne prête pas son appui. Le travail sudorifique, (*Blanda diafuoresis*), qu'il établit sur la peau, rend assez raison de ces effets curatifs.

6°. *Le billard, le jeu de boules, le jeu de quilles, le jeu de balle, l'escarpolette,* en mettant toutes les parties du corps en mouvement, divisent les humeurs, facilitent la circulation du sang vers les extrémités, pourvu qu'on ne pousse pas ces exercices salutaires, au-delà de la moiteur. Si pourtant on venoit à suer, on agiroit comme il a été dit dans le préliminaire.

7°. *La danse :* Dans cet exercice, l'auteur trouve, 1°. l'influence des contractions musculaires, sur tous les appareils organiques, qu'elles entraînent, dans leur extrême activité. 2°, Le produit des successions que ressentent toutes les parties vivantes, chaque fois que le pied frappe le sol.; mais cet exercice n'est guères bon qu'en hiver, encore faut-il qu'il soit modéré. La danse a de plus, les effets bienfaisans, que produisent sur l'esprit une compagnie joyeuse et le son des instrumens, mais on en abuse souvent, et elle devient alors pernieuse ; et si on y ajoute l'effet de beaucoup de lumières, de la chaleur de l'appartement, et des boissons que l'on y prend, on ne sera pas surpris que des maladies inflammatoires en soient les suites fâcheuses.

8°. *Le jardinage* : Il est certain, que la culture de la terre concourt à la conservation de
la santé : non-seulement elle exerce presque
toutes les parties du corps, mais on eprouve
encore, que l'odeur de la terre, et des plantés
fraîches, révivifie et recrée les esprits ; tandis que le spectacle perpétuel des choses qui
mûrissent, flatte et rejouit le cœur. Ces occupations étoient presque les seules des premiers temps, et lorsque les rois et les conqué-
rans s'amusoient à cult·ver la terre, on peut
croire, qu'ils en connoissoient tous les avantages pour la santé.

9°. *Le secouement particulier du corps* : Cet
exercice recommandable par ses effets salutaires, chez ceux, qui ne peuvent ou ne veulent
pas sortir de leur maison, consiste à. mouvoir le corps au milieu d'un salon, dont les
fenêtres doivent être ouvertes, à lever les
bras quand le corps incline en devant, sur le
bout des pieds, et à les abbattre alternativement, quand il s'appuie sur les talons. Tout
le système musculaire est ainsi convenablement
exercé, sans que le mouvement soit borné à
une seule partie. Les Anglais ne se servent pas
seulement de cet exercice, ils en ont encore
trois autres, en faveur des personnes foibles,
qui ne peuvent soutenir aucun des huit exercices précités. On les trouvera détaillés au mot
Inaction.

10°. *La navigation* mérite d'avoir place dans
les divers exercices, puisqu'elle est salutaire
aux personnes délicates, pourvu que la rivière
ne soit pas trop agitée, et que les vents ne
soient pas trop forts ; car autrement elle donne
des vertiges, et dispose au vomissement. Une
navigation modérée est une ressource médicinale,

par

par le changement de latitude qu'on éprouve sur l'eau, et pourvu de qualités particulières. Il est d'ailleurs plus frais en été, lorsqu'on se promène ainsi sur une rivière agréable, on est étonné de sentir, combien les forces digestives montrent alors d'activité : non-seulement l'appétit augmente, mais les personnes qui ont l'estomac foible, digèrent plus aisément. Enfin la navigation augmente la transpiration et donne de la gaieté.

11°. *La lecture à haute voix et la déclamation :* Ce moyen est conseillé comme un bon moyen dans plusieurs maux. Le jeu plus étendu, plus vif du diaphragme, imprime aux viscères abdominaux, des secousses continuelles, qui animent leur vitalité, augmentent leur action, fortifient leur complexion. Cet effet est sur-tout sensible, sur l'appareil digestif ; aussi *Celse,* conseille-t-il la lecture à haute voix, dans les disgestions lentes et pénibles. J'ajoute l'opinion de *Cheyne : Clarâ voce eloqui pulmonem confirmat, et ventriculi concoctionem promovet. Oribase,* en fait aussi un chapitre : *De Salubri vociferatione. Voyez Chanter.*

EXERCICE (trop d') : C'est à quoi il faut prendre garde ; car l'excès dans l'exercice, énerve l'homme moral, comme l'homme physique ; il enlève même la liberté de penser. Ainsi quand on veut apprécier le pouvoir du mouvement sur le corps vivant, il faut en mesurer la dose, et ne pas confondre le produit d'un exercice modéré, avec le produit d'un exercice trop prolongé. Ne distingue-t-on pas les effets salutaires du vin pris avec modération, d'avec le trouble qu'il donne quand on en abuse ? Il faut donc en faire de même à l'égard de l'exercice.

EXERCICE (défaut d') : Ce défaut relâche les parties solides , et fait naître un embonpoint incommode ou factice , qui rend le corps aussi lourd que l'esprit. Les tristes conséquences , qui en résultent pour les gens sédentaires , sont les obstructions , l'hydropisie , les accès apoplectiques , et des maladies chroniques. En vain espère-t-on quelquefois , que la tempérance pourra prévenir ces maux , (parce qu'on sait qu'il faut manger moins , lorsqu'on ne fait pas d'exercice), cela n'est vrai , qu'à un certain point , parce que l'exercice est indispensable pour bien faire nos digestions ; car celles qui se font sans exercice , sont non-seulement longues et pénibles , mais encore très-imparfaites. On a de la peine à comprendre d'une part , que les gens attaqués de maux , que le seul exercice pourroit guérir aisément , préfèrent se droguer , et le plus souvent inutilement ; et d'autre part que les gens désœuvrés , à qui leur oisiveté est à charge , qui ne sont occupés qu'à tromper leur ennui , renoncent à faire de l'exercice , et préfèrent de rouler de maison en maison , pour courir après les nouvelles , et s'occuper du tiers et du quart. Ils se privent par-là du moyen le plus sûr et le plus aisé d'avoir de la santé. Si au contraire, ils employoient tous les jours au moins une heure à se promener hors la ville , et à jouir ainsi de l'air de la campagne , ou bien à prendre quelqu'un des autres exercices ci-devant énoncés , ils ne seroient pas sujets à diverses incommodités , et ils ne vieilliroient pas sitôt. *Voyez* d'ailleurs *Frictions.*

FLANELLE : Le bon effet , sur la chair , de la flanelle , en corset et en caleçons , est ce frottement doux et salutaire , qu'elle excite sur la peau, et qui fait ouvrir les pores. On transpire alors sans danger, on peut aller en sûreté en plein air, sans être exposé à prendre du froid, et on peut guérir par ce moyen, des maladies chroniques. *Le comte de Rumfort* nous dit, que l'usage de la flanelle l'a guéri d'une douleur de poitrine. *Le docteur Willich* affirme, que c'est une chose bien nécessaire, à ceux qui ont commencé la seconde moitié de leur vie ; aux gens sédentaires ; à ceux qui sont sujets au catharre, à la goutte, à la diarrhée, aux affections nerveuses, aux rhumatismes, et à ceux qui sont fort sensibles au froid. *Voyez Frictions.*

FLEURS : On peut bien aimer les fleurs, mais non pas les entasser, pour ainsi dire, dans un appartement. Une certaine quantité de fleurs, renfermées dans une chambre, a occasionné la mort à des personnes d'une certaine sensibilité. D'autres en ont acquis de grands maux de tête, et souvent sans en soupçonner la cause (1). Le safran, l'ambre gris et le musc, ne sont pas moins nuisibles à cause de leur odeur forte.

FOIBLESSE : Maladie morale, dont les effets sont inconcevables : elle assemble plus qu'aucune autre passion les contradictoires. Toute personne foible, dit *le cardinal de Retz*, tourne si court quand elle change de sentiment, qu'elle ne mesure plus rien, elle saute au lieu de marcher. On peut ajouter, qu'on ne sauroit trop se méfier de quelqu'un de foible ; il vous échappe, dans le temps que vous croyez être bien

---

(1) *L'Histoire de l'académie nous dit :* Deux personnes étant restées pendant cinq à six heures, dans un lieu où étoient beaucoup de roses pâles, furent purgées avec tant de violence, qu'elles crurent en mourir.

sûr de lui, et qu'il se dit le meilleur de vos amis.
Il peut par foiblesse, vous faire plus de mal
qu'un ennemi. C'est en un mot un homme
très-dangereux. Enfin on corrigeroit plutôt les
vices que la foiblesse, nous dit *le Philosophe
Bienfaisant*; aussi est-il presque inutile d'en tenter la guérison.

FRAYEUR. *Voyez Peur.*

FRICTIONS: Les anciens faisoient un grand
usage d'une friction journalière sur tout le
corps. Les Anglais, et même les habitans des
Indes, la croient d'une nécessité indispensable. Elle a autant d'avantages que les bains
tièdes : et étant au pouvoir de chacun, elle devroit être plus généralement employée, comme
suppléant complètement à l'exercice. Les frictions enlèvent les obstructions, facilitent la
transpiration, et guérissent les douleurs rhumatismales, selon plusieurs auteurs. Elles doivent se faire, pour peu qu'il fasse froid, devant
le feu, avec de la flanelle ou une brosse, pendant une demi-heure, ou jusqu'à ce que la peau
commence à rougir, et dès qu'on a assez dormi.
Il faut faire d'abord la friction aux bras, puis aux
épaules, au dos, à la poitrine ; de là aux cuisses et aux jambes, la tête doit être la dernière.
On peut la réitérer le soir avant souper ; mais
il faut bien éviter le froid après toute friction,
et on doit s'en abstenir, quand on est à la diète.
La friction journalière du ventre est particulièrement recommandée dans l'*Hygiène du docteur
Willich*, aux personnes sédentaires, ou sujettes
aux indigestions ; car l'exercice modéré dans le
jour, donne à peine autant de vigueur aux
vaisseaux abdominaux, et sur-tout à l'estomac,
que la friction de cette partie, continuée pendant demi-heure, le matin à jeun, ou bien dans

le lit, avant de se lever. Il faut frotter doucement et uniformement, dans une direction cir-
culaire et à plusieurs reprises, pendant cinq ou
dix minutes de suite. Lorsque l'estomac est
dans un état de foiblesse, on peut retirer des
effets encore plus salutaires de cette friction,
en l'exécutant matin et soir, au moyen d'une
éponge ou d'une flanelle, trempée dans l'eau
froide. Somme totale, il est certain que les frictions ont de plus grands avantages que les remèdes internes, et cependant combien de gens
de l'art négligent de les prescrire, sous prétexte que ce n'est guères l'usage : mauvaise
excuse.

FROID : Parmi les causes qui détruisent le
principe de la vie, on distingue sur-tout le
froid, comme le plus grand ennemi de la vie.
Il est cependant vrai, qu'un degré modéré de
froid peut donner de la force, en concentrant
le principe de la vie, et prévenant sa dissipation : toutefois, ce n'est pas un fortifiant po-
sitif, mais négatif, et un froid excessif le détruit entièrement ; aussi combien de vieillards,
qui périssent d'un froid très-rigoureux, malgré
qu'ils soient bien chauffés.

FRUGALITÉ : Qualité morale, qui est le
le contraire de l'intempérance. *Horace*, nous fait
la leçon là-dessus, en nous disant : Les avantages de la frugalité sont tels, qu'avec elle on
se porte bien : pour en être bien convaincu,
rappelez-vous ces repas simples, dont vous
vous êtes bien trouvé, tandis qu'en usant des ra-
goûts de viande et de gibier, et les mêlant
avec du poisson, tout se change en bile ; et
une pituite visqueuse ravage l'estomac. *Horace*
encore, ce philosophe aimable, cet excellent
poëte, qu'on ne peut se lasser de lire, ajoute :

Voyez les visages pâles de ces gens sortant d'une table chargée de toute sorte de mets, et fatigués de ces excès ; leur corps appesantit leur esprit, et rend terrestre cette parcelle de la divinité qui nous anime ; au lieu que l'homme frugal se couche, s'endort, et se lève plein de vigueur, pour reprendre ses occupations. Faisons à présent une remarque : Le laboureur occupé des plus rudes travaux, exposé à la rigueur des saisons, trouve dans la tranquillité de son esprit, et dans la frugalité de son régime un baume de vie, que la médecine et la pharmacie ne fourniront jamais à des hommes dissolus. *Le célèbre historien Paul Jove*, raconte qu'ayant demandé à *Nicolas Léoniceni*, l'un des hommes de lettres les plus illustres, dans le seizième siècle, par quel secret il avoit conservé pendant plus de nonante ans, une mémoire sûre, des sens entiers, un corps droit, et une santé encore pleine de vigueur ; il lui répondit que c'étoit l'effet de l'innocence des mœurs, de la frugalité et de l'exercice. Nous ajoutons que cependant c'est le contraire, chez le plus grand nombre des hommes : la santé ressemble chez eux, à la liberté dont on ne connoît le prix, qu'après l'avoir perdue. *Voyez Sobriété.*

GAIETÉ : Excellent remède moral, qui donne à tout le corps, de l'activité et de la vie. Il augmente l'action du cœur et des artères, rend la circulation plus uniforme, et facilite la cure des maladies. La gaieté entretient merveilleusement l'opération de l'évaporation insensible par la peau ; heureux ceux qui possèdent une affection morale si avantageuse ; ils ont par-là, en eux-mêmes, le meilleur baume de vie. Ceux qui ne sont pas doués de cet avantage, doivent rechercher les gens gais ;

car la gaieté se communique. *Plutarque* dit, que le meilleur dessert pour les gens studieux, est une conversation gaie après le repas, de même qu'un joli chant, et qu'ils s'étoient ainsi réunis plusieurs, considérant ces moyens, comme très-propres à accélérer l'élaboration des matières alimentaires. Pourquoi donc, à cet exemple, les gens de lettres n'auroient-ils pas à présent, après leur dîner, un point de réunion, (comme dans leurs athénées), pour user d'un si bon remède moral, auquel on pourroit joindre une tasse de café. Ce seroit pour eux un moyen efficace de parvenir à une extrême vieillesse, comme les savans *Pythagore*, *Newton*, *Galilée*, *Fontenelle*, etc. Enfin on doit savoir d'ailleurs, que *la musique*, *le café et le safran*, procurent de la gaieté. *Voyez Amusemens*, *Joie*, *Rire*.

GOURMAND : Tout gros mangeur est une espèce de gourmand, qui fait un dieu de son ventre : *Quorum deus venter*, quoiqu'il connoisse l'axiome : *Plus occidit gula, quam gladius.* Pareilles personnes ne peuvent jouir long-temps d'une bonne santé, en surchargeant les vaisseaux de substances nutritives. La plupart de leurs maladies sont dues à la pléthore, et à la trop grande réplétion ; aussi les gourmands sont-ils sujets à des indigestions, à des obstructions ou à des fièvres, et quelquefois à l'apoplexie, sur-tout quand on est dans un âge avancé. Si l'on réfléchissoit sur cette variété de mets, dont les tables recherchées sont servies, sur le nombre des alimens différents, dont on surcharge son estomac, et sur les suites funestes qui en résultent, on verroit qu'il n'y a rien de si dangereux : aussi *M. Adisson*, cet élégant écrivain, nous dit : Lorsque je vois ces tables couvertes des richesses alimentaires, des diverses parties du monde, il me semble voir la fièvre, la goutte, l'hydropisie, la léthargie, cachés en embuscade, sous chaque plat (1). *Voyez Frugalité, Intempérance, Sobriété.*

GOUT : On peut établir, comme règle générale, que toute substance qui fournit un goût agréable à une personne en santé, et dont le palais n'est pas dépravé, est vraiment saine, et qu'au contraire les substances d'un goût âcre, désagréable, métallique, sont ordinairement dangereuses. Quand le goût est dépravé, ce peut être par un vice de la salive, qui filtrée sans cesse dans la bouche, communique sa saveur aux alimens, et les fait trouver mauvais. Au reste, le sentiment du goût peut être émoussé par des aphtes, des verrues, etc. qui recouvrent la langue. *Voyez ces articles dans la seconde partie.* Enfin il faut savoir, que la bonne chère nuit singulièrement à la délicatesse du goût : en irritant sans cesse le palais, et la langue, elle émousse leur sensibilité, et les rend incapables de discerner les saveurs. Au contraire l'homme vraiment délicat pour le goût, est en même temps sobre ; celui qui a ces deux qualités, ne sépare pas son régime d'avec son plaisir.

GROSSIR : La corpulence n'est jamais avantageuse ; aussi est-ce un compliment déplacé, que l'on fait à quelqu'un sur ce qu'il a grossi.

---

(1) Un passage *du poète Caius Titius*, nous apprend que dans le nombre des gourmands de son temps, il y en avoit à Rome, qui faisoient cuire dans le ventre d'un cochon, plusieurs autres animaux, et qu'ils appeloient cela un cochon de Troie, par allusion, au cheval de Troie qui étoit rempli de soldats.

Boherhaave dit, que les personnes grasses sont plus exposées à mourir des maladies qui leur surviennent (1). Les fièvres aiguës leur sont bien plus dangereuses qu'à d'autres, parce que la fièvre fond la graisse, qui s'aigrit aussitôt, irrite les solides, fait arrêter le cours des fluides, enflamme et ruine tout. Le trop d'embonpoint est toujours fâcheux, sur-tout lorsqu'on avance en âge ; car il procure des catharres et autres maladies d'humeurs, et il conduit souvent à l'apoplexie. Quand on est un peu trop gras, il faut tâcher de diminuer de grosseur. On peut y parvenir, par une grande sobriété dans le manger et dans le boire, par une vie active, par moins de sommeil, en assaisonnant les alimens avec du vinaigre, en mangeant souvent des raves, de l'ail, des épices, et de tout ce qui excite la transpiration et l'urine, comme en s'abstenant des nourritures succulentes, du pain mollet, des viandes blanches, et des substances grasses et huileuses. Un remède contre la corpulence qui ne peut pas nuire, est de faire usage de pillules de savon, à la dose d'un demi gros, soir et matin, et de se purger de temps en temps. Mais un des plus puissans moyens pour dissiper le trop d'embonpoint, c'est l'exercice poussé toujours, jusqu'à la sueur, tout en n'usant que d'alimens peu nourrissans, comme aussi de promener en voiture, sur-tout lorsqu'elle est mal suspendue. C'est à l'aide de ce remède médical, que *Ga-*

______

(1) J'ai été dans le cas d'observer, étant administrateur de semaine au grand hôpital, qu'il mouroit beaucoup plus de malades, parmi les personnes qui avoient de l'embonpoint, que parmi celles qui étoient maigres.

lien rapporte, avoir fait maigrir assez-tôt une homme fort chargé de graisse et l'avoir ramené, *ad mediocritatem carnis* (1).

HABILLEMENS. *Voyez Ligatures.*

HYGIÈNE, ou l'*Art de conserver la Santé* : C'est la partie la plus essentielle, dont toute personne sensée doit faire une certaine étude (2). La I^ie. partie de cet ouvrage y est consacrée. Les anciens faisoient plus que nous, le plus grand cas de cette science, et ils s'en trouvoient bien. Ils en varioient les emplois, comme des moyens essentiels dans le traitement de la plupart des maladies, aussi portoient-ils leurs malades, par exemple, tantôt dans des lieux souterrains et frais, tantôt dans des appartemens chauds et éclairés, et tantôt ils leur faisoient entendre le doux son d'une musique instrumentale. D'ailleurs ils s'adonnoient beaucoup à l'exercice, et à l'usage des bains, aussi étoient-ils plus robustes. Nous sommes tombés dans une certaine insouciance, en négligeant ces deux moyens. D'ailleurs, dès que nous sommes indisposés,

---

(1) En Angleterre, on connoît l'art de réduire promptement le poids des *Jockeis*, en les obligeant de porter des vêtemens lourds et épais, et à faire des exercices assez violens, pour maintenir toujours une transpiration abondante. On provoque même chez eux, la sueur par l'action d'un grand feu. On ne leur donne que peu de nourriture. On les purge plusieurs fois, et à l'aide de ces moyens réunis, on parvient en dix jours, à les diminuer de vingt-cinq livres.

(2) Une des belles *réflexions morales de M. de Levis*, assez nouvelle, est celle-ci : Si les hommes étoient sages, ils donneroient à la religion et à l'hygiène, la plus grande partie du temps, que ne réclament pas les devoirs de leur état.

nous demandons à être drogués, et nos escu-
lapes y consentent par complaisance, quoiqu'ils n'en fassent pas autant pour eux-mêmes;
aussi la plûpart des gens d'à présent sont ils
délicats, et n'arrivent guères à une heureuse
vieillesse. Il vaudroit bien mieux, qu'on eût toujours à son gré, un livre d'hygiène, tel que celui-
ci, pour le consulter, et préférer des remèdes
hygiéniques, ou du moins les combiner dans
certains cas, avec des remèdes physiques, en
s'entendant avec son médecin. Mais point du
tout, la plûpart des hommes et des femmes se
croient assez intruits sur leur santé, sans avoir
jamais rien étudié dans cette partie, tandis que
s'il s'agit de leur pendule, d'une réparation à
leur maison, ils s'en remettent, au dire de
l'horloger, du maçon, etc. D'autres personnes
au contraire, reconnoissant n'entendre rien
pour remédier à la moindre indisposition, con-
sultent *l'Avis au peuple par Tissot*, *le Manuel
des sœurs de la Charité*, ou d'autres ouvrages
dans ce genre, qui sont des présens funestes;
car au moyen de ces lectures décousues, peut-
on se former une idée juste de ses maux, et des
moyens curatifs? cela n'est-il pas aussi fatal
que les remèdes des charlatans ou des bonnes
femmes? Il faut donc, une fois pour toutes, se
déterminer à lire des livres d'hygiène, qui in-
diquent ce qu'il faut éviter, et le peu qu'on peut
faire par soi-même, quand on se sent un peu
indisposé. *Voyez Imagination frappée.*

HIVER : C'est la saison la plus rude de l'année, et en même temps celle des divers plaisirs, quant au moral, et des régals, quant au
phiysique; car la plûpart des familles bien
unies se régalent les unes les autres, tour à
tour, au moins une fois dans le carnaval. On

doit prévoir les maladies qui règnent en hiver ; en usant d'alimens ou de remèdes, en cas de besoin, qui provoquent la transpiration, qui combattent la nature des acides, et leur acrimonie. C'est une erreur de croire, qu'on puisse se livrer alors, à l'usage du vin pur et des liqueurs ; car la chaleur étant concentrée au dedans, c'est jeter de l'huile sur le feu. Il faut au contraire faire usage des boissons délayantes ; le vin trempé amortit la violence du feu caché. On peut pourtant prendre un peu du vin pur, après le repas, sur-tout lorsqu'on a besoin de fortifier l'estomac. L'appétit est plus considérable dans l'hiver, aussi doit on manger davantage, et faire même un usage d'alimens solides, sans pourtant se livrer trop à son appétit. Les habits les plus lourds ne sont pas les plus chauds, ils chargent, ils fatiguent, et donnent peu de chaleur. Au contraire, le drap, le molleton doublés d'une étoffe soyeuse, sont propres, à entretenir une louable transpiration. Les fourrures et les bas de laine, ne sont utiles qu'aux vieillards. Les gans fourrés valent mieux que les manchons. On doit être attentif à ce que les extrémités du corps ne sentent les atteintes du froid ; il ne faut donc jamais se coucher avec les pieds froids : rien ne troublant plus le sommeil, et ne nuisant plus à la digestion. Il faut au contraire, s'entretenir toute la nuit, les pieds chauds, en y tenant une machine d'étain, qui contienne de l'eau chaude, ou une machine en tôle, qui contienne un fer rougi, ou en mettant à ses pieds un caillou bien fait, que l'on enveloppe dans un linge, après l'avoir fait chauffer. Au reste, ce n'est que dans la rigueur de l'hiver, que l'on doit faire chauffer son lit. Lorsqu'on reste long-temps auprès d'un bon feu, on doit se garnir les jambes de bottes de carton. Enfin on doit faire le plus d'exercice possible, ou recourir à des frictions. *Voyez Exercice, Frictions.*

HOPITAUX ET HOSPICES: C'est là assurément, où les remèdes moraux, sagement employés, aident aux remèdes physiques. En effet, considérons d'abord ces vieillards, ces infirmes renfermés dans les établissemens charitables à eux destinés, ils ne reçoivent guères de consolation, chose pourtant si nécessaire pour adoucir leurs malheurs; aussi leur semble-t-il, qu'un ange leur apparoît, lorsqu'indépendamment des secours de la religion, quelque administrateur, ou tout autre visiteur miséricordieux, vient les consoler dans leur état d'infortune, avec cette douceur, cette aménité qui inspire la confiance, soit en les entretenant avec bonté, soit en leur faisant quelque lecture instructive; car la plûpart sont hors d'état de se transporter aux tribunes de l'église, pour y entendre la parole de Dieu, qui d'ailleurs y est rarement donnée; au reste, quoique rien ne semble leur manquer, quant à la nourriture et au traitement, il est pourtant une chose qui leur seroit nécessaire dans ces asiles, ce sont les bains: leur usage seroit favorable à leur santé; car n'en prissent-ils qu'un par mois, ils s'en porteroient mieux, ils en seroient plus propres, et parviendroient mieux à une certaine vieillesse. Mais à défaut des bains, on devroit y introduire l'usage des frictions. *Voyez Frictions.* Quant aux hospices, où sont les enfans trouvés, comment tout administrateur ne gémiroit-il pas, en voyant toujours croître le nombre de ces enfans naturels, qui sont mis dans les tiroirs, ce qui prouve toujours plus les progrès de la corruption des mœurs et de l'immoralité. Mais un abus nouveau, c'est que depuis deux ans, on place même dans ces tiroirs, des enfans légitimes, (sous prétexte de misère). *Jean-Jacques Rousseau*, fut le premier qui donna l'exemple de cette espèce de crime, par insensibilité envers ses enfans, en les envoyant dans la maison des Enfans-trouvés, étouffant la tendresse d'un père par cette conduite dénaturée.

Venons à présent aux hôpitaux, où sont comme entassés tant de malades; ils y ont les mêmes secours des remèdes physiques, et même des moraux; car ils y reçoivent des consolations propres à adoucir leurs maux. Quel spectacle plus édifiant, que de voir des religieuses Hospitalières, ou des sœurs de la Charité, s'occuper sans cesse à soulager les malades, même malgré certaines infections, et aider souvent aux ministres du Seigneur, par de bonnes exhortations aux mourans ! Quel bien ne font pas d'un côté, un médecin compatissant, qui tout en prescrivant des remèdes, sait parler aux malades d'une manière consolante, et de l'autre côté un administrateur *semainier*, qui parcourant les rangs des malades dans sa visite journalière, écoute avec patience leurs réclamations, y fait droit et les console de toute son affection (1). Il arrive quelquefois dans ces

____

(1) De tout temps les divers gouvernemens ont décerné diverses récompenses, à ceux qui avoient servi l'état pendant vingt ans, dans le militaire, dans la robe, dans les finances, etc. et un souverain qui n'existe plus, admettoit aussi, au nombre de pareils vétérans, ceux qui avoient passé une grande

établissemens de l'humanité souffrante, sur-tout
lorsque les malades sont en grand nombre,
qu'il y a des fièvres malignes, et que l'air n'y
circule pas autant qu'il faudroit, que les malades n'ont pas seulement à lutter contre leur

---

partie de leur vie dans les administrations de charité, en leur donnant une petite médaille, où il y
avoit d'un côté, *vétérance de charité*, et de l'autre
le buste de S. Vincent de Paul. Ils la portoient à leur
boutonnière, suspendue par un ruban noir. Pourquoi le gouvernement de l'Empire français, qui reconnoît le droit de vétérance, dans le militaire,
dans l'université, dans la régie du domaine, du
contrôle et dans les droits réunis, ne reconnoîtroit-
il pas aussi les services des propriétaires charitables
et éclairés, par lui nommés, qui se seroient dévoués
pendant vingt ans, aux administrations des divers
hospices établis dans la plûpart des villes ? Pourquoi le gouvernement ne récompenseroit-il pas ces
respectables vétérans, non par des pensions, mais
par une décoration honorifique, qu'ils méritent d'autant plus ; qu'ils ne la demandent point ; que leur
service est aussi pénible que gratuit, et qu'ils sacri-
fient leurs temps, et en certaines occasions leur
bourse et leur santé, dans ces asiles de l'humanité
souffrante : n'est-ce pas là pourtant servir très-bien
l'état ? Cette décoration pour vingt ans d'exercice,
seroit d'ailleurs donnée rarement ; car bien peu d'administrateurs persévèrent à se faire réélire : elle seroit donc un encouragement pour ceux-ci, et même
pour ceux qui sont portés à donner leur démission.
Il faut donc espérer, qu'à l'avenir un gouvernement juste, et éclairé comme le nôtre, ne laissera
plus dans l'oubli, la classe des administrateurs devenus vétérans. Elle est d'autant plus essentielle et
intéressante, que plusieurs d'entr'eux, se rendent
les bienfaiteurs des divers établissemens qu'ils ont
gérés, ainsi que j'en suis témoin.

Note de l'éditeur.

propre maladie , mais contre celles , dont les
menacent les mauvaises exhalaisons : c'est alors
que tout administrateur zélé et attentif, doit
veiller à ce que l'air soit toujours renouvelé dans
les salles des malades , et que la propreté y
soit plus rigoureusement observée. Il doit
ordonner le blanchiment des murs avec de la
chaux, et le bon moyen des vaporisations
de l'acide muriatique , si propre également à
neutraliser les miasmes inhérens aux corps affectés. Il doit aussi surveiller à la salle des
prisonniers malades , qui y apportent souvent
ce qu'on appelle la maladie des prisons , et
prendre les meilleurs moyens, pour que cette
maladie ne s'y propage pas. Enfin il ne doit pas
oublier la salle de la convalescence , qui doit
éminemment être saine , propre et d'un aspect
agréable. Au reste , on doit savoir qu'un bon
moyen est venu d'Angleterre , pour épargner la
dépense des ventilateurs , destinés à purifier les
vastes salles des hôpitaux , c'est de pratiquer
nombre de petits trous , à la partie supérieure
des chassis des fenêtres , de placer dans ces
trous , un égal nombre de tuyaux, qui présentent au dehors , une ouverture de neuf à
dix pouces de diamètre , et se terminent dans l'intérieur presque en pointe , ou au moins par une
ouverture, qui n'excède pas la grandeur d'une
petite plume. Par cette invention si simple , l'air
des salles des malades , est si efficacement renouvelé par la grande et constante pression
de l'air extérieur , qu'on peut regarder à présent comme inutile , tout autre moyen artifi-
ciel , de purifier l'air putride des hôpitaux.
Quant aux lits, tout bon administrateur doit
surveiller à ce qu'ils soient différemment placés , selon que les malades ont besoin , de

plus ou moins d'air, (1) ou d'une place
plus ou moins éclairée, plus ou moins éloignée du bruit ; la surveillance doit se porter aussi à ce qu'on ne rapproche pas deux malades attaqués de la même maladie, afin qu'ils
ne soient pas observateurs l'un de l'autre, et
que si un des deux malades vient à mourir,
celui qui survit ne se frappe pas l'esprit, en
s'imaginant qu'il ne peut pas en échapper. Un
article du réglement de l'administration de Lyon
prescrit sagement, que, dès qu'un malade entre en agonie, son lit soit entouré de rideaux.
L'heure, le moment, où l'on donne des alimens
ou des remèdes, n'est pas d'un médiocre intérêt. Tel malade à péri souvent pour avoir pris
un petit repas à l'approche d'un redoublement ;
un autre, par un remède actif pris au plus
fort de l'accès : voilà à quoi doivent bien prendre garde les élèves internes, l'administration ne sauroit trop d'ailleurs leur faire suivre

---

· (1) On apporta à l'hôpital pendant ma visite de
semaine, un homme attaqué d'un asthme convulsif
avec fièvre. Il fut placé dans un lit près d'une fenêtre ouverte. Sa femme qui l'avoit accompagné
se plaignit fortement à moi, en disant que jusqu'alors elle avoit tenu son mari dans une chambre
bien fermée, à l'abri du moindre air, ce qui valoit
bien mieux. Je lui répondis qu'elle avoit très-mal
fait, et qu'elle abandonnât la conduite de son mari,
aux personnes sagement préposées, et plus éclairées
qu'elle. Mais qu'elle ne fut pas sa surprise le lendemain, de trouver un peu mieux son mari, qui lui
dit s'être senti soulagé, par l'air qu'il avoit respiré
de la fenêtre, ce qui prouve toujours plus, que dans
les maisons où il y a des malades, c'est une mauvaise coutume de ne jamais faire entrer l'air dans
leur chambre.

les réglemens, et surveiller encore ces jeunes élèves extrernes, non encore expérimentés, et ne cesser de recommander aux uns aux autres, outre l'assiduité, beaucoup de soins, de patience, et de compassion pour tous ces infortunés, faisant partie de l'humanité souffrante.

JALOUSIE : *Voyez Envie.*

JEU : Maladie morale, si on la considère dans ses excès, qui causent également des maladies physiques. Il est rare que le goût du jeu sache se renfermer dans les bornes que la raison prescrit, et ne devienne pas une passion : eh ! quoi de plus honteux, en pareils cas, que d'avoir la réputation d'un joueur ; car on commence par être dupe, l'on finit par être fripon. S'enrichir au jeu est chose rare et fort suspecte : s'y ruiner est ce qui arrive le plus souvent, et ne mérite pas d'être plaint. Le jeu est d'ailleurs nuisible à la santé, du moins celui des cartes, ou autres jeux, qui exigent de l'immobilité dans les appartemens le plus souvent fermés. Pourquoi ne pas les remplacer par d'autres, comme le billard, le volant, etc. qui demandent du mouvement, et sont par là plus salutaires ? On pourroit même comme en Russie, établir dans les maisons où l'on se rassemble, un billard deux fois plus long que les nôtres, et un peu moins large, pour y jouer hommes et femmes, au nombre de six, de la même manière que l'on joue aux boules par terre ; ce billard seroit entouré de spectateurs curieux, on passeroit ainsi les soirées, sur-tout celles d'hiver dans une sorte d'exercice, et l'on reserveroit pour l'été, où l'exercice est moins nécessaire, ce qu'on appelle les jeux de commerce, ainsi que le trictrac. Ces jeux pourroient devenir des remèdes moraux, si l'on y évitoit la trop grande tension d'esprit, et qu'on n'en fît qu'un amusement (1).

JEUNESSE : Sa moralité consiste en beaucoup d'imprudence, de présomption et d'inconséquence. Elle passe ses premières années, à parler des choses qu'elle ne sait pas, parce qu'elle croit honteux de paroître les ignorer. Lorsqu'ensuite elle commence à acquérir la connoissance des objets qui l'environnent, elle affecte de paroître instruite sur les objets qu'elle a effleurés à peine. Ainsi, soit qu'elle parle de ce qu'elle sait, soit qu'elle parle de ce qu'elle ignore, elle est presque toujours éloignée de la sagesse. On sait que de tout temps, les jeunes gens avoient le plus grand respect pour les vieillards ; mais depuis la révolution, c'est le plus souvent le contraire. De tout temps aussi, le plus grand nombre des jeunes gens avoient de fort bonnes mœurs, et c'étoit le petit nombre qui en avoit de mauvaises ; mais depuis la révolution c'est l'inverse : et si la génération suivante continue de même, il y aura moins d'hommes propres au service militaire, aux diverses études, au commerce, etc. et la religion même en souffrira plus ; malheurs dont Dieu veuille bien préserver la France !

____

(1) Le jeu étant le fruit de l'avarice et de l'ennui, les Lacédémoniens le bannirent de leur république. *Chilon*, un de ses citoyens notables, ayant été envoyé pour conclure un traité d'alliance avec les Corinthiens, fut tellement indigné de trouver les magistrats et les militaires occupés à jouer, autour d'une grande table, qu'il s'en retourna promptement, en leur disant, que ce seroit ternir la gloire de Lacédémone, que de s'allier avec une nation, qui préféreroit le jeu d'inaction aux jeux d'exercice.

JOIE : Remède moral , que *Cicéron* définit ; *un transport voluptueux de l'ame.* Il ne permettoit pas de s'y livrer trop , (quoiqu'il convienne lui-même de s'y être livré) ; car elle devient alors une espèce de passion , et fort dangereuse quand elle est subite. En effet , *Sophocle* voulant prouver , qu'il jouissoit de toutes ses facultés intellectuelles malgré son grand âge , fait une tragédie , est couronné , et meurt de joie. *Juventius Thalma* , apprend , qu'on lui avoit accordé les honneurs du triomphe , pour la conquête qu'il venoit de faire de l'île de Corse et meurt aussi de joie. Nous lisons dans *Tite-Live* , qu'une dame romaine , qui pleuroit son fils unique , qu'on lui avoit dit être resté parmi les morts à la bataille de Cannes , tomba morte de joie en le revoyant paroître tout-à-coup. Un orphelin et une orpheline d'Hollande , appelés *Tilmann* , sont réduits à l'indigence par la friponnerie de leur tuteur. Le jeune homme passe aux Indes , y fait fortune , retourne ensuite inopinément dans sa patrie , étant dans un bel équipage , et présente à sa sœur toute mal vetue , une belle robe et un collier de diamans ; elle se jette entre les bras de son frère et y expire de joie. *Le fameux Fouquet* , prisonnier pour la vie , meurt en apprenant que *Louis XIV* lui rendoit la liberté. *La nièce de Leibnitz* , ne se doutant pas , que ce philosophe eût pu amasser beaucoup d'argent , arrive à la mort de cet oncle , et trouve soixante mille ducats dans un coffre fort : elle meurt de joie en les comptant ; et combien d'autres exemples à citer. Il résulte de tous ces faits , que les grandes nouvelles très-avantageuses , ont besoin d'êtres données peu à peu , et avec autant de ménagement , que les mauvaises nouvelles , pour que le moral ne soit pas affecté, de manière à ne pas nuire au physique.

IMAGINATION EXALTÉE : Maladie morale, qui existe dans certaines occasions, sur-tout chez le plus grand nombre des personnes du sexe. En effet, dès qu'on leur parle de quelque chose qui les choque fortement, soit à propos, soit mal à propos, leurs yeux pétillent, leur tête foible s'exalte et s'exhale, en des raisonnemens exagérés et éloignés du bon sens. On ne peut guères leur faire entendre raison dans cet état, et il faut nécessairement attendre le retour du calme, qui quelquefois n'arrive pas. Il y a pourtant parmi les personnes du sexe, des têtes froides, qui savent se contenir, et ne faire paroître qu'une façon de penser sensée ; mais le nombre en est fort petit, parce que les femmes, disent *les auteurs en chirurgie*, ont presque toutes moins de cervelle que les hommes, leur front est plus étroit et plus bas, d'où l'on peut induire la cause des différences d'esprit, entre les deux sexes (1). Cette maladie d'ima-

-----

(1) Une bonne mère me faisoit un jour ses doléances, sur l'imagination de sa fille unique, qui étoit susceptible, à un tel point, que le récit d'un événement heureux ou malheureux, lui exaltoit singulièrement la tête. Elle ajoutoit, qu'au spectacle la moindre scène touchante affectoit si vivement sa fille, qu'elle changeoit de couleur, pleuroit, et au retour se livroit à des réflexions exaltées. Je conseillai d'abord à cette dame, de ne plus mener sa D^{lle}. à la comédie, de lui faire éviter certaines conversations, de la faire habiter une bonne partie de l'année à la campagne, et de la soumettre à un régime laiteux et farineux, dont j'avois fait une heureuse épreuve chez les prisonniers, (voyez l'article PRISONS). La fille, heureusement docile, se

gination exaltée est moins commune parmi les hommes, parce qu'ils ont ordinairement la tête plus forte que les femmes ; mais elle se trouve presque toujours chez les hommes d'un esprit borné. Enfin, cette maladie attaque également les personnes des deux sexes, qui donnent dans une dévotion outrée, et par conséquent dans les scrupules, tandis que la vraie piété éclaire l'esprit en élevant l'ame, et procure une solidité de raisonnement qui est admirable. *Voyez Piété.*

IMAGINATION FRAPPÉE : Maladie morale, qui procure une maladie physique, et celle même que l'on craint en effet. Il suffit par exemple, qu'une personne, ayant un mauvais rhume, aille s'imaginer fortement qu'elle tombe dans la phtisie, parce qu'elle a fréquenté une amie étique, ou qu'elle a porté un de ses bijoux, pour tomber réellement dans cette maladis. *Falconet* dit, qu'une belle demoiselle se trouva dans l'église presque à côté d'une paysanne, qui sortant d'une mauvaise petite vérole, en avoit encore les croûtes sur sa figure, elle en fut si fort frappée, que craignant de l'avoir prise, elle fut réellement atteinte de cette maladie peu de jours après, et y perdit sa beauté. *Cheyne*, raconte qu'un ecclésiastique, d'un esprit timide et d'un tempérament délicat, ayant donné à une lavandière une culotte de peau à nettoyer, et cette femme la lui ayant renvoyée bien propre, il s'en servit aussitôt ; mais ayant appris que la blanchisseuse, étant tombée dans une grande dissenterie, n'avoit pu lui apporter

---

préta à ces changemens, et au bout de six mois, son moral fut changé, et d'un calme qui remplit sa mère de satisfaction.

elle-même sa culotte, il s'imagina qu'il pouvoit y avoir quelques miasmes dissentériques, et il en eut réellement une dyssenterie, qui fut très-longue. *Roger*, assure que l'on se nuit infiniment dans les maladies épidémiques, en s'en frappant l'imagination. Il est d'ailleurs certain, que la maladie morale augmente toujours la maladie physique ; elle en trouble le cours ordinaire, et affoiblit si fort la nature, qu'elle rend sans effet la vertu des médicamens. La même chose arrive, lorsqu'on croit être attaqué d'un mal dangereux, quoiqu'il ne soit en effet qu'une simple indisposition : on consulte des livres de médecine, tels que *le Dictionnaire de Santé*, et plusieurs autres de ce genre ; ils ne font qu'alarmer une imagination prévenue, faute de savoir bien distinguer les différens cas d'une maladie, et l'on se jette dans des remèdes contraires et dangereux, ou tout au moins inutiles. Enfin, l'imagination peut être même si fortement frappée d'un ancien mal réel, qu'on croie n'en être pas bien guéri, et qu'on se figure certaines suites de ce mal comme encore existantes, au point de vouloir recommencer les remèdes. Il résulte de toutes ces imaginations déréglées, qu'elles donnent plus de peine à guérir, que les maladies véritables, et que comme l'on dit vulgairement, les médecins y perdent leur latin. *Voyez Hygiène, Sensibilité.*

IMPROBITÉ. Maladie morale, qui atteint le plus souvent l'homme sans religion ; car n'ayant plus de frein, il croit pouvoir s'avantager, et même tromper, chaque fois qu'il croit avec sûreté, de ne pas compromettre sa réputation ; aussi est-il prudent dans les affaires, de se méfier de toute personne connue pour être incrédule. Ainsi donc ne vous associez pas

avec quelqu'un , qui n'a point de religion (1).
Ne vous servez pas de tout homme de l'art, que
vous saurez être dans le philosophisme (2). Ne
mettez jamais comme témoin, votre nom dans
certains bureaux : ce qui pourroit vous compromettre par la suite , et où l'on pourroit même
contrefaire votre signature (3). Ne donnez pas
votre confiance, sur-tout pour des dépôts, à tout
impie (4) , ni même à tout agent , notaire ,
ou homme de loi , que vous verrez ne pas fréquenter nos assemblées religieuses , ni pratiquer

---

(1) Un honnête négociant s'étant associé avec un
athée, mais qu'il ne connoissoit pas pour tel, et qui
tenant les livres de compte , faisoit paroître beaucoup de pertes , en témoigna sa surprise à son associé ; mais celui-ci lui répondit , c'est que je prépare de loin une banqueroute , qui nous enrichira
tous deux.

(2) Un homme de l'art, incrédule , traitant parmi
plusieurs malades , un homme pauvre , qui craignoit
de la longueur dans sa maladie, lui dit : Soyez tranquille, je vous guérirai plutôt à cause de votre pau-
vreté ; mais j'alonge le temps de ceux qui sont
riches.

(3) Il est à désirer que le gouvernement prenne
un moyen efficace , pour mettre un frein à ces con-
trefactions d'écriture , devenues fréquentes depuis
la funeste découverte de l'acide muriatique oxigené.

(4) Le président d'Eguilles , avoit eu dans sa jeunesse une manière de penser sur la religion , assez
analogue à celle du marquis d'Argens son frère , at-
taché au roi de Prusse. Un jour qu'ils tournoient en
ridicule leur frère , prévôt de la métropole d'Aix,
qui étoit fort pieux : Eh bien! dit le marquis au président, nous nous moquons de sa piété , et cependant si j'avois un dépôt à confier , ce ne seroit pas
à toi , mais à lui que je le confierois. *Extrait des
mélanges d'histoire et de morale* , tome 8.

les

les devoirs de chrétiens. Enfin tenez-vous en garde, contre tous ces gens sans principes et sans mœurs, qui sèment l'immoralité ; et combien en est-il de rusés et d'adroits, qui ne cherchent qu'à duper et à ruiner les personnes qui ne sont pas méfiantes : ce sont là leurs victimes. Le meilleur remède contre ces maîtres fripons, c'est que la justice découvre leurs friponneries, malgré toute leur adrésse. *Voyez Incrédulité, Mauvaise foi.*

INACTION ET INDOLENCE : Maladie morale, nuisible à toute personne qui fuit l'exercice, et se livre à trop de repos. L'inaction devient la cause de beaucoup de maux : et combien le défaut d'activité, de mouvement, et de force nerveuse, ne fait il pas mourir d'individus d'une mort prématurée ? La créature n'est pas faite pour l'indolence, ce vice renverse tous les desseins du Créateur, pour lesquels nous avons été mis au monde. *Hipocrate* nous dit : *Otium corpus imbecillum reddit.* Ainsi donc, puisque l'inaction et l'oisiveté rendent le corps lourd et imbécille, prenez y garde, hommes sensuels et indolens ; et vous sur-tout, femmes délicates, qui aimez tant à rester sur vos canapés, soit pour lire des romans, des comédies, soit pour vous livrer à des réflexions, sur ces lectures dangereuses pour les mœurs, vous pourrez devenir imbécilles par votre indolence ; l'oracle de la médecine l'a prononcé. Mais si je vous persuade que de l'inaction du corps, résulte avec l'affoiblissement de l'esprit, la perte de la beauté ; (car l'un et l'autre ne se maintiennent que par une exercice modéré), et que vous ne puissiez pourtant vous résoudre, à pratiquer aucun des exercices salutaires, énoncés en l'article *Exercice*, sous prétexte qu'ils sont trop pénibles ;

en voici d'autres plus aisés, et que l'*Hygiène*
recommande aux personnes qui sont foibles,
ou épuisées, ou qui ne peuvent pas sortir. On
place sous un des pieds du lit, un appui qui le
tient plus élevé que les autres, ou bien on met
un corps solide, sous deux pieds diagonale-
ment opposés : alors en poussant le lit avec la
main, de l'un et de l'autre côté, l'on communique à la personne qui repose dessus, des secousses plus ou moins fortes, dont le produit
est, comme celui des autres exercices, un ébranlement du tissu des organes, lequel réveille leur
force tonique, et augmente la vigueur du système vivant. Cette espèce de gestation n'est
pas nouvelle, car elle est prescrite par *Galien*
et *Oribase*. On pourroit aussi suspendre le lit
comme faisoient les anciens, plus industrieux
que nous, et le balancer avec la main, ce qu'on
appelle bercer un malade, à qui tout autre
exercice est impossible. Cette vacillation continuelle exerce sur le cerveau, une influence
qui devient utile, pour apaiser le sentiment de
douleur et concilier le sommeil, ainsi que nous
l'apprend *Mercurialis de agitatione, per lectos
pensiles.* Enfin les personnes délicates, celles
même privées de l'usage de leurs membres, doivent se soumettre au mouvement d'une chaise,
lequel étant continué pendant un temps suffisant,
dispose à la transpiration. Ces méthodes sont
beaucoup plus usitées en Angleterre qu'en France, où l'insouciance porte à rechercher bien
moins les avantages inappréciables de l'exercice, faute desquels aussi, on est souvent indisposé. Pourra-t-on à présent trouver des excuses pour ne faire aucun exercice, même léger ?
Non, certainement. S'entêter à n'en vouloir
faire aucun, c'est dédaigner la santé, et re-

noncer à l'espoir d'une belle vieillesse. *Voyez Oisiveté.*

INCRÉDULITÉ : Maladie morale, qui affecte les gens d'esprit et dépourvus de bon sens, ainsi que les gens bornés, qui se moulent sur eux. On a dans tous les temps, cherché à guérir ces prétendus philosophes ; car on a cent mille fois résolu et pulvérisé leur diverses objections. Elles ne sont pas neuves, elles sont tirées des livres des anciens athées : et tous ces livres ont été successivement réfutés d'une manière victorieuse. Lorsqu'ensuite ces anciennes difficultés ont été réchauffées par les incrédules modernes, elles ont été, on ne peut pas mieux réfutées, par de savans apologistes de la religion chrétienne : et s'il y a eu quelques nouvelles objections enfantées par l'esprit de subtilité, ou par l'abus de quelque connoissance nouvelle, elles ont été aussi victorieusement discutées et résolues. Ce ne sont pas les bonnes réponses qui manquent, c'est la bonne volonté de les connoître. Quels rêves, que ceux de ces prétendus sages, assez présomptueux pour se croire habiles en fait de religion, tandis que selon l'oracle divin, *ils ne comprennent, ni les sujets dont ils parlent, ni ce qu'ils osent affirmer ;* que même le plus souvent, ils ne s'accordent pas entr'eux, chacun de ces partisans du philosophisme voyant d'une façon particulière. La vraie cause de l'incrédulité, ne vient que de la sévérité de l'Evangile : *Malunt nescire, quia jam oderunt.* On croiroit sans peine et sans objection, s'il suffisoit de croire, pour être sauvé ; mais renoncer à des passions que l'on chérit, c'est trop exiger de ces philosophes, qui ayant placé le bonheur dans la

satisfaction de leurs sens, ne peuvent goûter
qu'une morale complaisante, et qui s'accom-
mode, à leurs inclinations : *Prædica nobis pla-
centia.* Qu'en résulte-t-il ? c'est que lorsqu'il
arrive à ces esprits forts, de tomber dans l'ad-
versité, et sur-tout dans des infirmités incurables, ils se désespèrent au fond du cœur ; car
ils sont livrés à une incertitude des plus cruelles,
n'ayant pas l'espoir d'un avenir plus heureux.
Les bons chrétiens au contraire se reposent
dans leurs peines, sur les soins si sages de la
Providence, et ils espèrent, en récompense,
une heureuse éternité. Combien donc sont imprudens les incrédules, ces sots ennemis de la
religion, comme les qualifie *Boileau.* Ils se
picquent souvent de sagesse, et de prudence
dans toutes leurs affaires, hors celle de penser
à un avenir plus redoutable. Ils cherchent à se
le dissimuler. Quelle satisfaction ! Cependant
il se présente à eux le meilleur remède moral, celui de comparer les apologies chrétiennes, avec les livres des apôtres du mensonge ;
mais la plupart de ces gens entêtés, ne veulent pas prendre cette peine : ils s'en tiennent
aveuglément, aux revêries des orateurs per-
fides du philosophisme, au lieu de préférer
le suffrage éclairé d'une foule de grands génies,
qui, dans tous les siècles, ont cru sans intérêt
et contre tout intérêt. Ainsi donc, ces incrédules qui ne veulent pas se servir des remèdes
moraux chrétiens, à l'exemple *du fameux la
Harpe*, qui les goûta dans la révolution, et
revint de ses erreurs, (voyez *Agonie*), deviennent incurables, et se perdent pour toujours.
Enfin chèrir des systèmes erronés qui ne sauroient assurer une meilleure existence dans l'é-

ternel avenir, n'est-ce pas un égarement d'esprit des plus funestes ? *Voyez Religion* (1).

INGRATITUDE : Maladie morale, vice odieux de tous les siècles. Il n'est que trop vrai, que tous les bienfaits tombent le plus souvent, entre les mains de gens sans reconnoissance. Ils voudroient quand on les oblige, qu'on ne sentît presque pas, et le prix du service qu'on leur rend, et l'étendue de leur obliga-

---

(1) Si quelquefois on peut, de certaines personnes, conjecturer leur caractère, sur leur figure, c'est bien sur celle des incrédules outrés, et sur celle des gens de la plus haute piété. Les premiers ont un air égaré et mécontent. Les seconds ont un air de calme et de sérénité. Je puis dire à ce sujet, que m'étant trouvé dans la diligence pendant trois jours, avec un prêtre d'une soixantaine d'années, qui avoit la figure d'un bienheureux, et dont l'entretien étoit simple et plein d'onction ; il arriva que la première fois que nous descendîmes de voiture, le peuple du voisinage de l'auberge, ordinairement curieux de voir les voyageurs, ayant aperçu ce prêtre, chacun se disoit : Oh ! celui-là est un Saint, et on lui baisa son habit. Les femmes lui présentoient leurs enfans, pour qu'il leur imposât les mains sur la tête et les bénit, et d'autres le prioient de leur dire une messe, en lui en offrant la rétribution. Cette scène recommença le lendemain en descendant pour dîner et pour souper, et le troisième jour fut de même, comme si les gens de chaque pays avoient pu s'être donné le mot : et la modestie du prêtre en souffroit. Or, je le demande aux incrédules, comment se peut-il faire qu'une pareille vénération ait lieu, envers un homme des plus religieux, et qu'elle n'existe jamais envers un chef du philosophisme, à moins qu'on ne voulût citer la vénération des pélerins, qui se portèrent au tombeau de *Jean-Jacques Rousseau ;* mais ils ont été assez tournés en ridicule.

E 3

tion ; cela conviendroit mieux à leur injuste délicatesse. Ce vice quoique naturel dans certaines personnes , auroit pu être corrigé chez elles , en recevant une bonne éducation. Il est ordinairement très-difficile de guérir cette maladie morale lorsqu'elle est enracinée , cependant des leçons données adroitement par des gens respectables , peuvent opérer peu à peu leur guérison.

INTEMPÉRANCE : Maladie morale , qui jette dans des maladies physiques. Quoique l'Auteur de la nature , ne nous ait créés qu'avec l'appétit relatif à la conservation de la santé ; il est cependant bien des gens , qui non contens de satisfaire cet appétit , se créent des besoins artificiels , et l'intempérance n'a souvent pas de bornes chez eux. Combien de gros mangeurs , de gros buveurs , ne s'arrêtent dans ce genre de débauche , que lorsque leur santé les empêche de continuer , et qui , en vrais esclaves de la table et de Bacchus , deviennent accablés sous le poids des infirmités , à ne pouvoir arriver à une certaine vieillesse. Combien de personnes qui sont mortes subitement d'intempérance , comme *La Métrie* , qui mourut ainsi pour avoir mangé sans discretion , d'un pâté de perdrix , chez lord *Tiranel* , à Berlin. Aussi *Vanswieten* , nous dit que les gens intempérans meurent souvent d'apoplexie. Les personnes sensées , qui n'ont pas donné dans ces excès , présentent dans le matiage des enfans bien constitués , tandis que celles qui ont donné dans l'intempérance , ne présentent que des enfans cacochymes ; ou languissent souvent sans en avoir , ou s'ils en ont , ils meurent jeunes. On se corrige si peu là-dessus , que rien n'a été si bien accueilli , qu'une feuille

publique, appelée l'almanach des gourmands (1),
qui apprend , à l'égard des plus grands mets, le
raffinement des meilleurs cuisiniers de Paris :
aussi les partisans de l'excellente chère , cou-
rent-ils avec empressement après ces nouvelles
espèces de poisons, cachés sous de friants dehors. *Voy. Gourmands.*

IVRESSE : Maladie morale et physique , puisqu'elle attaque , et l'esprit et le corps. *Montes-
quieu* nous dit , que l'ivresse fait tomber l'homme en phrénésie dans les pays chauds, et

---

(1) Un médecin de Paris , dont il convient d'o-
mettre le nom , étoit souvent cité dans l'almanach
des gourmands , comme un de ses plus zélés partisans , lorsqu'ensuite ce journal donna tout-à-coup
son oraison funèbre. Mais comment venoit-il de
mourir ? C'est que se trouvant en couvalescense ,
d'une indigestion, où il avoit failli succomber , il
ne put tenir à l'appât d'un grand repas ou il fut in-
vité à l'hôtel de ville, pour une fête à l'empereur , d'autant mieux , qu'il fut informé par son
journal favori , que les cuisiniers, par excellence,
devoient donner des mets d'une nouveauté piquante
à ravir. Mais notre esculape , en ayant trop mangé
dans son état de foiblesse, il se trouva mal avant
le dessert : on le porta vite dans sa voiture ,
et arrivé chez lui , il se fit donner l'émétique , et
il dit après l'avoir pris, je suis perdu si je ne le
rends pas. En effet, n'ayant pas eu la force nécessaire pour le rendre , il mourut péniblement.
C'est ainsi que les esclaves de leur gourmandise,
deviennent la honte de l'humanité. Il n'a plus manqué à ce journal , si recherché par les gourmands ,
que de conseiller à ses partisans , de faire comme
les Omagues, dont *l'histoire naturelle, tome 5* rapporte, que leur coutume avant de se mettre à table , est de présenter une séringue , à chaque
convive.

qu'elle rend stupide dans les pays froids. Quoiqu'il en soit, l'enivrement est semblable, à un commencement d'apoplexie. L'homme ivre chancelle, sa langue perd la faculté de parler librement, car il bégaye, et il voit les objets doubles, se mouvant circulairement. L'esprit est également affecté, et une espèce d'imbécillité est souvent l'effet ordinaire de cet état, puisqu'il dérange la raison. Si l'enivrement parvient à un plus haut degré, il n'y a plus de différence, entre cet état et la véritable apoplexie. Tous les organes sont paralysés, excepté le cœur et les poumons, qui continuent de se mouvoir. Le secours à donner à quelqu'un de ivre, consiste à le porter dans une chambre, dont la température soit modérée. Il faut le placer sur un lit, entre deux couvertures, la tête relevée, pour provoquer la circulation du sang, vers les extrémités inférieures. Il faut lui lâcher les jarretières, le col, etc. lui faire prendre un pédiluve, et lui faire boire beaucoup de thé. Au reste, ce n'est guères que le bas peuple, qui donne dans ce vice : on ne réussit guères à l'en détacher, car la plupart sont incurables à cet égard.

LEVER (se) : Il faut toujours, en se levant le matin, faire un tour de chambre avant d'uriner. Il faut tousser, cracher, se moucher et se frotter la tête en arrière. On doit ensuite ouvrir les fenêtres, y prendre l'air du matin, si favorable à la santé, et boire un verre d'eau fraîche, pour nettoyer l'estomac, et perfectionner la digestion de la veille. C'est bien d'y dissoudre un peu de sucre, pour ôter la crudité de l'eau. Après quoi il faut se laver les mains, puis se promener un peu avant le déjeûner. Mais auparavant, il est bon de nettoyer sa langue, soit avec un petit morceau de baleine, soit avec une feuille de sauge, ce qui sert à nettoyer ses dents. On se rincera ensuite la bouche avec de l'eau tiède, où l'on aura mis un quart d'eau-de-vie, et on en aspirera par le nez. *Voy. Vin.*

LIGATURES AUX HABILLEMENS : Usage très-ancien et très-nuisible, dont *Varron* fait la critique, que *Térence* tourne en ridicule *dans ses comédies*, dont *les poètes romains* ont fait l'objet de leurs satyres, et dont *tant de médecins* ont dénoncé les dangers ; mais rien n'a corrigé, et c'est toujours la même chose. Cependant le moral est autant intéressé que le physique, à ne rien porter dans ses vêtemens qui gêne d'une certaine manière. Lorsqu'on a le défaut de se serrer trop, soit par les cols, les cravates, les jarretières, etc. cela arrête l'accès du sang vers la tête, ou en empêche le retour. On se procure par cette opposition à la circulation du sang, des maux de tête, des vertiges, et l'impossibilité de se livrer à la moindre étude : et si l'on continue cette gêne, elle occasione la phtisie et même l'apoplexie. Enfin de jeunes personnes du sexe deviennent souvent étiques, en se serrant fortement la taille avec des baleines, pour paroître l'avoir plus fine. N'est-il pas cruel, que des mères se prêtent à sacrifier la santé de leurs filles, à l'espérance de leur voir une taille de quelques lignes plus mince, qu'elle n'auroit été sans cet artifice ! (1) *Voyez Nudités.*

---

(1) A Nismes, une mère fort jalouse de la belle taille de sa fille, ayant appris qu'on citoit une autre D^{lle}, pour avoir la taille encore plus fine, imposa

LIBERTINAGE. *Voy. Mauvaises mœurs.*

LIRE : La lecture à haute voix est avantageuse, aux gens sédentaires, tout comme le chant et la conversation. Mais parler trop haut, ou exercer sa voix immédiatement après le repas, est pernicieux pour les poumons, et les organes de la digestion. Lire en promenant, est une coutume inconvenante par elle-même, sans compter le danger des chûtes auxquelles elle expose : non-seulement elle prive des principaux avantages de la promenade ; mais elle fait contracter au corps, une posture peu assurée. Elle est suivie d'ailleurs, de conséquences fâcheuses pour les yeux, parce que leur foyer change continuellement, et que la rétine est ainsi excessivement fatiguée.

LIT : Il n'y faut rester que pour dormir, excepté lorsqu'on est malade ; car autrement rien de mieux, que de se lever dès qu'on se réveille, ou qu'on s'est fait réveiller à une heure fixe. Un plus long séjour nuit à la santé, sur-tout aux gens vieux, car il les affoi-

---

à sa fille, malgré sa répugnance, de se serrer plus fortement la taille avec des baleines très-fortes, pour parvenir à l'avoir aussi fine que l'autre D^lle. Le succès en devint tel, que dans le public, on admit alors une égalité entre ces deux belles tailles. Il s'opéra en même temps, la conclusion d'un mariage avantageux pour cette première D^lle., et le futur se réserva quelques mois, pour aller à Paris, régler ses affaires de commerce. Mais la joie de la mère ne fut pas longue, car sa fille tomba dans une phtisie, qui rompit le mariage, au retour du jeune négociant ; quels reproches ne fit pas la malade à sa mère, qui avoit exigé la mesure de se trop serrer ; mesure funeste, qui conduisit la D^lle, au tombeau, malgré les meilleurs remèdes.

blit. Ils doivent au moins s'y tenir assis ; mais ils doivent préférer de se mettre dans un fauteuil. Il faut à tout âge, faire faire son lit, de façon à avoir la tête haute, et ne plus se servir de matelas de duvets, car ils sont nuisibles. L'on ne doit se servir de ceux de laine qu'en hiver : ceux de crin sont les plus avantageux. Il n'est pas sain de fermer exactement les rideaux du lit, quoiqu'il fasse bien froid, et il est imprudent de se couvrir la tête de ses couvertures. Il ne faut se faire chauffer le lit que dans les froids extrêmes, car cela cause de la foiblesse. On doit découvrir les lits, et les exposer à l'air dès qu'on est levé, et encore pendant toute la matinée. On ne doit les refaire que dans l'après dîner, puisqu'en agissant ainsi, on dissipe les vapeurs nuisibles. Il faut éviter que le lit touche le mur ; car il faut qu'il soit libre de tout côté. Enfin les alcoves sont contraires à la santé. Tels sont à ce sujet les bons conseils de l'*Hygiène*. *Voy. Dormir.*

LONGÉVITÉ : Il y a deux remarques à ce sujet. La première regarde notre physique : on a observé qu'une certaine foiblesse, est quelquefois favorable à la prolongation de la vie, et sur-tout chez les femmes, et que les hommes les plus robustes, ne sont pas ceux qui vivent toujours le plus long-temps. Chez ceux-ci qui sont d'une forte constitution, l'esprit vital agissant avec plus de force, les fibres se durcissent plutôt, et la limphe s'épaissit plus promptement ; tandis que chez ceux d'un tempérament délicat, une douce onctuosité paroît prolonger la souplesse de leurs nerfs. La seconde remarque a rapport au moral ; car la trempe du caractère influe beaucoup sur la prolongation de la vie : un certain degré d'insensibilité y paroît essentiel ; aussi voit-on, que ceux qui sont arrivés bien portans à un grand âge, sont ordinairement des gens, qui s'affectent peu des évènemens, et se font aisément illusion sur leur dernier terme. Si en outre ils sont d'un caractère gai, ils abordent les cent ans. Telles sont les deux remarques tirées des *Observations de médecine*. Nous ajoutons qu'une longue vie, n'est pas autrement désirable, lorsqu'on traîne les restes d'une vie languissante, cacochime et de mauvaise humeur : rien n'est plus fâcheux, et pour ceux qui sont dans ce cas, et pour ceux qui les entourent. Enfin une longue vie, en œuvres de charité, est le plus sûr garant de l'espérance, et d'un état plus heureux dans le monde futur. *Voyez Délicat, Prolongation de la vie.*

MAIGREUR : Rien n'est mieux constaté, que la propriété qu'a le repos de donner de l'embonpoint, aussi est-il avantageux aux personnes maigres ; car cet état de quiétude réunit toutes les conditions nécessaires, pour la formation de la graisse. *Celse* conseille d'y ajouter l'usage des alimens gras.

MALADIES AIGUES. *Voy.* ce mot à la seconde partie de cet ouvrage.

MALADIES CHRONIQUES : *Sydenham*, avertit bien plus que tant d'autres auteurs, que les médicamens ne suffisent pas pour la guérison de ces maladies, et qu'il faut employer beaucoup plus les distractions, les amusemens ; qu'il faut porter en même temps son attention sur le régime, joint à l'exercice, n'étant pas rare de voir des personnes qui, après avoir fait beaucoup de remèdes physiques inutilement, ont vu cesser leurs maux, par les remèdes hygiéniques, en changeant de nourriture , et en adoptant un régime insolite (1).

MALADIES DE L'ESPRIT : Elles produisent le plus souvent des maladies du corps, comme celles-ci se terminent quelquefois par des affections mentales. Dans l'un et dans l'autre cas , on doit opposer les remèdes physiques et moraux. *Voyez les divers articles dans ce genre.*

MARIAGE : *Le si judicieux et savant Huller ,* qui a rassemblé le plus grand nombre d'exemples sur le mariage, a trouvé que les personnes vivant fidèlement dans le mariage , jouissoient d'une meilleure santé , et poussoient leur carrière beaucoup plus loin que les libertins. La raison en est simple , dit-il , c'est que le mariage , en excluant l'attrait de la nouveauté, et en soumettant l'instinct physique à un but moral plus sublime, guérit physiquement ce même instinct , l'empêche d'être nuisible , et le rend avantageux, tandis que parmi les personnes chastes , il en est qui en souffrent quelquefois , et pourtant *Newton* n'en souffrit pas ; car on lit dans sa vie, qu'à quatre-vingts ans , il emporta dans le tombeau , ce que tant de jeunes gens perdent à bonne heure. Consultons à présent *les Hygiénistes* ; ils vous disent que quand on veut se marier, il ne faut jamais prendre une personne désagréable , ou d'une mauvaise santé ; car quoiqu'elle apporte des richesses , elles n'empêchent pas de passer sa

---

(1) *Ramezzini ,* nous dit au sujet du changement de nourriture , qu'il a vu un homme , qui ayant resté assez de temps dans un cachot , au pain et à l'eau , étoit devenu maigre et desséché ; mais la grande mutation qui s'étoit opérée en lui , dans son économie animale , le délivra de la goutte , à laquelle il étoit sujet.

vie dans le dégoût ; et quels regrets continuels !
Ils ajoutent qu'il ne faut pas non plus rechercher la beauté , parce qu'elle cause souvent
du souci ; qu'il faut préférer une personne bien
portante , douce et gracieuse avec moins de
dot , et qui ait reçu les principes de religion
et une bonne éducation ; car alors la tranquillité et la santé ne sont pas troublées dans le
ménage. Quant à l'âge le plus propre pour se
marier , ils veulent que ce soit à trente ans
pour les garçons et vingt ans pour les filles ,
et non plutôt , à moins d'une constitution pré-
coce. Ils permettent qu'on puisse entrer plus
tard dans le mariage ; mais ils défendent que
ce soit après soixante ans , si l'on veut parvenir à une certaine vieillesse ; car rien de
plus ordinaire , que de voir ceux qui ne suivent
pas ce si sage conseil, abréger leurs jours ; ceux
là préfèrent pour ainsi dire , de mourir plutôt
pour se satisfaire , ou pour avoir une postérité
à qui laisser une certaine fortune , c'est-à-dire,
des enfans à qui ils ne donnent pas le temps de
les connoître et de les aimer , c'est en toute
vérité avoir perdu le bon sens. Les hommes qui
se marient si tard , éprouvent l'épuisement de
leurs forces et de leurs nerfs , ils deviennent
sujets , à des foiblesses d'estomac , à des indigestions; leurs yeux s'affoiblissent , leur cerveau
s'affaisse , et ils tombent plutôt dans la décré-
pitude , si la mort ne les surprend pas par une
apoplexie , comme il arriva *au roi Attila* (1).

─────────────────────

(1) Le livre intitulé : *De rebus hungaricis*, rapporte , qu'*Attila roi des Huns* , *etc.* surnommé le fléau
de Dieu , encore vigoureux à l'âge de 66 ans , voulut
se remarier , avec *Idice fille du roi des Bactriens* ,
princesse d'une beauté ravissante et d'un grand carac-

Les ouvrages de *Tissot*, nous rapportent qu'il vit un homme de 65 ans devenir aveugle, trois semaines après avoir épousé une jeune et jolie personne ; et un autre de 61 ans, tomber un mois après son mariage, dans un état d'imbécillité absolue, ce qui porta sa jeune épouse, à prendre la fuite avec un officier. On lit d'un autre côté, dans *les observations de médecine*, que le mariage a jeté des gens vieux dans une diarrhée, qui les à conduits au tombeau, ou dans une maladie cérébrale, qui les a rendus hébétés. Enfin les exemples les moins funestes, sont de ceux qui s'étant mariés après l'âge de 60 ans, ont vécu encore quelques années, tandis qu'ils étoient constitués, de façon à avoir dû pousser leur carrière plus loin : aussi *Socrate* reprochoit-il *à Alcibiade*, qui manifestoit le projet de se marier, quoique fort âgé, de vouloir gâter le plus bel esprit de la Grèce, et se rendre même ridicule. *Voy. Population de l'espèce humaine.*

MARIAGES D'AGENCE, soit pour le physique, le moral et le bursal, *par M. Villaume*, *1 vol. in 8º., imprimé à Paris en 1812.* Cet ouvrage démontre, combien l'auteur est d'une grande utilité pour faire des mariages. Son bureau est ouvert à Paris, pour recevoir les demandes de ce genre là. Des personnes jeunes,

---

tère ; car elle fit promettre à son futur époux, de revoquer des lois qui opprimoient, et la religion et tant de sujets par lui conquis. Mais dans la première nuit de ses noces, il fut foudroyé par une apoplexie sanguine : sa jeune épouse eut à peine le temps d'appeler du secours ; car on la trouva presque évanouie, baignée dans le sang de son vieux mari, qui venoit de rendre le dernier soupir. Aussi dit-on communément : *Virgo juvenis senem jugulat.*

ou d'un âge mûr des deux sexes, ainsi que les veufs et les veuves, viennent lui faire connoître leur physique, leur moral et leur fortune. *M. Villaume* enregistre ces notes, dans un gros livre secret (qui en contient ordinairement 400), et il examine, s'il peut y trouver de quoi assortir des mariages. Il en fait même des articles, dans les petites affiches de Paris. Elles sont lues par des personnes qui ne se sont point présentées au bureau, et qui pourtant ont envie de se marier. Elles trouvent souvent dans ces affiches, ce qui peut leur convenir, et elles vont alors chez *M. Villaume*, qui examine leur physique, leur moral et leur fortune; il arrange alors des mariages avec beaucoup de sagacité; il procure à cet effet, plusieurs entrevues, et il arrive rarement qu'elles n'opèrent pas un certain accord, y ayant eu sur-tout bien des explications préalables, avec cet homme des plus insinuans. Les habitans de Paris ont peu de rapport entr'eux, c'est le propre des grandes villes. Celui qui désire s'y marier, dit *M. Villaume*, n'est souvent séparé de la personne qui feroit son bonheur, que par un mur mitoyen. Mais comment deviner qu'elle est là? c'est lui-même qui le leur apprendra; ce sont ses petites affiches, qui renverseront la cloison. Enfin cet homme admirable avertit dans son ouvrage, qu'il vient d'étendre son agence, dans tout l'empire français, où il a établi des correspondans, et qu'il a déjà eu bien des succès. Il cite qu'un d'eux à Toulon, lui demanda un mari, pour une demoiselle de 35 ans, et lui dépeignit son physique, son moral et sa fortune. Peu après son correspondant de Marseille, lui envoya les mêmes renseignemens, au sujet d'un homme de 50 ans, qui vouloit se marier. *M. Villaume*, répondit à ce dernier correspondant : Tout près de chez vous, à Toulon, en vous adressant à mon correspondant de cette ville, vous trouverez ce qu'il vous faut. Tels sont les heureux résultats de son agence générale des mariages, qui ne sauroit être trop préconisée, par les bienfaits merveilleux qu'elle produit, et cependant quelle ingratitude! On a lu il y a quelques mois, dans *le feuilleton du journal de l'empire*, qu'à Paris, on a mis au théâtre, une petite comédie, sous le titre de *la Matrimonimanie*, carricature singulière, par les mauvais mariages qui se font dans cette pièce, et tels qu'on désigne avoir lieu à l'agence nationale. Mais les partisans de *M. Villaume*, firent entendre quelques siflets, tandis qu'un plus grand nombre applaudit fortement. Il faut avouer que c'est bien mal, *dit le journal*, que de tourner ainsi en ridicule *M. Villaume*, malgré son grand zèle, en faveur de bien des épouseurs et des épouseuses, qui n'auroient jamais pu parvenir à se marier sans cette heureuse découverte, qui devroit lui valoir un brevet d'invention des plus honorables. Mais il semble que les auteurs actuels de pièces comiques, s'attachent à tourner en ridicule toutes les découvertes ; car on joue à Paris *le Magnétisme animal*, sous le nom *des Dormeurs éveillés*, et l'on annonce une autre pièce, où l'on jouera *le Galvanisme*.

MAUVAISE FOI : Maladie morale la plus généralement répandue. En effet, il n'est pas d'état, de profession, où l'on ne soit plus ou moins entaché de mauvaise foi, et cela depuis le plus relevé jusqu'au plus bas. Ce n'est pas qu'il n'y ait des gens de bonne foi et bien respectables ; mais c'est le petit nombre, tant dans les affaires de finance, de justice, de com-

merce, que dans toutes les autres; car la révolution à imprimé à la plupart des individus,
un désir immodéré des richesses, et d'y parvenir par routes sortes de moyens : *auri sacra
fames*. On ose penser à présent, que la bonne
foi est le partage des dupes; aussi ne regarde-
t-on que comme une heureuse adresse l'art d'altérer, de falsifier les marchandises et de faire
faux poids; l'art de prolonger un procès et de
multiplier les fraix; ainsi que l'art de se servir
d'une place, pour la faire rendre davantage,
au moyen de ce qu'on appelle tour de bâton,
véritable vol fait en cachète, qui opprime et
vexe les particuliers. Enfin si la mauvaise foi règne ainsi par-tout, on peut bien dire aussi,
que la dépravation des mœurs qui a si fort aug-
menté, semble anéantir en même temps, toutes
les idées et tous les sentimens que la divinité
à gravés dans la créature. Il n'y a absolument
que le retour sincère à la religion, qui puisse
servir de remède moral à tant de maux. *Voyez
Improbité.*

MAUVAISES MŒURS: Maladie morale, qui
attaque ordinairement les personnes qui n'ont pas
reçu de bons principes de religion. Leur libertinage les éloigne des bonnes mœurs, parce
qu'elles sont dominées par une passion brutale.
Les jeunes gens qui ne sont pas religieux, se livrent aisément à la débauche, et ils y trouvent la
perte de leur santé, sur-tout depuis que les
filles publiques ont acquis, dès la révolution,
toute liberté d'exercer leur infâme métier, et
provoquent ouvertement la jeunesse. On les en-
fermoit auparavant dans des maisons appelées
du Refuge; mais ces asiles salutaires furent
détruits, dans la tourmente révolutionnaire, où
l'impudicité levant une tête altière, fut favori-

sée par les maires, qui mettoient sous leur sauve-garde cette peste publique. Le gouvernement en a senti les conséquences funestes. Un décret impérial du 26 décembre 1810, a créé de nouveau des maisons de réfuge (1), *pour ramener*, y est-il dit, *aux bonnes mœurs les filles qui se sont mal conduites.* Il y a à présent, de ces maisons à Paris, et dans d'autres grandes villes. Puissions-nous en voir établir dans toute la France, et la corruption des mœurs ne sera plus la même (2).

---

(1) Il y avoit à Avignon une maison de réfuge, appelée le Bon-Pasteur, desservie par des sœurs, et sous une administration laïque. Je trouvai dans les papiers de mon oncle paternel, qui y avoit été administrateur, un précis des régles de cette œuvre-pie, dont une vouloit que dès qu'on y amenoit une fille publique, on lui rasât la tête, et qu'on l'obligeât d'aller jeter ses cheveux dans les latrines. On lui couvroit alors la tête d'une calotte minime, et on la revêtoit de l'uniforme ordinaire, qui étoit une robe aussi minime, boutonnée depuis le cou jusqu'aux pieds, revêtus de sabots. On la plaçoit pendant trois jours, dans la chambre de correction, au pain et à l'eau et à la discipline. Elle étoit ensuite admise avec les autres, dans la salle du travail, dont le quart du profit étoit pour chacune d'elles. On gardoit dans cet établissement toutes ces filles, jusqu'à ce que cette façon de vivre, jointe à un âge moins porté aux passions, les eût rendues sensées. Mais si après que les administrateurs leur avoient accordé la liberté, quelqu'une se mettoit dans le cas d'être saisie de nouveau, elle étoit alors renfermée pour la vie.

(2) Avant l'établissement des maisons de réfuge, St. Louis roi de France, fit un réglement, qui pour faire connoître les filles publiques et les couvrir d'ignominie, détermina les habits qu'elles devoient porter, fixa l'heure de leur retraite, désigna certai-

MÉDECIN : Les médecins les plus raisonnables, ont toujours avoué qu'on n'est pas sensé, si l'on ne devient pas capable d'être à 30 ans son propre médecin, à certains égards, surtout lorsque l'on a pris une teinture d'hygiène. *Jean-Jacques-Rousseau*, toujours chagrin, inquiet et maladif méprisoit la médecine et les médecins ; ainsi bien éloigné du précepte du *Décalogue*, qui dit : *Honorez le médecin*. Ce philosophe poussoit les choses trop loin à ce sujet, et c'est apparemment par ne pas mourir en règle qu'il se donna la mort. *Voy. Suicide*. Il est certain, que tout homme sensé doit être au fait de l'hygiène, à l'effet de n'être pas dans le cas de recourir pour des riens à un médecin ; mais il doit pour tout événement, en avoir choisi un qui mérite toute sa confiance. *Le fameux M. Petit de Lyon*, dit *dans sa médecine du cœur*, à tous les gens de l'art : on n'obtient la confiance des malades, que par l'intérêt que l'on prend à leurs maux. Une voix douce et consolante, la prévoyance des soins, les attentions délicates et non sollicitées, un noble désintéressement, tout ce qui peut enfin prouver que l'on n'obéit qu'à son cœur ; voilà les vrais moyens de fixer la confiance. Un médecin au contraire, qui prône le danger d'une maladie plus grand qu'il n'est, prostitue l'honneur de l'art, et une fois connu pour tel, il se décrédite dans l'esprit du public, tout comme celui qui est reconnu homme à système (1), ou or-

---

nes rues pour leur demeure, et lorsqu'elles s'en écartoient, on les fustigeoit. *Histoire de S. Louis*.

(1) On lit *dans les recherches de la médecine*, que *le célèbre M. Siorck de Vienne*, eut le courage d'a-

donnant trop aisément des médecines (1). Combien donc sont respectables les médecins qui exercent leur art avec prudence, sagesse et honorablement, qui ne négligent jamais leurs malades, et sont de plus très-soigneux d'avertir les parens ou les amis de tout malade qui se trouve en danger, pour qu'on ne tarde pas à le faire administrer ? Heureux les gens d'une foible santé, et les vieillards qui savent se faire un ami d'un médecin sage et éclairé, qui ait l'attention de venir de temps en temps, moins pour prescrire des remèdes que pour profiter de certaines observations, à l'effet de donner des conseils de précaution, qui préviennent souvent bien des maux. *Voyez Morale, Passions.*

MÉDISANCE : *Voyez Calomnie.*

MÉLANCOLIE : Maladie morale, qui rend l'homme inquiet, de mauvaise humeur, qui le porte à s'impatienter pour la moindre chose : tantôt avare et tantôt prodigue, aimant d'être

----

valer des extraits de ciguë et autres plantes vénéneuses, pour mieux étudier l'action de ces substances délétères sur les fibres de l'estomac. *L'audacieux Spalanzani*, avala des tubes remplis de mie de pain, pour s'assurer si la digestion se fait par dissolution ou par trituration. Enfin *le docteur Sflinx Anglais*, s'inocula la peste pour mieux apprendre à combattre cet horrible fléau.

(1) *L'histoire d'Italie*, nous apprend que les médecins de Vérone, n'avoient pas tous autrefois le droit de purger leurs malades. Les noms des médecins à qui le gouvernement avoit confié le soin des purgatifs étoient inscrits dans la place publique, de manière qu'un homme qui vouloit prendre médecine alloit consulter cette liste, et y choisissoit celui qu'il vouloit.

seul, en un mot vaporeux. Son moral s'altère
souvent à tel point, qu'il se croit dans le cas
de mourir sous peu. Il est sujet à des terreurs
paniques, aux étourdissemens, il répand des
pleurs sans sujet ; son sommeil est pénible et
accompagné de rêves fâcheux, et enfin si sa mélancolie devient trop négligée, il devient sujet
à des tremblemens, à des convulsions, et il
tombe enfin dans la démence. Le médecin ordonneroit envain les meilleurs remèdes physiques, il n'obtiendroit jamais guérison, s'il ne
les aidoit beaucoup par des remèdes moraux.
Voyez Amusemens, Vapeurs.

MÉMOIRE : Sa perte est occasionnée par
bien des causes relatées dans cet ouvrage (1).
Quant à son affoiblissement, on peut y remédier par des amusemens non bruyans, et en
appliquant sur le front, de la vieille eau-de-
vie en se couchant ; car *le docteur Wilhering*
rapporte, qu'une personne après six semaines
de son usage en retira du succès. *Voyez Radoter*, et dans la seconde partie, *Cubèbes.*

MENSONGE : Maladie morale dont la bonne
société ne peut souffrir les atteintes ; car elle
ne sait que penser d'un menteur d'habitude,
et quoiqu'il dise quelquefois la vérité, on ne
l'en croit pas mieux. Il se rend ainsi l'ennemi
de sa réputation et digne de mépris. Heureux
est le menteur, qui reconnoît d'après les avis
à lui donnés à propos, par un homme sage,

---

(1) Nous lisons dans l'histoire, qu'*Hermogènes de
Tarse*, après avoir enseigné la rhétorique à 15 ans,
et avoir composé à 18 les livres que nous avons de
lui, oublia tout ce qu'il savoit à 24 par les efforts
de ses travaux.

combien le mensonge lui porte préjudice. Ils sont pour lui un vrai remède moral.

MÉRIDIENNE : Elle doit être ordinairement de demi-heure, et rarement d'une heure. Elle est permise dans les chaleurs de l'été ; elle est même favorable à bien des personnes, mais elle peut nuire si elle dure trop, à moins qu'on n'ait la digestion très-difficile. Il ne faut pas la faire étendu sur un lit, parce que les auteurs qui ont donné *les préceptes d'Hygiène*, vous disent que cette position horizontale, forceroit la pâte alimentaire à sortir de l'estomac, par l'orifice inférieur avant d'être complètement digérée. La position la plus favorable, est celle dans laquelle le corps est un peu incliné à l'horizon. Il faut donc s'asseoir sur un fauteuil ou sur un sopha, la tête haute, le corps légèrement penché en arrière, et un peu tourné sur le côté gauche. Il faut enfin être attentif à ce que la circulation du sang ne soit gênée dans aucune partie : or, le col de la chemise, la ceinture de la culotte et les jarretières doivent être défaits, sans quoi on s'expose à des douleurs de tête, à un engorgement ; car faute de ces précautions, il est des gens qui en ont éprouvé des accidens. Au reste les vieillards peuvent faire une méridienne plus longue, parce qu'ils ne dorment pas toute la nuit, à cause que leur tempérament est sec, et à cause des vapeurs âcres qui s'élèvent ordinairement d'un phlegme salé.

MISTIFICATION : Remède moral bien propre à égayer, en voyant des gens facétieux provoquant la crédulité d'un homme vraiment ridicule, d'un gobe-mouches, à qui l'on fait avaler toute sorte de sornettes, et que l'on engage dans des démarches propres à faire rire à ses dépens. On connoît assez *les mistifications de Poincinet , Jeannot et Jocrisse* , et *les mistifications d'Innocent Poulot , petit fils de M. de Pourceaugnac* , livres des plus risibles , ainsi que *l'histoire de Don Quichotte* , auxquels nous renvoyons tout lecteur qui a besoin de pareille lecture pour parvenir à rire. Nous ajoutons , que les mistifications amusent autant les particuliers , que les bouffons amusent les souverains. On lit dans *les Récréations historiques* , que la Champagne avoit le droit de fournir aux rois de France pour réjouir leur moral , des bouffons des plus plaisans et ridiculement vêtus. Ils sont encore en usage dans les cours d'Allemagne , où chaque prince a de ces espèces de fous distingués par leurs habits , et qui leur servent de jouet. Enfin , combien des gens , qui pour se distraire , fréquentent les boulevards de Paris , pour y entendre toutes les bêtises d'arlequin et de pierrot : tant il est vrai , que chacun , grand ou petit , se trouve bien pour sa santé , de rechercher les diverses occasions de s'égayer. *Voyez Amusemens , Rire , Moral , etc.*

MORAL : Il est certain que l'homme moral , plus que l'homme physique a ses différences individuelles. Il appartient à la médecine de les étudier , et de faire servir à leur juste appréciation et à leur développement , toutes les ressources de nos connoissances physiologiques. IL Y A MOINS LOIN QU'ON NE CROIT , (disent les plus fameux Hygiénistes), ENTRE RÉTABLIR LA NETTETÉ DES IDÉES , ET REDRESSER LES ÊTRES BORNÉS , QUI SE FONT REMARQUER DANS LA SOCIÉTÉ PAR LE VIDE DE LEUR ESPRIT , LA FAUSSETÉ DE LEUR JUGEMENT ET L'INCOHÉRENTE VERSATILITÉ ,

LITÉ , OU L'ÉTROITE CIRCONSPEC-
TION DE LEURS IDÉES. Ce passage est
des plus intéressans pour tout lecteur , aussi
ne doit-il jamais l'oublier , quoiqu'il ne puisse
pas savoir si ce sera pendant sa vie , que la médecine arrivera à ce grand résultat , ainsi prédit.
On peut seulement mettre cette découverte si
importante , bien au-dessus de celle des aréos-
tats , et des plus belles découvertes chymiques
que l'on a faites. Heureux ceux qui en seront
témoins , ils ne pourront qu'en être émerveillés.
Plus heureux ceux qui la feront , leur nom deviendra immortel. Voilà bien de quoi exciter
l'émulation des gens de l'art distingués dans la
science de la médecine. Au reste , on doit savoir que le traitement des affections morales se
compose , non-seulement des règles de la morale , mais encore d'une série de préceptes ,
relatifs à l'exercice et à la sobriété : et telle
est la liaison qui existe entre le moral et le
physique , que l'on ne peut soigner aucun de
ces deux systèmes , sans les embrasser l'un et
l'autre dans l'indication des moyens préservatifs
ou curatifs. *Voyez Remèdes moraux.*

MORAL ET PHYSIQUE : La même raison
qui fait , que le vin , le café , les liqueurs , etc.
plaisent si fort , explique pourquoi les divers
amusemens sont recherchés. On aime les impressions physiques et morales qui peuvent
émouvoir , et l'on fuit au contraire tout ce qui
peut produire un effet sédatif , tout ce qui doit
engourdir le sentiment. Au reste , dans la ma-
jeure partie des maladies , on doit joindre aux
remèdes physiques les remèdes moraux. *Voyez
Remèdes moraux.*

MORALE : Un vrai médecin n'ignore pas la
morale ; l'étude de l'homme n'embrasse-t-elle

pas tout ce qui le concerne? *Pythagore*, *Démocrite*, *Empédocle* (1), furent philosophes et médecins : en méditant et en enseignant la science de conserver la santé, ils donnoient des lois pour régler les passions de l'ame. Peut-on se flatter de connoître bien les maladies, si l'on ignore l'influence réciproque du corps et de l'ame, et le rapport de ces deux substances distinctes l'une de l'autre par leur nature, mais liées entr'elles, d'une manière absolument incompréhensible ? On sait seulement, que le physique et le moral ont une connexion intime.

MORT : C'est un mal que tout le monde sait être inévitable, et auquel tous les remèdes sont inutiles ; car comme dit l'école de Salerne : *Contra vim mortis, non est remedium in hortis.* Il faut donc mourir tôt ou tard, ainsi l'a voulu le Créateur de cet univers. Nous portons tous depuis notre naissance, un poison qui nous mine insensiblement et nous conduit au tombeau, malgré nos alimens qui sont des remèdes imparfaits. La mort est occasionnée par l'interruption de la circulation du sang, par la cessation de tout mouvement machinal, et par la décomposition entière des parties de notre corps. *Le profond Abadie* nous dit savamment, que la mort est l'exaltation de l'ame et l'humiliation du corps. *Les Nuits d'Young* nous disent, que la mort est le sommeil du corps et le réveil de l'ame. Enfin *l'éloquent Chrysostôme* nous dit, que la vie de l'homme n'est qu'une agonie prolongée, dans cette vallée de larmes, où une bonne vie chrétienne peut seule nous faire envi-

____

(1) Cet infortuné Empédocle fit une fin funeste, pour s'être trop approché du volcan du Mont Etna.

sager la mort sans effroi. Nous ajoutons, que nous serions bien malheureux, si après être devenus vieux, nous restions toujours dans cet état de vieillesse si incommode, sans passer à une autre vie. Il faut donc ne pas regretter celle-ci; car nous sommes de grands insensés de nous y attacher autant, tandis qu'elle n'est qu'un éclair, eu égard à l'éternité, où nous serons fixés pour toujours ; il faut par conséquent savoir faire place à d'autres, comme d'autres nous ont fait place. Il faut s'exciter à imiter le petit nombre de ces ames fermes et courageuses, qui n'ont pas oublié que la vie est un bienfait qu'il faut rendre, et qui, en bon chrétiens, s'arrêtent sans frémir sur l'idée de leur dissolution, au lieu d'être dans la désolation lorsqu'on se voit mourir : ce qui n'appartient qu'aux incrédules. Nous devons donc mettre tout en œuvre pour nous rendre la mort douce, et ne pas imiter le trop grand nombre des mortels, qui se conduisent d'une manière qui ne peut que leur procurer une mort fâcheuse. *Voyez* à ce sujet *Agonie* et *la conclusion de cet ouvrage* aux dernières pages.

MORT SUBITE : Une pareille mort arrive, tantôt à ceux qui ont fait un excès dans un repas, tantôt à ceux qui ont pris des alimens indigestes ou mal sains, et souvent sans savoir s'ils sont tels, d'où dérive la nécessité de connoître les bons et les mauvais effets des alimens dont on se nourrit, et c'est sur quoi on pourra s'instruire *dans la seconde partie de cet ouvrage.* Nous apprenons *dans l'histoire* les faits suivans. *Appius* mourut subitement, après avoir mangé en campagne des œufs vieux, faute d'y avoir trouvé d'autres alimens. *Laurent Vollet* mourut de même, après avoir avalé un gobelet d'hy-

dromel mal préparé. *Frédéric, père de l'empereur Maximilien*, mourut aussitôt qu'il eut mangé
la quatrième tranche d'un melon. D'un autre
côté l'on meurt subitement, sans que la cause
en soit connue. *Le père de César*, mourut en
mettant ses brodequins. *Jean-Baptiste Witz,
Czar de Moscovie*, fut empêché par la mort,
d'achever une partie d'échecs. Mais pourquoi
fouiller à ce sujet dans l'histoire ? Ne voyons-
nous pas de temps en temps des personnes de
tout âge, mourir subitement, à la grande surprise de leurs concitoyens ? Au reste on ne doit
pas s'étonner quand une mort subite arrive à des
vieillards, que l'on sait avoir resté trop long-
temps sans manger. Tels sont ceux qui ne prenant rien le soir, attendent jusqu'à deux heures après midi pour dîner. Or, par ce seul repas, ils peuvent être regardés comme jeûnant
les trois quarts des vingt-quatre heures.
Cette mauvaise habitude procure tôt ou tard,
une mauvaise qualité aux humeurs, et des vents
dans les intestins, et leur estomac étant ainsi
vide, c'est beaucoup lorsqu'ils ne sont attaqués
que de maux de tête. Cela n'arrive pas à ceux qui
ont fait un souper léger et un petit déjeûner ; c'est
ainsi donc que doivent agir les personnes âgées :
en prenant plusieurs fois par jour des alimens,
elles reparent non-seulement les pertes que leur
corps fait continuellement ; mais elle entretiennent leurs humeurs dans un état sain, et elles
conservent leur douceur ; car nos humeurs même dans l'état de santé, ont une tendance à la
putridité, il faut donc les réparer par des alimens frais et répétés. Or, lorsque dans la
vieillesse on reste trop long-temps sans en prendre, la putrefaction s'ensuit, et on s'expose à
mourir subitement. Ainsi nous l'assure *le Conservateur de la santé.*

MUSIQUE : Remède moral excellent. En effet , aucune impression n'agit aussi promptement , ni aussi immédiatement sur l'humeur et sur la régularité des fonctions vitales. Ce langage de l'ame par le seul pouvoir du son et de l'harmonie , agit on ne peut mieux sur notre intérieur , et entraîne par cela même d'une manière plus irrésistible que l'éloquence. L'harmonie, outre qu'elle charme l'oreille, a des influences sur l'esprit même : ce qui est prouvé par bien des exemples , et notamment par celui de *Saül*, qui durant les vertiges dont il étoit agité, trouvoit un remède prompt et efficace dans les sons que *David* tiroit de sa harpe. Que les doux sons de l'harmonie prennent le chemin du cœur , et vous n'emploirez pas en vain ce charme séducteur. *Athénée* s'en servit pour guérir les douleurs d'une sciatique. *Théophraste* , *Aulugelle* et *Bonet* soulagèrent ainsi la goutte à laquelle ils étoient sujets ; et *Sauvages* , sa migraine, qui le vexoit de temps en temps. *Pomme* dit avoir guéri des accès hystériques par une musique journalière , et *Tissot* assure avoir vu un homme, qui étant en délire , avoit été guéri par un concert. Il est certain que par une belle musique vocale mêlée d'instrumens, on se sent transporté de mouvemens agréables. Il est donc bien étonnant , que si peu de médecins se servent d'un si bon remède moral à l'égard de certains maux qui en obtiendroient guérison , et sur-tout dans la mélancolie. *Voyez Amusement.*

NERFS : Leur délicatesse est ordinairement la suite du défaut d'exercice et de l'habitude de se lever tard. Il n'y a que l'exercice en plein air , qui puisse fortifier les nerfs et sur-toùt l'air du matin, qui leur donne plus de force , et remplit jusqu'à un certain point, l'indication du bain froid. On voit rarement les gens très-actifs se plaindre des maladies de nerfs. Elles sont plutôt réservées aux personnes inactives, et qui vivent dans l'abondance de toutes choses, surtout à celles du sexe. Ces jeunes dames, qui se font un mérite d'être délicates, de craindre l'air et de dire : j'ai des nerfs. Quoi de plus ridicule ! elles n'ignorent pas pourtant, qu'il en est qui ayant été obligées de voyager sans cesse, lors de leur émigration, ne se sont plus aperçu de leurs maux. Combien d'autres, qui pendant la révolution, réduites, pour pouvoir subsister à un certain travail, ont été guéries à leur grande surprise, jusqu'à ignorer si elles avoient des nerfs ? *Voyez Inaction*, *Mélancolie*, *Vapeurs*, et à la seconde partie *Nerfs*.

NOUVELLES FÂCHEUSES : Toute mauvaise nouvelle donnée sans ménagement, abat également l'esprit et le corps. On ne sauroit donc user de trop de précautions, puisqu'une impression trop subite peut occasionner les accidens les plus fâcheux. Nous lisons dans l'histoire, qu'*Horace* fut si sensible à la nouvelle qu'on lui donna tout-à-coup, de la mort de *Mécène son bienfaicteur*, qu'il en tomba malade et en mourut peu après. *La fille de César* et *l'impératrice reine* moururent subitement, l'une en apprenant la mort de *Pompée*, et l'autre celle de *l'empereur Philippe*. D'un autre côté *Epiphanes* ne soutint pas la honte de la nouvelle d'une défaite complète, et succomba aussitôt. *Philippe, roi d'Espagne*, mourut subitement, à la nouvelle que l'armée Espagnole avoit été totalement battue. Enfin *le prince Louis de Holstein*, apprend inopinément la mort de sa jeune et belle épouse ; il court la contempler, pousse un profond soupir et expire. Mais n'arrive-t-il pas souvent, que des nouvelles fâcheuses données imprudemment, si elles ne donnent pas la mort, causent au moins certains maux ? On ne sauroit donc se comporter, en pareil cas, avec trop de prudence. *Voyez Chagrin.*

NUDITÉS : La modestie en France régna jusqu'*à Charles VI*, ainsi que nous l'apprènent *les historiens.* C'est à la fin de son règne, que les dames commencèrent à se découvrir les épaules. Sous *Charles VII*, on prit des pendans d'oreille, des brasselets et des colliers. Sous *François Ier.* elles parurent avec le sein nud, et les nudités n'ont pas cessé depuis lors au mépris de la modestie. Il étoit réservé à la révolution française, d'ajouter les bras nuds en entier. Indépendamment de ce que les diverses nudités blessent la décence, les pères, les mères et les maris, sont responsables du mal qu'occasionnent celles de leurs filles, ou de leurs femmes. Au reste ces personnes du sexe, sont souvent la victime de cette espèce de passion, qui les porte à se vêtir d'une façon contraire à la pudeur, elles y gagnent des rhumes, des fluxions de poitrine et quelquefois la phtisie : bien des medécins ont tonné contre ce scandale qui occasionne tant de maux, mais on ne les écoute pas, et la coquetterie l'emporte. *Russel* nous dit à ce sujet, qu'à Alep, les personnes du sexe y sont modestes et qu'elles ne se lacent pas ; que cette conduite jointe à leurs bains fréquens, les rend robustes et qu'elles accouchent aisément. *Voyez Ligature.*

ODORAT : *Le subtil Cardan*, regardoit la finesse de l'odorat comme la marque d'un esprit pénétrant et d'une imagination vive. *Jean-Jacques Rousseau* appelle l'odorat, l'organe sensitif de l'imagination, parce qu'il donne plus d'ébranlement au genre nerveux, et met le cerveau dans un plus grand mouvement ; mais il l'épuise à la longue. *L'histoire des voyages* nous dit, que la même odeur qui ranime une sultane, feroit évanouir une dame européenne. *Les Nègres des Antilles*, nous dit *un historien de l'Amérique*, suivent un François à l'odorat, ce qu'on attribue en grande partie à leur vie simple et sobre. Enfin l'habitude de respirer les odeurs même mauvaises, est telle que *M. de Haller* n'étoit pas affecté de la puanteur d'un cadavre. *Voyez Fleurs.*

OISIVETÉ : Maladie morale, qui rend celui qui s'y plaît, inutile à la société. Dire d'un homme que c'est un oisif, c'est le dire vicieux. Quand l'esprit n'est pas occupé de quelque objet utile, il est à craindre qu'il ne le soit de quelque chose de mal. L'homme n'est pas fait pour l'oisiveté, ce vice renverse tous les desseins pour lesquels le Créateur l'a mis au monde, tandis que la vie active est le rempart le plus puissant de la vertu, et la conservatrice la plus efficace de la santé. Oui, l'oisiveté, la paresse rendent le corps lâche et pésant. Le travail au contraire le rend ferme et agile. D'ailleurs l'expérience prouve que le manger fait plus de bien après qu'on a modérément travaillé. Enfin l'oisiveté, compagne de l'ennui, abrége la vie et conduit même en vieillissant à un état de radotage, tandis que l'occupation conserve les forces et conduit à une heureuse vieillesse. Telles sont les bonnes réflexions morales qu'on peut faire goûter aux personnes oisives. *Voyez Inaction, Paresse, Radoter.*

OREILLES : La santé exige, qu'on donne de l'attention à ses oreilles de temps en temps avec un cure-oreilles, afin que l'accumulation du cérumen qui est sujet à s'épaissir, n'altère pas le sens de l'ouïe ; car en négligeant cette précaution on peut devenir sourd. Il est prudent de tenir du coton dans les oreilles, quand on est sujet à des fluxions à la tête et quand on est vieux. *Voyez Mal d'oreilles, dans la seconde partie.*

ORGUEIL : Maladie morale, vraiment insupportable pour ceux qui sont obligés de vivre avec un orgueilleux ; car un homme de cette espèce, se considérant dans ses idées dont il est plein et bouffi, a l'air de vous dire, surtout si vous l'avez gâté par des déférences, vous êtes des bêtes, il n'y a que moi qui pense bien. Cette passion le rend même impoli, à ne vous répondre que par monosyllabes. Il a l'ambition de gouverner avec quelque insolence : quoiqu'il ne doive pas ignorer que l'on conduit mieux les hommes par l'honnêteté et l'aménité. Mais il aime mieux être vain et hautain, et donner dans l'occasion, du désagrément aux personnes modestes, amies de la paix, qui valent mieux que lui. Un remède moral à donner à un orgueilleux, c'est de lui faire éprouver au besoin une petite mortification (1). Enfin lorsqu'il n'est pas de la classe des incrédules, une personne respectable doit lui faire observer, que la superbe est de toutes les passions, celle que Dieu a le plus en horreur, puisqu'elle l'offense plus directement. En un mot l'orgueil est d'au-

---

(1) Dans un discours latin très-éloquent, on lit cette apostrophe aux orgueilleux : *Cur gloriatur homo, cum nascitur intra femur et urinam, et cùm moriendo fit tinearum epulæ.*

tant plus dangereux, que selon le *grand Augustin*, il se glisse même dans les vertus et se corrige difficilement. Enfin il est contraire à la santé.

PARESSE : Maladie morale qui fait renoncer l'homme à la dignité de son être ; et de raisonnable qu'il étoit, il se borne à la seule végétation. Le temps de la vie ne doit pas se compter par le nombre des années, mais par l'usage que nous en avons fait. Les paresseux, qui n'ont pas travaillé à se perfectionner ou à se distinguer par quelque bon endroit, sont très-disposés à l'envie et à la médisance. Enfin le *docteur Tilletson*, traite les paresseux qui n'ont aucune prudence, ni pour cette vie ni pour l'autre, de véritables fous : ils ne se proposent aucun but, et se laissent entraîner à tous les vents qui soufflent. *Voyez Inaction*, *Oisiveté*.

PASSIONS : Le politique s'en sert, le moraliste les réforme, le médecin éclairé en observe l'influence sur la santé, et tâche d'en corriger les fâcheux effets. Comme les passions sont les causes les plus ordinaires des maladies, si l'on ne travaille pas à éloigner les objets qui peuvent les réveiller, il n'y a pas de guérison à espérer. Les gens indolens souffrent biens moins des passions ; mais ceux qui réunissent à une raison éclairée, un esprit vif et réfléchi, en sont les plus troublés ; aussi les plus grands esprits ont ordinairement les plus grandes passions. *Lord Kaimes* nous dit très-bien, que les passions sont actives et accompagnées d'un grand désir, tandis que les affections sont inactives. Si l'on réfléchissoit bien sur ces maladies morales, si dangereuses à tous égards pour la santé de l'esprit et du corps, on verroit qu'avec l'aide de la raison et encore plus de la religion, on peut donner à son ame de l'intrépidité, de la force, de l'égalité philosophique et l'accoutumer à se posséder, à se décider même dans des évènemens fâcheux et imprévus, de façon à supporter patiemment les malheurs, et les injustices qu'on ne peut éviter dans ce bas monde. D'ailleurs on ne devroit pas ignorer, que ceux qui ne veulent pas se dompter, et qui se laissent abattre par les passions, vivent bien moins que ceux qui les maîtrissent. Il est impossible que, lorsque l'esprit est affecté, l'on puisse jouir de la santé. Si la région de l'estomac est le siége sensible des affections, c'est donc ce viscère qu'il faut ménager dans toute passion accidentelle. Il faut alors se traiter comme si l'on avoit la fièvre, et s'abstenir de tout ce qui pourroit arrêter, troubler et rendre plus pénibles, les fonctions d'une partie si importante à l'état de l'ame. Enfin on doit employer tous les moyens de distractions, pour amortir ou régler ces mouvemens désordonnés, et favoriser par là l'action des remèdes, que les médecins emploient contre les maux qu'ils ont causés. *Voyez Amusemens, Chagrin, Consolation.* Au reste, pourquoi toutes les consultations des gens de l'art, se terminent elles par recommander aux consultans, d'éloigner tout ce qui peut les affecter en mal ? Ne vaudroit-il pas mieux, qu'ils donnassent cet avis au commencement de leurs consultations, en disant, que si le malade ne le suit pas, il est certain que les remèdes qui vont être énoncés, échoueront complètement.

PEUR : Maladie morale qui affaisse l'esprit, occasionne des maladies et aggrave celles qu'on peut avoir. On devroit d'abord empêcher, que les enfans perpétuassent entr'eux, la mauvaise habitude de s'effrayer les uns les autres en tant de manières. Les grandes personnes ne devroient pas leur en donner le mauvais exemple, en faisant peur à quelqu'un pour se donner le plaisir de rire. Combien de gens qui ne croient pas nuire en venant par derrière, et appliquant fortement la main sur les yeux pour faire deviner qui c'est ? jeu fâcheux qui a altéré souvent l'organe de la vue pour toujours, comme l'affirment plusieurs *oculistes*. Que d'autres traits aussi nuisibles n'y auroit-il pas à citer ? *M. Itard*, *médecin de l'institution nationale des sourds et muets*, en rapporte dans *sa Traduction d'hygiène anglaise*, un bien remarquable, à l'égard d'une jeune personne, d'un caractère habituellement vif et gai, qui passa promptement par une frayeur à un état de morosité et de taciturnité profonde : ayant été appelé, il combina des remèdes physiques avec des remèdes moraux qui la guérirent ; mais il fallut plus d'une année pour y parvenir. Quoi de plus dangereux, que les épreuves que l'on fait subir dans la franc-maçonnerie à ceux qui sont à la veille d'y être admis. Ce sont des frayeurs si grandes qu'elles procurent quelquefois à ces adeptes, une sueur froide ou la diarrhée, ou une rétention d'urine (1). Enfin, dans tous les

---

(1) Le livre de *la Franc-maçonnerie dévoilée*, raconte qu'on inspire aux adeptes une grande terreur, tantôt en en descendant un dans une cave, où sont des lampes sépulchrales. Le franc-maçon le plus vigoureux, nommé *le frère terrible*, lui apparoît avec des spectres et lui tord la main, en lui faisant bien des menaces s'il révèle le secret. Tantôt on montre à un autre, la tête d'un cadavre qu'on s'est procurée provisoirement, et une voix lui crie : que c'est la

càs d'effroi ou d'épouvante, il faut tout en rassurant l'esprit de la personne effrayée, lui faire sentir de l'eau de lavande, ou de l'esprit de corne de cerf, lui donner du thé, et ensuite un peu de vin vieux, ou de la liqueur mêlée avec de l'eau. Il est aussi utile de lui donner un lavement d'herbes émollientes, ou de lui procurer toute évacuation, comme encore de lui faire prendre un pédiluve.

PHARMACIEN : C'est celui qui a l'art de recueillir, conserver, préparer et mêler certaines matières, pour en former des médicamens. C'est un homme essentiel dans les maladies, ou tout dépend quelquefois d'un remède bien composé ; car lorsqu'en pareil cas, il est suppléé, par un garçon apothicaire, il est à craindre que celui-ci n'y mette pas la même précision,

---

tête d'un frère qui avoit manqué au secret la veille. Eh ! combien d'autres épreuves relatées dans ce livre, qui ont rendu les récipiendaires dangereusement malades, plaisanteries poussées trop loin, pour un secret qui ne consiste qu'à tenir loge, pour se régaler dans des banquets, en costumes singuliers, et à s'amuser des diverses mistifications faites à ceux qui désirent d'être reçus francs-maçons. Au contraire les épreuves dans les loges des illuminés sont d'un autre genre et assez bénignes, par la raison qu'ils admettent des filles et des femmes, ce que ne font pas les francs-maçons. Mais ce qu'il y a de singulier, c'est que les principales charges de l'une et de l'autre secte, sont quelquefois occupées par les mêmes personnes. Ces deux sectes ont été également accusées d'avoir l'esprit révolutionnaire : Voyez à ce sujet *le très-bon livre de M. Monnier, préfet de Lille et Villaine*, sous le titre : *De l'influence des illuminés et des francs-maçons sur la révolution*, ouvrage en *1 gros volume*, bien supérieur dans son précis, à celui de *M. Barruel*, sur la même matière, *en 5 vol.*

qu'il fasse même quelque erreur. Eh ! combien
en effet de ces erreurs que le tombeau couvre ;
car on excuse toujours la mort sous divers pré-
textes. Au reste un bon pharmarcien, est celui
qui fait les meilleures compostions, qui se
procure les meilleures drogues, et qui dans ses
achats ne vise pas au meilleur marché ; il ne
fait pas ces indignes calculs, au détriment de
ses malades ; il ne leur en donne que d'excel-
lens, soit qu'ils soient en état de les lui payer
ou non, et il en donne gratuitement aux pauvres honteux, devenant par là un pharmacien
respectable.

PIEDS ET JAMBES : Il faut se laver une
fois par mois les jambes et les pieds. Ceux-ci doivent être ratissés ainsi que les orteils. On doit
aussi rogner les ongles des pieds, sans attendre
qu'ils soient trop longs ; il ne faut pas les
couper trop courts pour ne pas causer des
blessures, car elles sont suivies de conséquences dangereuses. Ces petites opérations aux
pieds et aux jambes, aident à la transpiration,
et préviennent les rhumes. Si au contraire on
laisse venir la peau dure et épaisse, cela empêche le sang de s'y porter et nuit à la transpiration. Une marque de santé est une chaleur
douce, et une certaine transpiration aux pieds.

PIÉTÉ : Affection morale, qui étant éclairée
et par conséquent non scrupuleuse, contribue
à la santé, en ce qu'après avoir reprimé les passions, elle donne une satisfaction intérieure à
la vue de ses devoirs exactement remplis. Une
bonne piété n'a rien de foible, ni de triste, ni
de gêné, ni d'exagéré. Elle élargit le cœur, elle
est douce, compatissante, officieuse, charitable, bienfaisante et quelquefois gaie ; car il est
une gaieté toute spirituelle qui naît du calme

des passions, et qu'on peut appeler l'épanouis-
sement d'une ame tranquille : aussi la conversation de pareilles personnes pieuses est-elle à
rechercher. *Voyez Religion.*

PLAISIR : Remède moral des meilleurs à
employer dans beaucoup d'occasions, mais sans
excès. Un même plaisir ne plaît pas à tous : les
uns sont pour le plaisir délicat, les autres pour
le plaisir grossier; les uns pour le plaisir vif, les
autres pour le plaisir durable; les uns pour le plaisir des sens, les autres pour le plaisir de l'esprit;
les uns pour le plaisir de sentiment, et les autres
pour le plaisir de réflexion ; d'autres enfin sont
pour tous les plaisirs, mais ce n'est malheureusement que le petit nombre qui préfère les plaisirs innocens (1). *Voyez Amusemens.* Écoutons à
présent ce que nous dit *le cardinal de Retz.* Il
ne faut pas s'étonner que les hommes irréligieux
et passionnés, courent après tous les plaisirs,
de peur de les perdre en les différant, ne se
croyant dans le monde que pour se satisfaire
dans toutes les jouissances, qu'ils peuvent se
procurer. Mais il y a quelque chose d'étonnant,
que ceux qui croient à l'éternité, soient capables du même dérèglement.

PLEURS ET LARMES : Maladie morale qui
se manifeste différemment ; car il y a six sortes
de larmes. Les premières sont de tristesse.
Voyez Chagrin. Les secondes sont de joie, et
deviennent nuisibles quand elles sont trop vives. *Voyez Joie.* Les troisièmes viennent de ra-

____

(1) Craignons, dit *Montagne* d'après *Sénèque*, la
trahison de nos plaisirs ; ils nous chatouillent et nous
embrassent pour nous étrangler, comme faisoient les
larrons que les Égyptiens appeloient *Philetas.*

ge , elles partent d'un mauvais cœur , ainsi que les quatrièmes qui viennent d'opiniâtreté , comme chez les enfans et chez les femmes , lorsqu'on résiste fortement à leurs volontés. Les cinquièmes n'ont guères lieu que chez le sexe , soit qu'elles viennent de trop d'inclination pour un homme , soit qu'elles viennent d'une sensibilité expansive à certains traits séduisans d'un spectacle. Ces personnes croient en s'y livrant , donner la preuve d'un bon cœur , tandis qu'elles n'est que la preuve d'un cœur foible ou corrompu. On sait d'ailleurs , que les femmes et les filles , ont les larmes à leur disposition. Enfin les sixièmes larmes , sont celles qu'une charité compatissante aux souffrances des malheureux , qu'une tendre piété ou un répentir sincère font couler ; mais qu'elles sont rares ! Heureuses les personnes qui ont le bonheur d'en répandre en pareils cas.

PRISONS : C'est là où les remèdes moraux sont bien nécessaires , à l'égard de certains prisonniers des deux sexes , malheureux au point d'être dans la désolation. Les visiteurs miséricordieux et les visitrices miséricordieuses sont bien utiles en pareils cas ; mais le zèle de toute administration d'œuvre des prisons ne doit pas être moindre. Elle doit dans l'ordre de sa surveillance être très-soigneuse , à prévenir tout air méphitique , qui procure cette si fâcheuse maladie appelée *le mal des prisons* : ce qui est plus aisé à éviter à présent , où le gouvernement a établi sagement et salutairement des préaux , où les prisonniers d'une part , et les prisonnières de l'autre peuvent prendre l'air et s'y promener. Il y a à proscrire dans les grandes prisons , le grand abus de *la pistole* , né dès la révolution , prison moins

désagréable, où le geolier admet également les
détenus pour dettes ou pour rixe, les refractai-
res avec les prévenus de crimes, pourvu que
chacun d'eux lui paye par jour, ce qu'on appelle *la pistole*. Ainsi donc les prisonniers pour
causes légères, prènnent de très-mauvaises leçons
de la bouche des prisonniers criminels, au
moyen de cette fréquentation continuelle si dangereuse. Un autre abus est de laisser la faculté
au geolier, de vendre du vin et de l'eau-de-vie
aux criminels, tant qu'ils en veulent. Ce régime
excitant les rend plus agités, tandis qu'ils devroient être astreints à un régime calmant,
lequel en diminuant l'inquiétude, et l'activité
morale, les rendroit moins exaltés et plus soumis. C'est ce dont je fis l'épreuve avant la révolution, où je fus pendant assez de temps,
chef de l'administration charitable des prisons,
sous le nom de *la Miséricorde ;* car ayant lu dans
le Lieur et dans *Boerrhaave*, que l'usage continuel des laiteux, des farineux et des mucilagineux, diminuoit l'empire des passions, adou-
cissoit et changeoit le caractère des individus
portés à la violence, je prescrivis au geolier de
ne jamais vendre aux prisonniers prévenus de
délits graves, ni de l'eau de vie, ni des substances excitantes, mais seulement demi-pot de vin
par jour, et du lait, des farineux autant qu'ils
en voudroient : cela fut exécuté rigoureusement,
et je m'aperçus ensuite d'un changement dans
le moral des criminels. Je continuai de leur
faire observer ce régime, lorsqu'en lisant *l'histoire des Etats-Unis*, je fus agréablement surpris
en trouvant *dans son quatrième volume*, que les
administrateurs des maisons de force, ne donnoient à leurs détenus pour nourriture, que de
la bouillie de maïs, assaisonnée avec la melasse,

et qu'ils s'apercevoient très-bien , que cet aliment adoucissant changeoit le caractère de ces
criminels , naturellement portés à la violence.
J'insistai donc encore plus dans mon heureuse
épreuve (1). Mais mes fonctions ayant cessé dès
la révolution, ce régime ne fut plus suivi dans
ces prisons. Il seroit pourtant à désirer qu'il
fût adopté dans toutes les prisons qui renferment des criminels , il ne sauroit y produire
que des effets très-avantageux (2). Il seroit encore
à désirer , que les membres de toutes les administrations actuelles des prisons, (et les dames charitables qui sont si utiles pour les prisonniers), tout en leur donnant des consolations , rivalisassent de soin pour les faires tra-

---

(1) Le geolier étant venu m'aviser , qu'un crimi-
nel arrivé la veille et mis au cachot , crioit jour et
nuit sur ce qu'on lui refusoit , en payant, les alimens et la boisson qu'il désiroit , je fus aux prisons,
et je l'exhortai au nouveau régime , comme étant
une règle invariable : que d'ailleurs ce régime lui ser-
viroit de somnifère , puisqu'il disoit avoir perdu le
sommeil. Il s'y détermina , et m'avoua huit jours après,
ressentir qu'il avoit acquis de la tranquillité. Mais
ensuite son moral fut affecté de se voir toujours seul,
n'ayant pu obtenir avec lui un compagnon ; aussi lorsque suivant l'usage d'alors , je lui annonçai la mort ,
il en fut moins affecté à la vue des consolateurs dout
il se vit entouré.

(2) Un magistrat ayant écouté ce que je racon-
tois dans une société étant à Toulouse à un administrateur des prisons , relativement au régime calmant que j'avois prescrit aux criminels , étant devenu procureur-général-impérial , m'écrivit afin que
je lui donnasse tous les détails à ce sujet, c'est que je
fis. Et six mois après , il me fit des remercîmens ,
dans une lettre , où il m'apprit les heureux effets de
ce nouveau régime , qu'il avoit ordonné à l'égard des
criminels.

vailler , les exciter à remplir leurs devoirs de
chtétiens , et les exhorter à une grande résignation , à l'égard des jugemens portés contr'eux ,
enfin pour accompagner ceux et celles qui vont
au dernier supplice (1).

PROCÈS : Maladie morale , qui attaque tout
plaideur qui se laisse diriger par les passions, et
c'est le plus grand nombre. Il y a tant de gens
qui aiment les procès et qu'on ne peut guérir
de cette manie ; *Grotius* dit avec raison, qu'outre que les procès sont contraires à la santé , il
n'en résulte que de la haine , de la part de ceux
contre lesquels on plaide ; de l'argent dépensé à
son propre préjudice, et la perte d'un temps ,
qu'on auroit pu employer utilement. Les meilleurs procès ne sont pas sans inconvéniens ,
et cependant c'est souvent un mal nécessaire ,
quand on vous conteste ce qui vous est dû lé-
gitimement , ou quand votre partie adverse ne
veut pas entendre à un accommodement sur
une prétention quelconque. La voix de l'arbi-
trage est bien la plus honnête ; mais elle est
refusée par les gens passionnés , ou poussés par
certains défenseurs qui n'y trouveroient pas leurs

---

(1) Quoi de plus édifiant , que de voir un administrateur d'œuvre des prisons , tenir sous le bras un
patient avec son confesseur , et l'accompagner au
supplice, en l'exhortant tour-à-tour, jusqu'à ce qu'il
ait expiré ! Quoi de plus édifiant encore , lorsqu'on
a vu des dames charitables , exercer la même
bonne œuvre envers des patientes ! N'a-t-on pas vu
d'ailleurs , lors des commissions militaires en 1801 en
1802 , des visiteurs miséricordieux , accompagner et
consoler les condamnés jusqu'à la ville ou village ,
où ils devoient être fusillés , leur donnant jusqu'a-
lors des secours en tout genre , et leur rendant la
mort douce au moyen de bonnes exhortations ?

profits. Eh ! combien de procès ne s'entame-
roient pas , si un défenseur déclaroit à son
client ne vouloir pas se charger de son affaire
à raison de son injustice. Mais on préfère par
spéculation accueillir toute cause : *lucri bonus
odor ex re qualibet.* Aussi lorsqu'un défenseur
tient la bonne conduite opposée , tout comme
lorsqu'il évite une expropriation forcée (1) , et
tout autre moyen pouvant ruiner son client ;
combien un pareil homme de loi est-il vraiment
respectable en pareil cas ! Mais quel ouvrage
dont la seconde édition paroît à présent : *Tableau
des désordres de l'administration de la justice et
des moyens d'y remédier , par J. B. Selves , ex-
législateur , ancien magistrat.* La lecture de ce
livre est effrayante , s'il dit bien la vérité. J'y
renvoie le lecteur , en lui disant seulement , que
le feuilleton du journal de l'empire en fait un
certain éloge.

PRODIGALITÉ : Maladie morale , qui excite à la profusion, à dépenser trop pour soi, ou
à donner sans raison et sans prévoyance avec
excès. Se jeter dans une somptueuse profusion ,

---

(1) Un paysan s'étant trouvé pour une petite créance
en rang utile à un verbal d'ordre dans le cas d'être
payé en entier , se trouva fort surpris , lorsqu'il ne
put retirer que la moitié de ce qui lui étoit dû , les
frais ayant emporté le reste. Il dit alors à son avoué :
Mais comment est-ce que la justice est à présent plus
chère qu'autrefois ? Celui-ci lui répondit : Oh ! mon
camarade apprenez que la justice est une si belle
chose , qu'on ne sauroit trop la payer , surquoi le
paysan pesta et disparut. Au reste, dans les affiches
d'expropriation , on n'y voit que des gens qui n'ont
pu soutenir de gros intérêts envers des usuriers , ou
des gens qui ont poursuivi des N.os à la lotérie, ou
enfin d'autres joueurs ou débauchés incorrigibles.

c'est étendre sa queue aux dépens de ses ailes. Les Aréopagistes la punissoient pendant la vie : et en Grèce, les prodigues étoient privés de la sépulture de leurs aïeux. *Lucien* les compare au tonneau des Danaïdes dont l'eau se répandoit de tous côtés. *Le philosophe Bion* se moqua d'un prodigue, en lui disant qu'au rebours d'*Amphiaraus* que la terre avoit englouti, il avoit englouti toutes ses terres. *Diogène* voyant l'écriteau d'une maison à vendre appartenante à un dissipateur, dit plaisamment, qu'il se doutoit bien que les profusions de ce logis feroient arriver enfin un maître. La prodigalité est une espèce de démence ; aussi les prodigues sont interdits par la loi à l'instar des insensés, comme incapables de régir leurs biens. Mais combien qui avant d'être frappés par la loi, dissipent toute leur fortune, sans avoir même eu la prévoyance de se donner une rente à fond perdu pour le temps, où ils pourroient être sans ressource (1) : ce seroit là pourtant une espèce de remède moral.

PROLONGATION DE LA VIE. Quelques philosophes se sont occupés à faire des recherches sur les moyens de prolonger la vie. *Le fameux Descartes* entr'autres, dans *un Traité sur*

---

(1) L'ami d'un prodigue ne pouvant corriger son mauvais moral par ses bons avis, imagina de se faire donner ses pouvoirs pour traiter d'un gros domaine éloigné déjà mis en vente. Il fut sur les lieux et s'entendit avec un acheteur, pour reserver en secret au vendeur une rente à fond perdu. Quelle ne fut pas la surprise du prodigue lorsqu'il eut dissipé toute sa fortune, à la découverte d'une ressource si bien imaginée et si inattendue, et à lui ménagée par son véritable ami. C'est là vraiment le trait d'une amitié aussi éclairée qu'active.

l'homme, a voulu tenter le grand problème de la longévité, mais il n'y a pas réussi. *Le savant Maupertuis* a prétendu, que par une interruption totale de l'activité de la vie, on pourroit parvenir à la prolonger ; mais malgré toutes les tentatives faites et à faire, tout porte à croire qu'on n'y arrivera jamais par des moyens artificiels. Il est pourtant vrai, que *le phosphore à la dose d'une fraction de grain* a prolongé un peu la vie tout en en usant modérément. Quant à la pierre d'immortalité, il n'y a eu que cet impudent *Théophraste Paracelse* qui se soit vanté de la posséder, et cependant il mourut à l'âge de 50 ans. Au reste, plusieurs savans médecins, même naturalistes comme *Buffon*, ont publié des listes, ou tableaux pour servir à juger des probabilités de la vie humaine à différens âges. On peut inférer de leurs recherches, que sur 100 personnes nées en même temps, il en meurt à-peu-près 50 avant l'âge de 10 ans ; 20 de 10 à 20 ; 6 de 30 à 40 ; 5 de 40 à 50 ; 3 de 50 à 60 ; tellement qu'il n'y en a guères que 6 qui passent le terme de 60 ans. *Le philosophe Haller* a rassemblé en outre un grand nombre d'exemples, pour déterminer aussi proportionnellement la plus grande étendue de la vie à différentes époques au-delà de 100 ans. Il est cependant constant que les bornes de notre existence, (qui se prolongeroient si notre conduite étoit ce qu'elle devroit être), ne sont pas encore réellement reconnues : nous savons seulement que si notre vie étoit mieux réglée et bornée à la pure satisfaction de nos besoins, de manière à éviter tous les excès qui l'abrégent, nous ne serions pas sujets à tant de maux ; nous pousserions notre carrière fort loin ; le terme de nos jours ne seroit que l'épuisement de l'humide radical , et cette longue vie au lieu d'être le priviélge de quelques individus , seroit le partage du plus grand nombre. *V. Longévité , Sobriété , Vieillesse.*

PROMENADE : Les disciples *d'Aristote* furent appelés *Péripatéticiens* d'un mot grec, qui signifie se promener, parce qu'il les instruisoit en se promenant dans le lycée avec eux. *Voyez Exercice.* La promenade dans la ville est bien moins salutaire pour la santé , parce que l'atmophère est généralement chargée de vapeurs provenant d'exhalaisons insalubres. En se promenant hors la ville avec moins d'exercice , on retire d'un air plus pur , plus de vigueur corporelle. Au reste , ceux qui s'arrêtent de temps en temps en promenant, pour se faire mieux entendre des autres font ainsi peu de chemin , et se trouvent à leur retour fatigués , sans avoir retiré de l'avantage de la promenade.

PROPAGATION DE L'ESPÈCE HUMAINE : Les pères et les mères ont le plus grand tort de ne consulter en rien dans le mariage de leurs fils et de leurs filles , les avantages de la propagation d'enfans robustes. Ils devroient savoir pourtant qu'il ne faut pas unir deux personnes du même tempérament , ni deux personnes d'une petite taille ; car *les auteurs de l'hygiène* s'accordent à dire qu'il faut croiser les races : un garçon et une fille d'un tempérament bilieux ne sont pas dans le mariage propres à la conception : il faut donc que les hommes billieux épousent des femmes sanguines qui sont presque toujours fecondes, ou du moins des femmes mélancoliques ou phlegmatiques , et la même précaution doit être prise à l'égard des femmes bilieuses relativement au choix d'un mari. Mais malheureusement on ne prend pas la peine de s'instruire, que c'est d'une union assortie quant au physique et même au moral, que naissent des enfans bien constitués : aussi le fameux *M. Buchan dans sa Médecine domesti-* *que*, prétend qu'à l'avenir dans bien des pays, le gouvernement Britannique sera obligé d'ordonner le croisement des races, tant l'espèce humaine s'y est abâtardie. Enfin on ne voit que trop de parens ne se déterminer que par des vues d'intérêts dans l'établissement de leurs fils, en préférant des filles riches, mais mal conformées. Qu'en arrive-t-il? c'est que les enfans héritent des infirmités de leur mère, ils sont cacochimes ou mal faits : on s'en repent alors, mais il n'est plus temps d'y remédier. *Voyez Mariage.*

PROPRETÉ : Chose nécessaire à la santé et qui plaît à tous. Celui qui ne la pratique pas lui-même, ne peut s'empêcher de l'approuver dans les autres, et son défaut est une négligence qui n'admet pas d'excuses ; car par-tout où il y a de l'eau on a la faculté d'être propre. *Bacon* nous dit que la propreté est à l'égard du corps, ce qu'est la décence dans les mœurs : elle sert à témoigner le respect, qu'on a pour la société et pour soi-même. La propreté consiste d'abord a tenir sa maison bien nettoyée, à en expulser exactement toute ordure, à en écarter les latrines, à en éviter toute humidité, sur-tout des matelas et des couvertures, et à purger le pavé de toute immondice. La matière de la transpiration qui s'échappe toujours du corps, doit forcer à changer souvent de linge : ce changement favorise les excrétions de la peau si nécessaires à la santé, et qui lorsqu'elles sont repoussées par la malpropré du linge, occasionnent tôt ou tard des fluxions, des maladies cutanées, des douleurs qui deviennent rhumatismales,

matismales, etc. Si au contraire on change, au moins deux fois par semaine, et si l'on prend un bain une fois par mois, la peau est entretenue dans un état de propreté et de vigueur. Enfin on devroit se persuader que le défaut de soins pour la propreté, est la source de bien des maux. *Voyez Bains.*

PUCES ET PUNAISES : La santé veut qu'on s'en préserve ; mettez donc un seau d'eau dans une chaudière de cuivre et mettez-y une once de sublimé; exposez la au feu, et sitôt que le sublimé sera dissous, répandez cette eau par la chambre et elle tuera les puces. Quant aux punaises, la vapeur du soufre tue en moins d'une heure celles qui y sont exposées. Au reste il faut tenir sa chambre fraîche, ne pas négliger de balayer souvent, et sur-tout sous le lit ; il faut brosser les rideaux et les tapisseries, et frotter rudement avec de fortes brosses, tous les endroits où ces insectes peuvent déposer leurs œufs. Mais un moyen encore plus sûr est de ne pas coucher en été dans le même lit où l'on a couché l'hiver et le printemps.

RADOTER : Maladie morale, qui atteint malheureusement bien des personnes fort avancées en âge, et sur-tout celles qui se livrent à l'oisiveté. Le défaut d'occupation dans la vieillesse occasionne une grande inactivité d'esprit, et à la fin on s'hébète sans s'en douter. Les facultés morales se détruisent, les idées deviennent obscures et confuses, et l'oubli du passé et la perte de la mémoire, ne sont que trop souvent l'effet de cette inaction. Au contraire, les personnes qui continuent d'occuper leur esprit dans le dernier âge de la vie et font un peu d'exercice, acquièrent une extension illimitée : c'est ce que nous apprennent de judicieux observateurs (1). *Les Hygiénistes* remarquent de leur côté, que ceux-là sont plus sujets au radotage qui ont fait des excès de vin, de liqueurs et de femmes. Il en est qui prétendent même, que les gens qui ont trop usé de tabac et ceux qui ont été fort distraits, comme aussi ceux qui sont d'un caractère pusillanime, finissent quelquefois par radoter. Toute personne qui s'apercevra d'absence d'esprit, doit faire comme un célibataire, qui tombant dans des accès de démence pendant un mois, et reprenant ensuite son bon sens, disoit à ses alentours, je n'aurai bientôt plus ma présence d'esprit, ayez bien soin de ma personne et de mes affaires. *Voyez Mémoire.*

----

(1) Je me rappelle avoir ouï dire à mon père, pendant son administration de l'hospice des vieillards et infirmes, qu'il étoit très-rare d'y trouver des individus qui radotassent, et cela parce que le plus grand nombre étoit occupé, et se distraisoit en conversant les uns avec les autres, et en suivant les exercices de piété. D'un autre côté, mon père avoit la coutume, me disoit-il, de demander à des cultivateurs un peu aisés, si leur vieux père étoit encore en vie ; ils lui répondoient quelquefois, oui il vit encore, nous en avons bien soin, mais il est tombé dans le radotage ; cela ne venoit vraiment, que de ce que ces vieillards restoient toujours dans l'inaction, étant d'ailleurs le plus souvent seuls pendant le jour, où leur famille étoit aux champs. Il en est de même des vieilles femmes. Je n'ai pas manqué de faire la même observation, dès que j'ai été appelé à l'administration des hospices réunis, et le résultat a été exactement le même : d'où je conclus que les gens vieux et indigens qui sont dans un hospice, sont plus heureux, puisqu'ils ne radotent pas, tandis que les vieillards qui restent dans leur famille, radotent presque toujours, parce qu'on les laisse inactifs et presque toujours seuls.

RECHUTES ÉLOIGNÉES : Il faut savoir que les maladies, soit physiques soit morales dont on a pu être atteint, laissent et dans le corps et dans l'ame des dispositions à les reproduire, si l'on ne prend certaines précautions. Celui qui a essuyé une pleurésie ou quelque maladie aiguë, doit les craindre bien plus que toute autre maladie. Les parties qui ont déjà été affectées, éprouvent une certaine foiblesse qui les dispose aux récidives. Ainsi donc une légère hydropisie, quoique guérie, laisse une foiblesse à la partie affectée, qui, au moindre dérangement des sécrétions, occasionne la même maladie. Une apoplexie incomplète est presque toujours une voie ouverte a une autre apoplexie qui peut être mortelle, par le trouble qu'ont essuyé le cerveau et les nerfs à leur origine. Il en est de même des maladies moindres : une personne qui a eu de grands maux d'yeux, s'en trouve quelquefois attaquée bien des années après, pour peu qu'elle ne ménage pas sa vue. Les goutteux (1), les rhumatisans voient aussi revenir leurs maladies dans des momens inattendus, et ainsi de tant d'autres exemples, que *les conservateurs de la santé dans leurs ouvrages respectifs* vous énoncent, pour qu'on ne s'expose pas à des rechûtes même éloignées.

---

(1) Un de mes amis qui n'avoit pas été attaqué de la goutte depuis 30 ans, et qui étoit par conséquent dans l'espoir de ne plus rechûter, s'est trouvé pourtant dans ce cas il y a dix mois ; ce qui prouve toujours plus, qu'une partie une fois attaquée, est exposée à l'être encore : et si, comme on le dit vulgairement, c'est là un brevet de longue vie, puisse-t-il avoir lieu envers mon ami, à raison de ses bonnes et rares qualités.

RÉGIME : Il ne doit pas être uniforme. L'usage constant de la même nourriture peut avoir de mauvais effets : c'est une leçon que nous donne la nature, dans la variété des alimens qu'elle nous offre, et dans le plaisir que nous trouvons à les savourer. Lorsque les médecins prescrivent une certaine règle dans le régime, sur-tout aux personnes d'un tempéramment délicat, ils n'entendent pas condamner de petites variétés ; il est impossible d'éviter dans tous les temps une espèce de petit excès, et lorsqu'on suit toujours un régime scrupuleux, il peut en résulter du mal ; il est donc de la prudence, *selon les Traités d'Hygiène*, de varier quelques fois, soit en plus, soit en moins la quantité de nourriture qu'on prend ordinairement, pourvu que l'on ait toujours la plus grande attention de ne pas s'écarter d'une certaine manière, des règles de la modération et de la tempérance, comme le prescrit *Celse* ; car le trop comme le trop peu de nourriture sont également nuisibles. *Voyez Alimens*, *Repas*, *Sobriété.*

RELIGION : On doit regarder la religion chrétienne comme un moyen conservatoire de la santé. Elle y contribue par les forces qu'elle nous donne pour combattre nos passions, et les assujettir, par la paix qu'elle nous procure, et par le plaisir même que nous éprouvons à nous pénétrer toujours plus des vérités qu'elle nous enseigne. Il y a trois sortes de gens, nous dit *Pascal*, les uns qui servent Dieu après l'avoir trouvé, les autres qui s'emploient à le chercher ne l'ayant pas encore trouvé, et d'autres enfin qui vivent sans le chercher. Les premiers sont raisonnables et heureux, les derniers sont fous et malheureux, ceux du milieu sont malheureux et raisonnables. Enfin, *M. de Levis dans ses Maximes et Réflexions morales* nous dit : La nature humaine est si foible , que les hommes honnêtes qui n'ont pas de religion me font frémir avec leur périlleuse vertu , comme les danseurs de corde avec leurs dangereux équilibres.

REMÈDES DE PRÉCAUTION : On devroit se persuader qu'il n'existe pas de remèdes indifférens , et que , lorsqu'ils ne sont pas vraiment utiles, ils nuisent. Cette vérité regarde particulièrement les saignées , les purgatifs de précaution. Ils ne devroient être employés que lorsqu'il sont bien indiqués par les symptômes d'une maladie , ou instante ou menaçante ; car ceux qui se droguent d'après la seule crainte de l'influence des saisons sur le corps, ou par habitude , ou sans trop savoir s'ils ont tort ou raison , s'exposent à contracter plus de disposition aux maladies. On n'a que trop d'exemples , dit *Tissot*, de gens qui étant naturellement portés à se droguer , ont ruiné leur santé , quelque robuste qu'elle fût par de pareils abus médicinaux, qui, lors-même qu'ils ne détruisissent pas la constitution , font que dans une vraie maladie , ce corps à qui les remèdes sont devenus familiers n'en ressent plus les effets , et se trouve par-là privé du secours qu'il en auroit reçu , s'il ne s'en étoit servi qu'au besoin.

REMÈDES MORAUX : Ils consistent à calmer l'imagination chagrine , à récréer , à réjouir par des amusemens variés , par des histoires agréables , par des parties de plaisir innocentes , par la musique vocale ou instrumentale , etc. Ce dernier remède sur-tout est recommandé par la raison et l'expérience, puisque rien ne soulage plus dans les maladies de l'esprit, et n'influe plus directement sur les facultés

intellectuelles. D'ailleurs combien d'autres remèdes moraux, comme une société agréable,
l'exercice à cheval ou en voiture, etc. de petits voyages, des attentions, des complaisan-
ces, des consolations, des recréations qui puissent distraire, et charmer les soucis et les inquiétudes. En un mot, ces remèdes réussissent le plus souvent en certains cas, tandis que
les remèdes physiques échouent. *Voyez Amusement, Consolation, Excercice, Musique.*

REMÈDES PHYSIQUES : On s'imagine en
général, que tout ce qui porte le nom de remède est doué d'un pouvoir surnaturel, et qu'en
donnant à un malade beaucoup de médicamens,
il doit être bientôt guéri. Cette erreur a les suites les plus funestes : elle fait qu'on n'a de
confiance qu'aux drogues, qu'à peine on en a
donné une, sans attendre son effet, on se
hâte d'en donner d'autres, et qu'on augmente
ainsi la maladie. Cette confiance si déplacée,
fait que lorsqu'un médecin n'ordonne pas de
médicamens, on le suppose injustement peu entendu. L'on ne penseroit pas ainsi, si l'on vouloit se persuader qu'un médecin peut très-bien
opérer une guérison avec la diète et quelques
petits remèdes placés à propos, ou même en
suivant la méthode du *médecin Voulonne*, dans
son ouvrage sur *la Médecine expectante*. Mais
combien de médecins, pour ne pas voir du
mécontentement autour d'un malade sur ce
qu'ils n'ordonnent pas des remèdes, en prescrivent d'insignifians, pour satisfaire en apparence ; mais il ne servent qu'à grossir inutilement le compte de l'apothicaire. Enfin un malade qui croit guérir par le seul effet des remèdes physiques, sans changer son genre de vie,
se trompe bien, et un médecin qui l'en flatte-

roit le tromperoit de même. Au surplus, disoit *madame de Maintenon*, beaucoup de soins, peu de remèdes, voilà ma recette.

REPAS : La façon la plus saine de prendre ses repas, sur-tout pour les personnes âgées, est de déjeûner à huit heures, de dîner à midi, et de faire un bien petit souper vers neuf heures. Il est des gens qui ont la coutume de prendre un morceau de sucre après le repas, comme aidant à la digestion. Il est bon de se rincer la bouche après chaque repas avec de l'eau tiède, où l'on aura mis le quart d'eau-de-vie, mais après s'être curé les dents. Une chose à laquelle on doit faire attention, c'est de ne pas se mettre à table aussitôt après le travail d'esprit, tout comme d'abord après un certain exercice. Il faut laisser environ un quart-d'heure d'intervalle. Il faut éviter pendant le repas et pendant la digestion de parler d'affaires sérieuses ; et au sortir de table il ne faut pas faire un certain exercice. On doit fuir les grands repas réitérés, par rapport aux mets si recherchés et si assaisonnés : et si l'on ne peut refuser, il faut se borner aux plats les plus innocens, comme fit *Cicéron*, qui ne pouvant tenir aux invitations des riches de son temps qui donnoient des repas des plus somptueux, se réduisit une fois à manger beaucoup d'un plat de mauves, qu'il trouvoit apprêté délicatement : la profusion des mets étoit alors si grande, que selon *Rosinus*, il y eut un festin, où il parut autant de services qu'il y a de lettres dans l'alphabeth. *Voyez Dîner, Souper, Transpiration.*

RETENIR L'URINE : Combien de gens qui retiennent leur urine pour ne pas déranger une assemblée par leur sortie, ou pour ne pas faire arrêter expressément la voiture publique où ils sont. Ah ! si l'on connoissoit bien tout le danger de cette imprudence , il n'arriveroit pas si souvent, que des gens fussent attaqués de maladies devessie, et devinssent quelquefois incurables par la paralysie qui s'y forme : les besoins naturels ne doivent jamais être différés. Quoique la décence soit une vertu, elle ne méritera jamais ce nom lorsqu'elle occasionnera l'incurabilité et même la mort. Quoique nous puissions en citer bien des exemples d'après les médecins de divers temps , nous nous bornons à celui de *Tycobrahé* , qui étant en carrosse avec *l'empereur d'Allemagne* , retint son urine par politesse. Lorsque ce savant fut descendu de voiture il voulut uriner , mais il ne put jamais en venir à bout et il mourut le lendemain. On voit des gens qui , après avoir bu abondamment à leur dîner , vont par exemple au sermon se placer assez loin de la porte de l'église , et qui pressés ensuite du besoin d'uriner n'osent pas fendre la presse, de peur de causer un dérangement remarquable et blâmable. Ne vaudroit-il pas mieux qu'ils ne s'exposassent point à cet inconvénient , et qu'ils eussent la précaution de moins boire , pour être moins dans le cas d'uriner , ou qu'ils se plaçassent plus près de la porte pour sortir plus aisément ? *Voyez Urine.*

RIRE : Nous trouvons d'abord dans *Hufcland,* que le rire facilite la digestion ; aussi observons-nous, que la plupart des souverains avoient toujours à leur cour des bouffons pour les faire rire , sur-tout au dessert , et que les particuliers s'amusent à des mistifications. *Voyez Mistifications.* Ne voyons-nous pas d'un autre côté , que les personnes gaies, propres à faire rire, sont recherchées dans les sociétés ; car c'est là vraiment un remède moral dont on ne peut que se bien trouver. *Voyez Gaieté.* Cependant lorsque les ris deviennent excessifs ils sont fort nuisibles, et au point même de causer la mort. *Le fameux peintre Zeuxis* venoit d'achever le portrait d'une femme fort vieille et fort laide, il s'en applaudit en riant beaucoup, et il le trouve si originalement singulier, qu'à force d'en rire il en meurt. *Philemon* étant dans son beau jardin avec ses amis, fait cueillir de belles figues, et elles sont mises dans un plat sur une banquette. L'âne du jardinier s'étant détaché de l'écurie, vient, s'approche des figues, et comme *Philemon* dit de le laisser faire, l'animal les mange tranquillement l'une après l'autre sans se déconcerter. *Philemon* en rioit beaucoup; mais voulant s'amuser davantage, il dit à son valet de présenter à l'âne une coupe de vin. L'animal en trépigne de joie et boit tout le vin. Oh! pour le coup *Philemon* ne put y tenir : ses ris deviennent si excessifs, que ses amis le voient expirer inopinément sans être à même de lui donner le moindre secours. Ils s'en allèrent fortt ristes, ne pouvant se consoler d'un évènement si fâcheux et si extraordinaire. *Voyez Joie.*

ROBUSTE : Le propre d'un estomac robuste, est de faire sans trouble et sans difficulté, un chyle également bon de toute sorte d'alimens, et de n'être pas sensiblement affectés par leurs qualités échauffantes, relâchantes, flattueuses, etc. Heureux sont ceux qui ont une pareille constitution.

ROMANS : Source de grandes maladies morales. Ils portent avec eux un véritable poison, dont les pères ne sauroient trop garantir leurs enfans; car leur lecture devient chez eux une passion. Le premier inconvénient de ces mauvais livres (1), est de dégoûter la jeunesse de toute occupation sérieuse, de lui donner un esprit faux, et de lui peindre les hommes et les personnes du sexe autrement qu'ils ne sont. Comme le fond de ces narrations frivoles est toujours la passion de l'amour, plus les peintures en sont vives, plus elles égarent l'imagation des jeunes personnes de l'un et de l'autre sexes dont le sang n'est déjà que trop allumé, et il leur tarde de réaliser en elles mêmes, le fantôme de bonheur dont elles ont l'esprit préocupé. Ces lectures si dangereuses contribuent fort à la dépravation des mœurs, et quelques tirades de morale guindées, présentées avec art, par les auteurs de ces productions funestes, ne sont pas capables d'en réparer le mal. Le goût des romans est si effréné, qu'on voit des personnes qui ne peuvent plus supporter d'autre lecture : leur goût s'est corrompu, la moralité s'est altérée, la sensibilité a pris une direction fatale, les douces affections de fils, de frère, d'époux ne suffisent pas à une ame gâtée par ces ouvrages si dangereux : elle a besoin d'être occupée plus vivement, et elle ne court qu'après des sentimens exaltés ; aussi un séducteur romanesque paroît-il à une demoiselle remplie de ces lectures si nuisibles, un homme honnête, sensible, tandis qu'il n'est qu'un trompeur, qui cherche à la surprendre. Si par contre, elle ne trouve pas un héros d'a-

---

(1) Un prince qui se convertit, forma une bibliothèque où il n'y avoit aucun mauvais livre, et il fit placer sur le frontispice : *Remèdes pour l'ame et pour l'esprit.*

mour à son gré, un mal interne consume cette triste victime des romans, sa santé dépérit, et de habitudes criminelles achèvent de la conduire au tombeau. D'un autre côté combien des jeune gens, qui, ensuite de la lecture séduisante des romans, tombent dans ces habitudes qui les conduisent à la mort dans de grandes souffrances, avant d'avoir parcouru la moitié de leur carrière (1).

SALIVE : C'est une erreur grossière que de confondre la salive avec la matière des crachats; la première est un fluide que la nature n'a pas destiné à être rejeté, mais à se mêler avec les alimens pour aider à la digestion. La matière qui est au contraire plus épaisse, plus gluante, doit être rejetée. Cependant combien de gens qui les rejettent toutes deux également, sans la moindre distinction faute d'être instruits.

SANTÉ : Oh ! que de reproches la plus part des mortels ont à se faire sur leur grande insouciance, sur leur peu de prévoyance à l'égard de la santé : eh ! combien est-il de per-

---

(1) Les médecins les plus expérimentés, conviennent, que de la lecture effrénée des romans, dérivent les maux causés par l'Onanisme et la Nymphomanie, qui font périr la jeunesse de l'un et de l'autre sexes à la fleur de leur âge, après avoir éprouvé de cruelles douleurs : punition réservée sans doute à ceux et à celles qui commettent un crime si honteux. Pour les préserver d'un si malheureux sort, il faut dès qu'on soupçonne le mal, faire supprimer totalement toute lecture de romans, et donner pour remède moral à une personne du sexe, la lecture de *La Nymphomanie par M. de Bienville*, et à un jeune homme la lecture de *l'Onanisme par M. Tissot :* ouvrages fort propres à leur faire craindre une mort cruelle et prématurée.

sonnes qui en seroient plus soigneuses , s'il leur étoit permis de recommencer leur carrière ; mais il n'est plus temps, et elles sont assaillies de maux, qui même deviennent quelque fois incurables. Ne devroit on pas se persuader dès la jeunesse , que pour conserver sa santé il ne faut pas faire des excès ? Quant aux gens sédentaires qui, pour exercer les fonctions auxquelles ils se sont voués , ont besoin d'un esprit solide et pénétrant , ils devroient savoir qu'il ne faut pas qu'ils chargent leur estomac , car en y laissant des crudités , leur esprit s'enveloppe de nuages et ils ouvrent la porte à diverses maladies. Ils doivent donc prendre peu d'alimens , pour ne pas nuire à la liberté et aux forces de l'esprit. S'ils ne peuvent pas s'y résoudre , il faut alors qu'ils recourent du moins à certains purgatifs , qui fortifient les viscères en évacuant les humeurs amassées , car il n'y a pas de milieu , disent *les auteurs d'Hygiènes* à qui que ce soit , ou il faut manger moins que l'appétit ne le demande , ou il faut faire beaucoup d'exercice, ou se tenir purgé , ou être souvent indisposé : choisissez. *Voyez Sobriété.*

SELLES : Peu de choses contribuent davantage à la conservation de la santé que les selles régulières ; il faut donc y faire grande attention. Quand les matières fécales restent trop longtemps dans le corps , elles vicient les humeurs , et quand elles sont évacuées trop promptement , elles emportent avec elles une grande partie de la nourriture. Rien de plus mauvais que de s'accoutumer à des selles irrégulières ; il faut y remédier en se présentant aux commodités tous les matins à son lever , et en s'excitant à faire régulièrement une selle par 24 heures ; mais à l'effet de l'obtenir plus aisément , il faut se

lever de bonne heure et se promener peu après
en plein air. Une habitude de cette espèce, dit
Locke, devient avec le temps une seconde nature (1). Au reste, ceux qui se retiennent d'aller à la selle, s'exposent à des inconvéniens
graves : le besoin venant à ne plus se faire
sentir, ne revient pas de quelque temps, et on
est obligé alors de recourir à des relâchans. Il
faut savoir encore que les selles lâches et fréquentes, sont ordinaires à ceux qui prennent
plus d'alimens que leur estomac n'en peut digérer. Pour s'en guérir il faut qu'ils deviennent sobres. Enfin on ne doit pas ignorer que les matières fécales, doivent être un peu fermes dans
un homme bien portant : les excrémens trop
massifs conduisent à la constipation, et la diarrhée continue épuise les forces. Telles sont à
ce sujet *les avis Hygiénistes. Voyez Commodités.*

SENS (bon): Les auteurs *de l'Hygiène*, prétendent que la constitution d'un homme de bon
sens est plus forte, plus vigoureuse, que celle
d'un homme d'esprit, à moins que celui-ci ne
soit aussi doué de bon sens : ce qui est très-
rare. Le bon sens sert de guide dans la conduite
de la vie ; il réfléchit, il doute de ses lumières,
et il consulte quelquefois. L'esprit sans bon
sens ne doute de rien, et il croiroit s'abaisser

---

(1) Une chose certaine, c'est que lorsque quelqu'un est nommé employé dans les bureaux des ministres et secrétaires d'état, on lui prescrit de prendre la bonne habitude de faire une seule selle en
sortant du lit, et cela pour n'être pas détourné de
son travail dans le jour, et au moment qui pourroit être essentiel. On devroit en faire autant, généralement dans tous les autres bureaux de l'empire
françois.

d'aller à conseil. On voit les gens de bon sens accroître leur fortune, et la conserver ainsi que leur santé. Combien de gens d'esprit qui ne savent pas se maintenir dans les biens de leurs pères, encore moins en acquérir, et qui en outre abusent de leur santé? La plupart des gens d'esprit sont souvent tranchans, exaltés; ils cabalent et ils jalousent fort leurs pareils. Les gens de bon sens au contraire sont modestes et pleins d'aménité; ils aiment la tranquillité, à désirer pour ainsi dire d'être inconnus, car ils ne cherchent pas à faire connoître leur vrai mérite, aussi ne parle-t-on guères d'eux. Qui ignore que le bon sens est discret, accompagné d'un jugement solide, et qu'il rend les hommes plus propres aux emplois de la société, tandis que l'esprit plus vif, moins approfondi, ne fait souvent qu'effleurer les matières et les impressions qu'il laisse : ayant le brillant de l'éclair elles s'effacent vîtement. Le désir de séduire et de charmer, lui fait commettre quelquefois des indiscrétions (1). Aussi ce

----

(1) A Paris, dans un repas donné par un général à une société choisie, il y avoit parmi les convives un esprit vraiment trascendant, qui séduisit, ravit, enchanta et fit les délices de la table. Mais dans ses traits pétillans et rapides ; il lui échappa des indiscrétions qui furent remarquées par un des convives, président d'un tribunal. Le général s'étant aperçu que ce magistrat n'avoit pas donné comme les autres la moindre louange à l'homme d'esprit si brillant, attendit la sortie de celui-ci pour lui en témoigner sa surprise. Comment avez-vous pu, lui dit-il, ne pas applaudir à un homme qui a tant d'esprit ? Le grave président lui répondit : *Oui, il a tant d'esprit que le bon sens n'a pas pu y trouver place* : réponse très-bien appliquée et très-sensée.

n'est pas chez des hommes pleins d'esprit comme *Voltaire*, J. J. *Rousseau* et autres pareils, que les souverains ont eu coutume de choisir des ministres et secrétaires d'état ; mais chez des gens reconnus par leur grand bon sens. Ceux-là peuvent bien pourtant faire des fautes ; car *humanum est errare*, mais elles sont rares et peu importantes ; l'homme d'esprit au contraire en fait plus fréquemment et quelquefois de lourdes, d'où l'on s'est écrié : *Oh ! que les gens d'esprit sont bêtes*, nous ajoutons, *surtout en fait de religion. Voyez Incrédulité.* A combien de gens d'esprit, ne pourroit-on pas appliquer le vers de *Gresset :*

De l'esprit si l'on veut, mais pas le sens commun.

Un autre poète dont le nom ne me revient pas, nous dit : *C'est le bon sens qui fait les hommes, l'esprit ne fait que des imprudens*, et un autre dit : *Trop d'esprit mène à la folie, il n'est pas ainsi de bon sens.* On a souvent remarqué qu'un petit ouvrage plein de bon sens, est plus recherché qu'un long ouvrage plein d'esprit, parce qu'il n'y a plus de profit à tirer du premier. Enfin l'homme de bon sens est porté à la religion, et l'homme d'esprit est porté à l'incrédulité. C'est vraiment un malheur, que l'esprit soit si souvent éloigné du bon sens.

SENSIBILITÉ: Les personnes sensibles sont susceptibles des moindres impressions physiques ou morales, à moins que la raison venant à leurs secours, ne leur fasse surmonter cette foiblesse. On en voit qui souffrent d'une idée désagréable, autant que d'autres souffriroient d'une blessure douloureuse ; il en est qui s'attristent d'un rien, tandis que d'autres s'émeuvent à peine dans le plus violent sujet de chagrin. *Démosthène* étoit si sensible à la crainte de la mort, qu'à la bataille de Chéronée il quitta

son poste, et se livra totalement à l'étude où il
réussit si bien. La seule vue d'une épée faisoit
trembler *Cicéron* ; il étoit assez timide, même
lorsque son éloquence étoit au plus haut degré.
Bacon éprouvoit une syncope à chaque dé-
croissement de lune. *Le Czar Pierre* avoit des
convulsions au moindre évènement. *Pascal*
voyoit toujours des abîmes ouverts autour de
lui. *Pope* éprouvoit des vertiges à la moindre
nouvelle désagréable. *Barattier*, ce prodige
d'érudition et de jugement, étoit d'une sensibilité si grande en tout et par tout, qu'il en
mourut dans sa jeunesse. *Anne d'Autriche, reine
de France*, avoit un tel genre de sensibilité,
qu'elle ne pouvoit être couchée que sur la ba-
tiste : elle souffroit singulièrement dans les toi-
les les plus fines. *Hirzel* raconte avoir vu,
une jeune dame à qui le bruit du taffetas, ou
le toucher du velouté d'une pèche donnoit des
spasmes, et un jeune adonis ressentant des an-
goisses lorsqu'il se lavoit avec une éponge. Enfin
le fameux Fizes dit avoir été consulté par la
mère d'une jeune et belle demoiselle très-
pieuse, dont la pudeur étoit telle qu'une rougeur âcre se répandoit sur son visage, et lui oc-
casionnoit des picotemens désagréables, dès
qu'elle venoit à s'apercevoir qu'un jeune homme la considéroit : exemple trop rare aujourd'hui, ou loin d'éviter les regards des
hommes, la plupart des personnes du sexe,
(qui ne sont rien moins que pieuses), semblent s'étudier à les attirer. *Voyez Imagina-
nation frappée, Nerfs.*

SEREIN : La transpiration est souvent sup-
primée par la fraîcheur de la nuit et du serein ;
aussi doit on avoir soin de s'en garantir. Le
serein, qui tombe si abondamment après la

chaleur du jour en été, rend le commencement de la nuit plus dangereux que le froid même. Il est vrai qu'après un jour très-chaud, rien de si agréable que de respirer l'air frais de la nuit; mais ce plaisir ne doit être que momentanée, et on échappera à une partie des inconvéniens auxquels cette fraîcheur expose, si on a soin de ne pas demeurer en la même place, mais de toujours marcher. *Voyez Transpiration.*

SOBRIÉTÉ : Toute personne d'une stature ordinaire, qui n'est pas assujettie à un emploi laborieux et qui a envie de vivre long-temps, peut suivre cette règle de sobriété pour chaque jour de nourriture : huit onces de viande, douze onces, tant de racines apprêtées que du pain et une chopine de vin. Si l'on ne veut pas s'y borner, il faut observer du moins pour diminuer votre nourriture, que lorsque vous aurez pris trop d'alimens, votre esprit ne sera plus propre au travail qu'une heure après que vous aurez dîné ; car lorsqu'on n'a mangé qu'autant qu'on peut digérer, on a l'esprit présent, la respiration libre et l'estomac sans la moindre pesanteur. On n'auroit pas tant besoin de médecin dans les maladies chroniques, si l'on se bornoit à des repas sobres ; mais la qualité et la variété des mets séduisent et l'emportent. Il faudroit, pour agir le mieux possible, ou peser ses alimens, ou du moins en mesurer la quantité à l'œil. On pourroit auparavant se servir d'une balance, pour la déterminer ou la mesurer par le nombre des bouchées : et quant au vin, s'en tenir à la quantité qui n'a jamais incommodé. Les deux ailes d'un poulet de moyenne grandeur, ou trois côtes d'une poitrine de mouton, ou deux tranches de l'épaule ou du gigot, en laissant le gras suffiroient pour la viande d'un repas. Quant à la boisson, trois verres de vin avec l'eau nécessaire pour le bien tremper. Telle devroit être la règle des personnes sédentaires, ou studieuses ou infirmes, selon *les sages conseils hygiéniques*; mais ce sont paroles perdues, on ne les suit presque point. Cependant une foule d'exemples anciens, prouvent que les hommes sobres, en prenant trois fois par jour des alimens simples mais variés, ont poussé très-loin leur carrière. *Auguste* même, se bornoit à peu de nourriture, puisque *Suetone* disoit de lui : *Minimi cibi erat.* Le célèbre jurisconsulte *Barthole*, fut le premier qui pesa ses alimens, et il conserva par là son génie. L'immortel *Newton*, qui parvint aussi à un âge très-avancé, ne vivoit que d'un peu de poulet avec du pain et de l'eau, en terminant par un peu de vin d'Espagne. *Ramazzini*, en parlant du fameux *cardinal Pallavicini*, dit qu'il travailloit presque tout le jour, ne se nourrissoit qu'avec quelques biscuits et du vin trempé, et faisoit à neuf heures du soir un souper léger après lequel il se couchoit. Mais l'exemple le plus frappant est celui de *Cornaro*, noble Vénitien. Dès l'âge de vingt-cinq ans, il fut attaqué de maux d'estomac, de goutte et de fièvre lente. Malgré bien des remèdes, sa santé à quarante ans continuoit d'être mauvaise ; il abandonna alors tous les remèdes, et il s'imposa de ne prendre que douze onces de nourriture solide, et quatorze onces de boisson par jour, ce qui ne fait que le quart de la nourriture ordinaire de la plupart des hommes. Ses infirmités disparoissant peu à peu, firent place à une bonne santé, accompagnée d'une si bonne judiciaire, qu'à l'âge de nonante-cinq ans, il écrivit *un ouvrage sur la naissance et la mort de l'homme*, où il dit : je me trouve sain et dispos, comme on l'est à l'âge de vingt-cinq ans. J'écris six heures par jour : le reste du temps je me promène, je fais une partie dans un concert, et je badine avec des enfans ou avec de jeunes animaux. Je suis gai, j'ai du goût pour tout ce que je mange ; j'ai encore l'imagination vive et la mémoire heureuse : il vécut plus de cent ans. Tant d'exemples sont bien propres à porter à la sobriété ; mais les hommes aiment mieux se livrer à leurs appétits, et se mettre dans le cas de ne pas arriver à une heureuse vieillesse. Cependant à travers *ce précis hygiéniste*, on lit dans *Zimmermann* : Il est mal sain d'être toujours sobre ; car la santé peut s'en trouver mal au moindre changement d'une vie trop uniforme. D'ailleurs *Horace* nous dit, qu'il est doux d'être régalé dans l'occasion. Les médecins même ne blâment pas cette maxime singulière, mais pourvu que ce ne soit pas souvent. Enfin *le traducteur de l'Ecole de Salerne*, nous dit :

> *Sur le manger et sur le boire,*
> *Réprimez l'appétit, usez-en prudemment ;*
> *L'homme sobre plus tard arrive au monument.*

Voyez *Frugalité*, *Gourmand*, *Régime* et *Alimens*, en la seconde PARTIE.

SOMMEIL : On lit dans l'ouvrage du *docteur Méad*, que le sommeil est le meilleur consolateur des soucis, et le plus grand réparateur de l'énergie musculaire, et que c'est un état de repos et d'inaction, dont il faut user modérément (1). Si la privation du som-

____

(1) *M. Formey* assure, que *Boerhaave* a connu un paresseux, qui s'étant livré au goût pour le sommeil

meil épuise les esprits et affoiblit les nerfs, trop dormir rend l'esprit et le corps pesans, dispose à bien des maux, même à l'apoplexie. Les personnes qui restent au lit plus de huit heures, sommeillent plus qu'elles ne dorment : elles ne sont qu'agitées, elles ne font que rêver, et se trouvent sans forces en se levant. Un sommeil trop long nuit en amassant trop de sucs, amollit les organes, et contribue à abréger la vie. Sa durée pour les jeunes gens et les adultes, doit être fixée à six ou sept heures : et pour les enfans et les vieillards à huit ou neuf. Au reste, il faut savoir qu'il est bon de laisser à côté de son lit un verre d'eau pour en boire, en cas d'un mauvais sommeil, ou en cas de réveil avec la bouche tant soit peu pâteuse. Il faut se faire réveiller à l'heure prescrite, et se faire violence pour ne pas dormir davantage. En agissant ainsi, on aura l'avantage de s'endormir plus aisément le soir en se couchant. Quelques heures de sommeil avant minuit, sont bien plus avantageuses, qu'un sommeil beaucoup plus long après ce période. Si après ce premier sommeil, on se réveille rafraîchi et qu'il ne reprenne pas facilement, on peut réfléchir avec un esprit calme, et se remettre des troubles ordinaires de la vie. Mais si l'on sent à l'heure ordinaire de son lever n'avoir pas assez dormi la nuit, on peut dormir un peu l'après dîner, quoique l'on ne soit pas dans le temps des chaleurs. Enfin on ne doit pas garder de lumière dans la

---

qui lui paroissoit un état délicieux, ne fit presque que dormir pendant un très-long-temps, mais qu'à la fin il perdit la raison.

chambre pendant la nuit : elle vicie l'air , stimule le cerveau et le système nerveux , prévient ou interrompt aisément ce consolateur de nos peines , que nous désirons si fort. Rien n'empêche de tenir la lumière dans la pièce à côté de la chambre , ou cachée sous la cheminée. Tel est le conseil de *l'abbé Jacquin , dans son ouvrage sur la santé.* Voyez *Dormir.*

SONGES : Ils sont les jeux de l'imagination et proviennent souvent des sensations extérieures. On rêve rarement pendant les premières heures de sommeil : les songes viennent plus souvent vers le matin quand les forces ont été réparées. Tout ce qui est capable d'interrompre la tranquillité de l'esprit et du corps, peut produire des songes fâcheux ; c'est ce que *Horace* appelle *ægri somnia.* Le chagrin , la douleur , les passions, les affections, les alimens crus et indigestes , une posture pénible du corps, tout comme de coucher sur le dos, et enfin les idées qui ont fait une vive impression sur nous , sont souvent le sujet de nos songes. Lorsqu'on se propose de se lever plus matin qu'à l'ordinaire , et qu'on s'imprime cette idée dans l'esprit , il est presque certain qu'on sera éveillé à l'heure désirée. On ne peut attribuer ce succès qu'à l'esprit , qui pendant le sommeil perçoit et suppute la durée du temps, et fait sur le corps une impression qui le met en état de s'éveiller à l'heure projetée. C'est ainsi que raisonnent *les observateurs en médecine.* Au reste, il arrive si rarement que les songes se réalisent , que les victimes de la lotterie ont trop souvent occasion de regreter que ces présages se trouvent faux , autant que *les livres des songes* , qui ne servent qu'à faire des dupes ; mais on ne continue pas moins à se ruiner.

Enfin les criminels dans les fers font des rêves cruels, le mondain n'est occupé que de jouissances. Le trompeur pense à trahir, l'avare ne songe qu'à amasser, le méchant ne rêve qu'à nuire, mais l'innocence ne rêve jamais rien que de doux.

SOULIERS : Il est si essentiel pour la santé, de se préserver du froid et de l'humidité aux pieds, qu'il faut pendant l'hiver se servir de souliers forts, dans lesquels on doit mettre des semelles de liége ou de crin. Ce qui est encore plus préservatif, c'est d'avoir des souliers de cuir imperméable. On peut leur donner cette qualité par le procédé suivant. Mêlez sur un feu lent, une once d'huile siccative, deux onces de cire jaune, deux onces d'esprit de thérébentine et demi-once de poix de Bourgogne. On frotte avec une éponge ou une brosse molle, imbibée de ce mélange, les souliers ainsi que les bottes, en les mettant au soleil ou à quelque distance du feu. On répète cette opération jusqu'à ce qu'ils deviennent secs. Le cuir devient ainsi à la longue imperméable à tout humide. Il dure beaucoup plus, et met totalement à l'abri du froid et des engelures.

SOUPER : Ce repas doit être toujours léger, quoique l'on se porte bien ; car un seul souper trop abondant peut causer un accident : aussi *le médecin Fizes* disoit qu'on ne l'avoit jamais fait lever la nuit pour quelqu'un qui n'eut guères soupé. C'est une vérité proverbiale, que petits soupers donnent sommeil. La plupart des personnes qui soupent toujours, ce qu'on appelle bien en règle, finissent par passer de mauvaises nuits : et lorsqu'elles s'endorment, les alimens dont leur estomac est surchargé, pèsent sur ce viscère , troublent l'esprit et produisent un sommeil interrompu. Mais les personnes qui agissent plus sagement, en se faisant une règle de ne souper que légèrement , goûtent éminemment les douceurs du repos , et se lèvent bien mieux portans le lendemain. Au reste, ou il faut se coucher immédiatement après le souper , ou rester au moins une heure avant de se mettre au lit , la digestion d'un souper quoique léger , ne pouvant se bien faire que d'une de ces deux manières. Si on se couche au contraire demi-heure après son souper , la digestion ne se fesant pas toute dans la même position , elle devient mauvaise et l'on s'expose tôt ou tard à des pesanteurs d'estomac. Enfin *l'école de Salerne* dit :

A souper point de gourmandise,
En mangeant peu le soir vous vous porterez mieux.
Voyez *Repas.*

SUICIDE : Maladie morale qui porte à se tuer pour se délivrer d'un mal que l'on n'a pas le courage de supporter. Cette maladie s'annonce le plus souvent , de façon à être à temps d'y porter des remèdes moraux. Un médecin moraliste avec des amis zélés, doivent insinuer au malade que son imagination grossit trop son mal et qu'on peut y remédier ; que d'ailleurs le suicide est contraire à la loi naturelle ; que Dieu seul est l'auteur de la vie et que lui seul a droit d'en disposer, et que c'est s'exposer à une punition éternelle que de se donner la mort. Nous dirons à présent, que quoiqu'en disent les auteurs atrabilaires , la vie est un bienfait. Dieu ne nous l'a pas donnée pour nous seuls , mais pour la société. Il ne nous a pas créés pour être exempts de chagrin , et lorsqu'on ne veut rien souffrir on n'est pas vertueux. Les plus sages des anciens philosophes *Pythagore* , *So-*

crate, *Cicéron*, condamnent hautement le suicide comme un crime et comme une révolte
contre la Providence. Le suicide est défendu par
la loi divine positive, et c'est résister à Dieu
que de se priver de la vie avant qu'il l'ait ordonné. Il est inutile de refuter les sophismes
sur lesquels les apologistes du suicide ont fondé
leur doctrine : tous ne portent que sur le système absurde de l'athéisme ; ces forcenés en se
tuant sont des lâches, en ce qu'ils ne savent
pas supporter les peines de cette vie , et ils ne
sont courageux en se détruisant, que parce
qu'ils se flattent de tomber dans le néant. Ils
appellent alors ce néant prétendu, mais la terrible éternité les attend ; ils bravent la justice
divine et prétendent lui échapper, et ils s'en
trouvent punis dès qu'ils ont passé en l'autre
vie. Ainsi donc en croyant rendre leur sort
meilleur, ils le rendent infiniment pire et pour
toujours (1). On peut faire valoir ces raison-

---

(1) *Jean-Jacques Rousseau* , un des grands chefs
du philosophisme se tua d'un coup de pistolet. Vainement voulut-on cacher la catastrophe de sa mort.
Le comte Barruel Beauvert , qui écrivit sa vie en
1789 , fit l'aveu de ce suicide, quoiqu'il montrât
un enthousiasme aveugle pour lui. *M. Corrances*
intime ami de *Jean-Jacques* , dit aussi qu'il se dé-
barrassa d'une vie qui lui étoit devenue à charge.
Enfin, *madame Stael* publia en 1789 , *des lettres sur
les ouvrages et le caractère de Rousseau* , où elle dit
qu'elle s'est bien assurée qu'il s'est donné la mort,
et que ses lettres à elle écrites peu auparavant ,
annonçoient le dessein de terminer sa vie. Eh bien ,
qu'on se demande s'ils se trouve mieux en l'autre
monde ? Hélas ! il n'est que trop à craindre qu'il n'y
soit infiniment plus mal, et que les éloges qu'il reçoit ici-bas, n'adoucissent pas son sort. *Laudantur
ubi non sunt , cruciantur ubi sunt.*

nemens

nemens peu à peu , et selon les réponses d'un malade qui pense à s'ôter la vie, à l'effet de lui en faire goûter la force , et parvenir à guérir son moral. On doit d'ailleurs lui procurer toute sorte de distractions et d'amusemens, et sur-tout le faire voyager. Mais s'il est dans un délire ou s'il est fou, on ne peut que le plaindre et l'entourer de surveillans. Si cependant il parvient à se tuer , on ne peut que lui pardonner , n'ayant su dans sa démence ce qu'il fesoit de mal.

TEMPÉRAMENT : Les anciens admettoient neuf espèces de tempérament , qui ont été réduits à quatre : le sanguin , le bilieux , le mélancolique , et le pituiteux ou phlegmatique. Ces espèces de tempérament , sont à la fois naturelles , acquises et composées : et tous les tempéramens possibles sont compris dans ces quatre classes. Si l'on étoit parti de là , dit *M. Lecler* , en peignant le caractère, les mœurs et les usages des hommes et des nations , nous aurions une aussi bonne histoire du monde moral, que nous en avons du monde physique. Au reste , on doit savoir qu'il ne faut jamais faire de remède, que l'on n'ait précédemment examiné la nature de son tempérament pour éviter d'en faire de contraires , et pour lui adapter le régime qui lui convient , sur-tout d'après l'avis d'un médecin éclairé.

TESTAMENT : On dit avec raison, que le moral d'un homme se connoît dans deux occasions essentielles de la vie, le mariage et le testament. Il est certain , que celui qui fait un mauvais mariage , est regardé dans le public comme un sot , et on traite de même celui qui fait un testament déraisonnable. Quand on sait exactement les dernières dispositions de quelqu'un , on juge si c'étoit une personne de bon

sens , ou bornée , ou passionnée , ou pusillanime , ou esclave de ses alentours , ou avare , ou
charitable ; car un testament est le miroir de la
pensée du testateur. Ses dernières volontés dé-
veloppent ses motifs , et le public les approuve
ou les blâme , selon qu'ils sont bons ou mauvais. Il décide si un père ou une mère écoutant
une aveugle prédilection a trop favorisé un de
ses enfans au détriment des autres , ou s'il a
consulté dans le partage de ses biens , le mérite , le talent , le bon ou le mauvais caractère de chacun d'eux : ou si dans le cas de sa
mort sans enfans , il n'a pas distingué convenablement parmi ses parens , ceux qui n'ont
pas négligé de lui être utiles d'avec ceux qui
ont été inactifs , ou quelquefois pis envers
lui (1). Au reste vouloir mourir sans testament,

---

(1) Peu de gens ignorent la maxime mentionnée
par plusieurs auteurs , qui dit au sujet des testamens:
*Nos vrais parens sont ceux qui nous rendent la vie
douce , sur-tout au déclin de nos jours , et nous devons
les récompenser.* Un livre intitulé : *Des effets de la
révolution* , fait voir en citant cette maxime , que ce
n'est que depuis la révolution , qu'il est des gens
qui prétendent , qu'un legs leur revient de droit
d'un testateur , par cela seul , que n'ayant pas d'enfans , ils sont les plus proches parens , malgré qu'ils
se dispensent d'avoir pour lui des attentions particu-
liéres , et qu'ils ne prennent pas même sa défense
dans l'occasion. Toute la base de la prétention de
ces égoïstes , se borne à des protestations d'attachement et à des politesses ordinaires. En ce cas , ajoute
l'auteur de cette réflexion : le testateur ne blesse pas
les droits de la nature , en ne faisant pas mention
dans son testament , de ces parens inutiles , soit
qu'ils soient riches ou non , qui ont éludé leurs devoirs envers lui. Il fait très-bien alors de leur préférer des parens plus éloignés ou des amis , (nous

c'est se laisser ainsi que les pauvres, à la discrétion de ses héritiers. Quelle fâcheuse insouciance! avoir au contraire intention de tester et ne pas y procéder en état de santé, c'est s'exposer ou à mourir sans testament, ou à tester lors de sa dernière maladie, pendant laquelle le moral n'est plus si bon. C'est une espèce de meurtre que de hazarder à une si fâcheuse époque, aucun de ces arrangemens qui exigent une mûre délibération, une entière liberté d'esprit et une vigueur que l'on n'a pas. On fait alors assez mal et contre ses volontés, en tout ou en partie, tandis qu'on ne devroit s'occuper que de soi, c'est-à-dire, de la grande affaire du salut.

TÊTE: Il est avantageux de s'accoutumer dès la jeunesse, à se laver souvent la tête pour en ouvrir les pores. C'est une erreur de croire qu'il y a du danger, soit à la laver, soit à la laisser ensuite exposée à l'air libre. On en ressent au contraire plus d'aise et de liberté dans la pensée. Les gens sédentaires ou studieux, doivent prendre la coutume de se promener la tête nue dans un air frais, ou même un peu froid, comme un moyen excellent de prévenir

---

ajoutons bien fâmés, et non incrédules) s'il en a, dont il ait reçu des services, et qui par des soins constans adoucissent sa vieillesse, étant alors très-louable de leur faire des dons particuliers pendant la vie, ou des legs dans des dispositions de dernière volonté. Nous croyons devoir ajouter à cette même réflexion, que cependant le premier intérêt d'un pareil testateur est de favoriser les pauvres; car en leur donnant, il se donne à lui-même, puisque le Dieu des Chrétiens s'est engagé de rendre au centuple, toutes les charités qu'on peut faire.

les maux provenant de l'inaction, ou de la trop grande application d'esprit. L'effusion de l'eau est un remède efficace contre l'abondance du sang vers cette partie, sur-tout lorsqu'on est sujet à des maux de tête, à des vertiges et encore plus, lorsqu'on est menacé d'apoplexie. C'est là un bon moyen de se fortifier la tête, en s'accoutumant à la laisser exposée à l'air libre ; et plus on réitère ce procédé, plus on éprouve de liberté dans les facultés intellectuelles : aussi les gens d'étude ne sauroient trop s'éponger la tête avec de l'eau en y mêlant un peu d'eau spiritueuse. *Helmont* mettoit encore dans le plus grand âge, sa tête sous la pompe de son jardin pour la baigner ainsi journellement : et par cette habitude contractée dans le bas âge, il n'eut de sa vie, qui fut fort longue, ni fluxion, ni migraine. *Les auteurs hygiénistes* ne s'en tiennent pas seulement à ce qui vient d'être dit ; ils ont d'ailleurs pour principe, qu'il faut se tenir la tête fraîche et les pieds chauds, et qu'on ne doit porter que des perruques légères. Quant aux chapeaux, ils disent qu'il faut toujours les choisir légers, et ne se servir en été que des chapeaux de paille noire, selon l'usage de bien de pays méridionaux ; mais qu'on peut les couvrir d'un taffetas noir pour les rendre parans. Au reste, ils recommandent aux pères et mères, d'accoutumer leurs fils et leur filles à ne pas avoir leur tête couverte : enfin, ils veulent que tous les hommes qui portent des chapeaux, les quittent dès qu'ils entrent dans toute maison, et qu'ils ne les reprennent qu'en sortant en plein air.

TRANSPIRATION : Lisez *le bon Traité d'Hygiène, appliqué à la thérapeutique par M. Barbier*, et vous observerez avec lui, que pendant les trois heures qui suivent le repas, le corps transpire peu ; que pendant les cinq heures qui succèdent, cette excrétion se fait mieux sentir, qu'ensuite elle diminue jusqu'à ce que l'on prenne de nouveaux alimens, d'où il conclud, que l'exercice après le repas, force une transpiration qui ne devroit pas arriver sitôt, ce qui devient nuisible, à moins d'avoir une excellente constitution. Cet auteur nous dit encore que les passions tristes diminuent la transpiration, tandis que celles d'une nature excitante ou égayante en procure une bienfaisante, ainsi que l'exercice et la grande propreté. Enfin autant la transpiration est avantageuse pour la santé, quand elle est modérée, autant elle exige que l'on consulte un médecin quand elle est excessive, sur-tout pendant la nuit. *V. à la seconde Partie, Transpiration.*

TRISTESSE : Maladie morale, qui occasionne un relâchement général dans toutes les fibres : les mouvemens languissent, la digestion et la nutrition ne se font guères. Les humeurs croupissent et s'épaississent, et de là viennent diverses maladies, qui finissent par conduire au tombeau. Or, pour éviter ce malheur, il faut calmer les troubles de la tristesse, en combattant l'objet qui les cause, et en lui en présentant d'autres qui le détournent et l'éloignent insensiblement de celui-là ; véritable remède moral à employer en pareil cas (1). *Voyez Amusement, Chagrin, Consolation.*

______

(1) *Le fameux Bernardin de St. Pierre* dit : L'homme a beau s'environner de jouissances, si le sentiment de la religion disparoît de son cœur, l'ennui s'en empare, il tombe dans *la tristesse*, ensuite dans la mélancolie, sur-tout dans ses vieux jours, où un désespoir secret l'attend.

TUTOIEMENT : Maladie morale , dont *Jean-Jacques Rousseau* répandit le premier venin , et qui entra ensuite dans le plan des prétendus *amis de l'égalité*. On sait assez, que *le fameux Mallet du Pan* osa en faire la critique , en disant , dans son dernier numéro , que le tutoiement général étoit vraiment digne d'une république *populacière* , terme dont la création et l'emploi lui valurent un mandat d'arrêt , ou il échappa en fuyant en Angleterre. Il étoit réservé à cette époque désastreuse , d'introduire un moyen si capable d'anéantir le respect dû aux pères et aux mères de la part de leurs enfans ; et quelle plus grande opposition au commandement divin , qui leur ordonne : *Honorez vos pères et mères !* D'ailleurs, quoi de plus contraire à la saine morale et même au bon sens ! Aussi les personnes qui ont une certaine éducation et de la délicatesse dans les sentimens , ne tolèrent le tutoiement de la part de leurs enfans , que jusqu'à l'arrivée de leur septième année , et ce n'est guères que parmi le peuple que l'on voit continuer au-delà de cet âge cette mauvaise habitude. Quelle indécence , lorsqu'on rencontre une fille de seize ans tutoyer son père âgé de trente-six ans ! En un mot la familiarité de tutoyer les auteurs de ses jours , est sujette à trop d'inconvéniens. Il n'en est pas de même du tutoiement entre maris et femmes ; car il a été toujours regardé comme une preuve de leur bonne intelligence ; aussi s'aperçoit-on qu'il y a du froid parmi eux quand ils se disent *vous*. On doit remarquer à ce sujet, que les maris qui travaillent journellement en présence de leurs femmes, ont occasion de se contrarier quelquefois, même pour des riens , et sont par là moins heureux dans leurs ménages , que ceux qui sont dans le cas de travailler loin d'elles. En effet, ceux-ci se voyant moins avec leurs femmes, vivent presque toujours de meilleur accord avec elles, et leur moral et leur physique s'en trouve mieux réciproquement.

VAPEURS : Une lettre de *M. Vic d'Azir*, médecin de Montpellier à un vaporeux, portait : Je n'ai d'autre remède à vous prescrire que de n'être jamais seul, de manger peu et souvent, de vous promener à cheval, en voiture, en bateau, de ne pas marcher beaucoup, d'éviter toute sorte d'épuisemens, soit de corps, soit d'esprit, et sur-tout de vous amuser avec des personnes gaies ; car dans ces maux là, on tire plus de secours des autres que de soi-même. *Voyez Chagrin*, *Mélancolie* (1).

VEILLES : Quand on veille pendant la nuit, on nuit beaucoup à son sang et à ses nerfs. Les veilles en usent les forces, donnent aussi des maux de tête, des vertiges, des fièvres, et selon *le docteur Withering*, elles rendent même susceptibles de passions violentes.

____

(1) *Le célèbre médecin Falconet*, dit avoir été mandé auprès d'une riche veuve de 21 ans d'une beauté robuste qui lui dit : J'ai des nerfs, un rien m'affecte ; j'ai des crises de vapeurs telles que je renvoyai hier ma femme-de-chambre presque sans sujet, et cependant j'ai bon appetit ; je dors bien, et je crois que l'exercice de ma voiture m'est avantageux. Le médecin tout en se moquant intérieurement d'elle, lui dit : Madame, vos maux ne viennent que de trop de santé, quelques médecines vous en guériront. Ah ! M. lui répondit-elle, je n'en ai pris de ma vie. Eh bien, lui répliqua-t-il, en étouffant de rire : Vous commencerez, et il s'en fut ; mais il entendit qu'elle disoit à sa sœur : Ah ! le sot homme avec ses médecines.

VIEILLESSE : On sait qu'elle est, de toutes les causes qui abrégent la vie, la cause la
plus inévitable ; aussi *Sakespeare* l'appelle un
voleur caché. On ne peut donc la prévenir, mais
on peut la retarder et la consoler. Il faut à mesure que l'on vieillit, s'accoutumer à un certain
ordre dans les opérations de la vie. Le manger,
le boire, le sommeil, l'exercice, le repos et
les évacuations, tout doit être réglé et se suc-
céder toujours dans le même ordre ; car une
habitude mécanique pour les fonctions de la
vie pendant cette période, contribue beaucoup
à la prolonger. La vieillesse est sèche et froide,
aussi doit-on tâcher de la retarder par un bon
régime, en entretenant la souplesse des fibres.
On doit commencer par bannir toutes les
substances capables d'endurcir les solides, et
par conséquent tous les alimens échauffans et
les liqueurs fortes. On doit exclure tout exercice violent, ainsi que les passions vives. On
doit prescrire des alimens délayans, pris à grands
intervalles et en petite quantité. Le vin doit être
pris modérément ; il doit être léger, contenant
peu d'esprit. Les fruits savoneux et bien mûrs
sont avantageux. Le lait et les végétaux sont
propres à fortifier l'estomac. La boisson peut
être faite avec une décoction de miel, pour
fondre et diviser les liqueurs épaissies. On ne
doit faire usage que du pain bien fermenté et
bien cuit. On doit rejeter les chairs salées.
Bacon conseille aux vieillards d'observer un régime léger, mais nourrissant et modéré, afin
d'épargner les organes de la digestion. Il leur
conseille aussi de recourir aux frictions, aux
bains fortifians, aux fomentations et autres remèdes extérieurs, qui agissent sur le système
absorbant. L'eau des bains doit être tiède pour

augmenter la chaleur naturelle pour faciliter les secrétions, sur-tout celles de la peau, et à l'effet de diminuer la sècheresse et la roideur de toute la machine. Il ne faut pas que les vieillards en prennent une quantité, parce qu'ils pourroient les affoiblir. Ils peuvent d'ailleurs se servir avec succès de baumes odoriférans et fortifians, pour diminuer la roideur et conserver la mollesse de la peau. Leur exercice doit être modéré, afin que le peu de chaleur qu'ils ont ne se dissipe. Ils ne doivent pas se laisser aller à un trop long sommeil, pour éviter la suppression de la transpiration. Ils doivent éviter les grandes évacuations, ainsi que l'échauffement qui pourroit les disposer à des sueurs affoiblissantes. Ils doivent aussi ne prendre des purgatifs que dans un besoin extrême, parce qu'ils dessèchent leur sang. Ils doivent porter toujours sur eux quelque odeur, car elles réjouissent merveilleusement le cœur et les esprits. Il faut qu'ils habitent les villes, par la seule raison de se procurer des secours plus prompts et meilleurs : *Beati senes qui habitant urbes.* Ils doivent aussi faire en sorte dans l'hiver, d'habiter un endroit qui ne soit pas trop froid, et respirer le plus possible, un air pur et serein, même quand ils sont en voiture ; manière d'être qui leur est si salutaire. Au reste les travaux de l'esprit dessèchant encore plus que ceux du corps, doivent être défendus aux vieillards. Ils doivent même lire peu, mais se faire lire des livres consolans, comme celui du *Traité de Senectute de Cicéron,* sans dédaigner les feuilles périodiques ; il doivent se procurer une société agréable et des amusemens innocens. *Voyez Amusemens.* Les distractions si nécessaires à cet âge, ne doivent pas leur faire perdre de vue qu'ils doivent s'acquitter avec plus d'exactitude que jamais de leurs devoirs de religion, et assister autant qu'ils le peuvent aux augustes cérémonies du culte, dont la pompe et la majesté jointe à la mélodie des voix et à l'harmonie qui les accompagne, ne peuvent que produire d'heureux effets sur leur esprit autant que sur leur corps.

VENGEANCE : Maladie morale, qui n'atteint que de mauvais chrétiens. Une fois que cette passion a pris possession de leur cœur, ils se livrent à une fureur opiniâtre jusqu'à ce qu'ils se soient vengés. Il est même des vindicatifs acharnés au point de n'être pas contens de s'être vengés une fois, mais qui cherchent à redoubler leur vengeance. Ne seront-ils jamais convaincus que toute vengeance est illégitime, que Dieu s'en est réservé le droit ? *Mihi vindicta.* Que d'ailleurs rien ne décèle plus de bassesse que de se venger, et au contraire plus de générosité et de véritable grandeur d'ame que le pardon des injures ; en savoir profiter et en conduire mieux ses affaires, est la plus belle vengeance qu'on puisse prendre de ses ennemis. Il faut d'ailleurs être retenu sur la vengeance ; s'il est quelquefois utile de se faire craindre, il est toujours dangereux de se venger. Rien de plus foible que de faire tout le mal qu'on peut faire. Combien sont respectables ces personnes si rares et pleines de l'esprit de charité qui emploient leur temps, leur éloquence à réconcilier des ennemis, qui même les invitent à un petit regal pour cimenter leur réunion : excellent remède moral contre la vengeance. *Voyez Envie, Passion.*

VENTS : On lit dans *Suetone*, que *l'empereur Claude* donna *un édit,* qui permettoit à cha-

cun de ses sujets de lâcher des vents en quel
lieu que ce fût, parce que son médecin lui
avoua, que le favori dont il pleuroit la perte,
n'étoit mort que pour avoir pris l'habitude, par
un scrupule de bienséance, de retenir toujours
les vents auxquels il étoit sujet. *Voyez en la
sconde Partie, Vents et leurs remèdes.*

VERTU : Elle est une force morale qui nous
fait dompter nos passions et nos penchans, sitôt
que le devoir ou l'honneur l'ordonne. Elle est
le patrimoine d'une ame forte par sa volonté.
La vertu est la vraie pierre philosophale, puisqu'elle enrichit pour jamais. *Marivaux* nous dit :
Il faut que la terre soit un séjour bien étranger
pour la vertu ; car la persécution y est ordinairement son partage. Nous ajoutons, qu'aussi
les personnes vertueuses sont rares ; mais que
celles qui se bornent à estimer la vertu ne le sont
pas. *Platon* prétend que la vertu morale est une,
mais qu'elle a diverses espèces, ou parties qui ont
une telle liaison entr'elles, que l'on ne peut pécher
contre l'une sans manquer à l'autre. Enfin selon le
dire de *J. J. Rousseau*, les personnes vertueuses
savourent avec délices les plaisirs innocens, (tels
sont ceux décrits à l'article *Amusemens*), parce
qu'ils sont permis, comme lors d'un chagrin,
tandis que les autres en ayant perdu le goût,
les dédaignent et se laissent entraîner dans une
mélancolie qui mine leur tempérament. *Voyez
Passions, Piété.*

VIN : Le savant *Horstius* dit, que le vin est
une boisson convenable en ce qu'elle contient
un phlegme qui humecte, un esprit qui ré-
chauffe, un soufre qui nourrit, et qu'elle a plus
de rapport avec notre nature que l'eau simple ;
aussi *Rogers* dit avoir vu des personnes attaquées de fièvre pour ne boire que de l'eau avec

- les viandes qu'elles mangeoient. L'usage modéré du vin sert de contre-poison aux viandes ; car il empêche par son acide l'alcali-volatil de se développer. Ce n'est pas pourtant que des buveurs d'eau ne s'en trouvent bien, lorsque cette boisson est bien analogue à leur tempérament ; ils doivent pourtant dans un certain âge s'accoutumer peu à peu au vin, comme étant nécessaire à la vieillesse. *Voyez Ivresse*, et *à la seconde Partie , Vin.*

VOYAGES : Les personnes qui sont dans le cas de voyager souvent commodément, et qui se refusent à des excès où engagent certains voyageurs, ne peuvent que jouir d'une bonne santé ; car les voyages leur sont extrêmement avantageux , et selon *le Traité de l'Expérience de M. Zimmermann*, ils procurent une vie fort longue.

VUE : Voici *un précis des conseils des Hygiénistes* pour la conservation de la vue , en commençant par *le traducteur de l'Ecole de Salerne.* Il vous dit :

Pour conserver vos yeux, quand vous leur faites voir
La verdure des champs , l'eau coulante, un miroir,
    Tel aspect leur est salutaire ;
Variez ces objets , offrez leur pour bien faire,
Des coteaux le matin et des ruisseaux le soir.

Quand on s'éveille , il ne faut pas exposer ses yeux à un certain jour, ni même à une certaine lumière ; il faut donc s'y accoutumer peu à peu. On ne doit pas pendant l'aurore , le crépuscule ou clair de la lune, lire ou écrire , ni en plein air ni au grand jour , mais à un jour modéré par un rideau. Un bureau doit être placé de manière, que la fenêtre qu'on ne doit pas tenir ouvette soit à gauche, et que la main droite ne jette pas d'ombre sur le papier ; il ne doit pas être trop près d'une angle de la pièce , parce qu'alors on a un jour peu favorable , et on ne doit pas s'asseoir trop près du mur , ce qui est préjudiciable aux yeux. Il est certain que les yeux fatiguent moins en écrivant qu'en lisant. On ne doit pas quand on lit ou écrit à la lumière s'y placer en face , il faut prendre une direction latérale. On doit prendre alors deux chandelles , placées de manière que leur flamme ne soit ni trop haute ni trop basse pour les yeux. Un bureau doit être obliquement placé , pour que la poitrine et les yeux fatiguent moins. La plus utile défense des yeux contre la lumière des chandelles ou des lampes , est un écran plat de 2 ou 3 pouces sur le front , ou même un chapeau rond d'un bord assez large. Une lampe brûlant avec moins d'ardeur et de fumée possible , est préférable et moins fatigante pour les yeux que les bougies même (1). Plus un livre est attrayant , plus on est porté à en continuer la lecture ; il faut au contraire laisser reposer ses yeux par intervalles. Il est plus aisé de lire sa propre écriture que celle d'un autre. Quand on veut écrire d'une manière bien distincte , ou quand on se sert d'un papier bien lustré , ou quand on copie l'écriture d'un autre , la vue est plus affectée que par la lecture. Si l'on se promène dans une pièce éclairée par une lumière , il faut la placer au milieu de la pièce pour l'éclairer plus uniformément , ou bien la suspendre plus haut que l'ombre du corps. Lorsqu'on veut avoir de la lumière pendant la

---

(1) Telles sont les lampes inventées en Suisse *par le sieur Dargen* , qui en a un dépôt à Paris.

nuit , il faut la placer dans une pièce voisine ,
du moins dans la cheminée ; il est dangereux
pour la vue , de rester le soir des heures entiè-
res sans lumière. Pour se mettre à l'abri de la
la poussière , des vents froids et des rayons du
soleil , il est très-utile aux vues délicates , sur-
tout des personnes du sexe , de porter un voile
vert à une distance qui laisse aux yeux leur
libre mouvement et qui ne les tienne pas chauds.
Les entoques en verre dont quelques voyageurs se servent sont nuisibles aux yeux , à
moins qu'il n'y ait, autour de petits trous
par lesquels l'air puisse entrer. Le bain d'eau
froide et pure fortifie les yeux , mais il ne faut
pas l'employer au-delà de trois par jour, et
jamais immédiatement après son lever , mais
lorsque leur humidité a été parfaitement éva-
cuée. Ce bain froid est mieux placé après le
dîner et après le souper , temps ou les yeux en
ont plus besoin. Il faut non-seulement baigner
les yeux ou les laver , mais encore le front, le
derrière des oreilles ; de temps en temps la
tête , sur-tout la lèvre supérieure. On doit les
laver promptement et les essuyer avec précaution : une éponge saturée d'eau est préférable.
Il faut la tremper plusieurs fois dans l'eau froide
en tenant la tête renversée ; et pendant l'opération remuer bien doucement et ouvrir ensuite les
yeux avec précaution. Le bain des yeux dans
de petits verres est moins bon , parce que l'eau
devient bientôt tiède. Après le bain des yeux
comme après le repas , il est bon pour la vue
de rester en plein air , et diriger ses regards
sur la verdure ; tout exercice des yeux après le
repas est nuisible et à la vue et à la digestion.
On ne doit pas suspendre pendant plusieurs
jours l'exercice des yeux , trop de repos leur

nuit. Les cheveux rabattus sur le front aident à la vue. Les exhalaisons des latrines, des écuries, ou d'un poêle qui donne quelque odeur leur sont nuisibles, de même qu'un trop long sommeil. Les tribunes des églises, les hautes loges des salles sont préjudiciables à la vue. Lorsqu'il arrive un orage, ou un temps pluvieux ou brumeux, ou quand on est sur un terrain froid ou humide, ou sous un habillement trop léger, et sur-tout quand on porte des souliers trop minces on à la vue plus foide. Il faut choisir des lunettes qui donnent la meilleure et la plus claire vision. Une pratique nuisible est de se servir d'autres lunettes que celles auxquelles on est accoutumé, car il faut qu'elles soient bien appropriées. Quoique les lunettes vertes soient convenables, on ne peut les recommander indistinctement à des yeux foibles, parce qu'elles obscurcissent les objets : et si les objets blancs paroissent un peu rouges, il ne faut pas s'en servir. L'usage d'un seul verre accoutume trop à négliger l'un des yeux : l'usage des verres qui grossissent les objets est dangereux, lorsqu'on ne se sert que d'un œil et qu'on ferme l'autre. Toutes les fois qu'on est devant une cheminée où brille un certain feu, il faut en éviter la vue en prenant un écran, à défaut on doit se servir de son chapeau : toutes les fois qu'on entre dans sa maison ou dans une autre, il faut quitter son chapeau pour ne le remettre sur la tête qu'en sortant. Il faut rester le moins que l'on peut dans une pièce trop éclairée, ou qui renferme des objets éblouissant comme très-nuisibles à la vue. La couleur d'un vert pâle est la meilleure pour les yeux, aussi une salle dont les murs sont d'un pareil vert sans peinture, est très-propre à la conservation des yeux. Exposer ses yeux à la vapeur d'un bon café, les exposer aussi à un vent modéré, leur est aussi utile qu'un air pur et frais. L'application de l'électricité leur est avantageuse. La promenade à pied et non à cheval, mais encore plus en voiture, est favorable aux yeux. Au reste c'est une consosolation, assurent *les Hygiénistes oculistes*, de savoir qu'une foiblesse de vue long-temps continuée, est rarement l'avant coureur d'un aveuglement total. Terminons en disant, qu'il est des gens qui, ayant la vue foible, l'ont perdue sur-tout à l'époque de leur vieillesse, faute de s'être instruits sur tant de ménagemens à garder pour la conservation de leur vue. *Voyez Mal aux yeux à la seconde Partie.*

URINES : Article auquel il faut faire grande attention quand elles pèchent, soit en plus, soit en moins. Comme leur libre évacuation prévient et guérit plusieurs maladies, il faut les exciter et éviter tout ce qui peut les supprimer en tout ou en partie ; effet que produisent la vie sédentaire, les lits mollets et chauds, les alimens de nature sèche et échauffante, les liqueurs, le trop de vin, etc. Quant à la trop grande abondance des urines, elle peut être causée par des boissons aqueuses et foibles, par un trop grand usage des sels alcalis, par tout ce qui peut irriter les reins et dissoudre le sang. Il est nécessaire d'être instruit, qu'il est nuisible de se présenter trop souvent pour uriner, c'est-à-dire, avant qu'il ne se soit accumulé une certaine quantité d'urine. Il ne faut pas se laisser aller aux légères envies d'uriner, mais attendre un vrai besoin. *Voyez Retenir l'urine mal à propos*, qui est l'excès du contraire. Au reste le fameux *Traité des maladies urinaires de* **M.**

Chopart, nous apprend que la plupart des personnes en urinant, ne font pas attention que dès que le jet de leurs urines a cessé, il reste pourtant quelques gouttes à sortir, et que faute d'avoir un moment de patience pour cette sortie, elles retournent dans la vessie, ce qui l'affoiblit et cause, par suite d'une pareille négligence, des paresses d'uriner, et amène la paralysie dans un âge avancé. Ce grand chirurgien avertit aussi ses lecteurs, que si le besoin d'uriner leur survient lorsqu'ils sont assis ou en sortant du lit, ils ne doivent aussi le satisfaire qu'après avoir fait un tour dans l'appartement. Il veut aussi qu'à moins d'être malade, on n'urine pas pendant la nuit en restant couché, soit au moyen du pot-de-chambre ou d'une bouteille à ce destinée ; mais il exige qu'on se mette à genoux sur son lit, et qu'après un peu de mouvement on urine. Il attribue bien des maladies de la vessie à quelqu'un de ces défauts de précaution.

USURE: Maladie morale des plus honteuses, aussi la cache-t-on et cherche-t-on à s'en excuser lorsqu'elle se laisse découvrir. Cette passion étoit autrefois le patrimoine des juifs, mais depuis la révolution, b en des chrétiens les ont remplacés dans les conventions usuraires (1).

______

(1) A Montpellier, un célibataire qui avoit reçu de bons principes de religion, les oublia à l'âge de 40 ans en devenant usurier, sous prétexte d'avoir été dépouillé dans la révolution de presque toute sa fortune, ne lui étant resté que quelque argent comptant qu'il avoit enfoui : et c'est avec ce numéraire qu'il fit l'usure. Elle lui réussit si bien, qu'arrivé à l'année dernière il se trouva riche ; mais il lui survint une maladie d'épuisement qui le conduisit peu à peu au tombeau. Ayant eu le temps pendant sa longue maladie, de faire de sérieuses réflexions au su-

Ces excès ont exigé qu'une loi vint les réprimer : eh , combien pourtant qui n'ourdissent pas moins dans les ténèbres des complots usuraires (1) ! Combien, qui pourvu qu'ils déclinent la peine ne rougissent pas de commettre ce crime ! Cependant il en est toujours quelqu'un, qui malgré ses ruses raffinées se laisse atteindre par la justice qui lui fait rendre gorge : excellent remède moral pour ces vils usuriers. Mais sans être de cette classe criminelle, n'y a-t-il pas des gens qui ne croient pas se charger la conscience en traitant comme les négocians au cours de la place, tandis qu'ils ne peuvent prêter qu'au taux du prince ? Ils devroient bien s'y réduire pour n'avoir pas à se reprocher la moindre usure.

jet de tant de fonds par lui mal acquis en usurant, et voyant par tout ce dont il se rappeloit de sa religion, et tout ce que lui confirmoient des gens religieux, qu'il ne parviendroit pas à se sauver s'il ne restituoit pas ; il se détermine à faire une restitution des plus complètes et le mieux qu'il lui fut possible envers ceux qu'il avoit usuré ; mais il ne cessoit de dire : j'ai été un grand fou de m'être donné tant de peines pour devenir criminellement riche, puisque je n'ai été vraiment que le procureur de ceux que j'ai pressurés , dès que je leur rends à présent fonds et intérêts ! Raisonnement frappant, capable d'ouvrir les yeux à tout usurier non incrédule , et de le faire renoncer au souci qu'il se donne pour grossir sa fortune , puisqu'il faudra qu'il restitue s'il veut éviter la punition éternelle.

(1) Combien sont recommandables ces administrateurs de Mont-de-Piété, si prévoyans dans leur sage attention à ne prêter qu'à des personnes reconnues être dans le besoin , qui seroient forcées à recourir à des usuriers, et à éloigner ceux-ci qui tentent même sous des noms empruntés , de se faire prêter pour leur infâme commerce , vu la médiocrité de l'intérêt qu'exigent les Monts-de-Piété.

FIN DE LA PREMIÈRE PARTIE.

LA SCIENCE
DE LA SANTÉ.

Omnes homines artem medicam, et
virtutem alimentorum nosse opportet.
HYPOCRATES.

SECONDE PARTIE,

*Contenant en abrégé la propriété des Alimens,
les vertus des Plantes, et des remèdes éprouvés
dans les maux qui n'exigent pas le secours
des gens de l'art.*

ABRICOTS: Ce fruit est cordial, pectoral et il provoque l'appétit. Mais comme il
donne des vents, et se tourne en acide dans certains estomacs, il faut le manger alors cuit
et sucré.

ABSYNTHE : La grande appelée *Romaine* est préférable. Elle fortifie l'estomac, aide à la digestion, excite l'urine, la sueur et purge la bile, étant prise en décoction. *Le vin d'Absynthe*, outre qu'il est fébrifuge, est d'un bon usage pour les estomacs foibles et pour les vieillards. Rien de plus aisé à faire. Prenez *une poignée de feuilles d'absynthe*, faites les infuser à froid dans *un litre de vin blanc* pendant 15 jours, ayant soin de bien remuer la bouteille matin et soir : passez ensuite et exprimez. Enfin conservez ce vin dans une bouteille que vous boucherez bien, et puis vous en userez au besoin.

ACCÈS DE FIÈVRE : Indépendamment du *kina* bien administré par le médecin, il faut promener à cheval ou en voiture, changer de chambre ou de lit, mais sur-tout changer d'air ; car tous ces moyens rivalisent avec les remèdes appropriés et l'emportent souvent. *Le médecin Barbier*, dans son *Traité d'Hygiène appliqué à la thérapeutique*, dit avoir guéri bien des fièvres intermittentes, en employant *la diète gélatineuse* à grande dose pendant un certain temps, en y associant *le sucre et le vin*. Le fameux *Ramazzini*, assure avoir guéri des laboureurs de la fièvre quarte pendant l'hiver, en leur faisant manger *de l'ail*, *des oignons* et boire par-dessus *de bon vin vieux*.

ACCIDENS ou ATTAQUES : *Voyez Apoplexie*.

ACIDES : Ce sont des médicamens antiputrides, rafraîchissans, stimulans, et bons par conséquent contre l'effervescence des humeurs et l'exaltation de la bile, sur-tout en été. On doit les choisir très-légers, et préférer ceux qu'on tire du règne animal et du règne végétal.

ACIDULES : On les recommande à ceux que tourmente un état de pléthore. Plusieurs auteurs remarquent, que les fruits acidules portent une influence sédative sur l'organe cérébral et sur le système nerveux, et que leur usage constant en été affoiblit l'homme moral et le rend plus indolent.

ACORUS AROMATICUS OFFICINARUM : Sa racine est céphalique, cordiale et stomachique. La dose est en infusion *d'une demi-once dans de bon vin rosé.* On en confit pour en donner la grosseur d'une noisette le matin à jeun pour fortifier l'estomac. On vend à cet effet *l'électuaire diacorum.*

AGNEAU : Sa chair est rafraîchissante, elle relâche et adoucit les humeurs. Elle est bonne à tout âge, excepté dans la vieillesse, l'agneau pouvant alors peser sur l'estomac.

AGNUS CASTUS : On se sert de sa feuille, de sa fleur, et de sa semence en poudre et en décoction pour exciter l'urine et chasser les vents.

AIGREURS : Elles exigent en général de boire de l'eau ; et si elles dépendent de l'atonie de l'estomac on peut boire du vin, mais modérément. La viande doit être la principale nourriture dans les aigreurs, qui exigent des absorbans, sur-tout de la *magnésie blanche ;* on en met une cuiller à café dans une tasse *de thé*, ou dans un peu d'eau pour en prendre après la digestion. *La thériaque* est aussi fort bonne contre les aigreurs.

AIL : L'usage modéré de cette racine excite l'appétit, consume les viscosités de l'estomac et le fortifie. L'ail pousse par la transpiration et par les urines. Il convient principalement dans les temps froids, sur-tout lorsqu'on abonde en humeurs. Il rend d'ailleurs la voix nette ; mais il incommode les vues foibles, lorsqu'on ne le mêle pas avec d'autres alimens.

ALLIAIRE : Plante qui fortifie l'estomac et excite l'urine ; on s'en sert en décoction.

ALKALI VOLATIL FLUOR ou AMMO-NIAQUE : On en fait respirer dans les évanouissemens, et on en donne 15 *à* 20 *gouttes* dans *un verre d'eau.*

ALKEKENGE ou COQUERET : Plante diurétique, fort usitée dans la rétention d'urine. On en fait infuser 7 *à* 8 *fruits* bien mûrs, dans *un verre de vin blanc.*

ALIMENS : Si l'on dit d'un homme en bonne santé : *Sanis omnia sana*, il ne doit pas pour cela être indifférent sur la nourriture qu'il prend, s'il aspire à vivre long-temps ; car on est sujet à commettre bien des erreurs, quant à la qualité et à la quantité, qui causent bien des indispositions. Il doit donc se mettre à même de connoître les qualités particulières des diverses espèces d'alimens, et les effets que peut produire leur emploi. En effet, les alimens exigent d'autant plus d'attention, qu'ils peuvent devenir la source de bien des maux, faute de bon choix : et si la trop grande quantité énerve l'estomac, leur mauvaise qualité n'est pas moins nuisible. Il faut donc à tout âge, et sur-tout lorsqu'on devient vieux, être très-attentif aux alimens dont on fait usage, et il est prudent d'avoir le bon ouvrage *du Traité des alimens en* 2 *volumes*, ou du moins le présent abrégé, pour les consulter de temps en temps, et sur-tout lorsque vous éprouverez, que les alimens que vous avez pris, vous ont donné du mal aise. Au reste, il n'est pas aisé de fixer d'une manière exacte, la quantité d'alimens qui convient à chaque âge, la meilleure règle est d'éviter les extrêmes ; la faim et la soif doivent guider la quantité d'alimens et de boissons. Mais combien de gens qui ne savent pas distinguer le véritable appétit, d'avec celui que donnent les assaisonnemens ? L'expérience nous apprend, que les personnes qui se sont contentées d'une certaine nourriture simple, et sans trop d'apprêts de cuisine, sont celles qui ont poussé plus loin leur carrière. Une bonne coutume est d'éviter le mélange de trop d'alimens, et de ne jamais se permettre plus de trois plats dans un repas ; comme aussi de ne manger de la viande qu'une seule fois dans 24 heures. Au reste, les alimens ne doivent être ni trop secs ni trop aqueux. Ils ont besoin seulement pour les vieillards d'être stimulans, comme *le sel*, *le poivre*, etc. Ceux qui abondent en sang, doivent être scrupuleux dans l'usage des nourritures trop succulentes. Ceux qui abondent en graisse, doivent éviter les substances grasses et huileuses. Ceux qui sont maigres, doivent éviter les alimens d'une nature astringente. Ceux qui sont foibles, doivent éviter les alimens visqueux. D'ailleurs les alimens des gens vieux doivent être légers et plus délayans, que ceux des personnes du moyen âge. Finalement on doit toujours se rappeler que *Celse* a dit, que la nourriture donnée à propos, est un des meilleurs remèdes à employer, et que les fastes de la médecine renferment une foule d'observations, qui signalent les vertus curatives des matières alimentaires. *Voyez Manger en la première Partie.*

AMANDES : Elles sont pectorales, adoucissantes et restaurantes. Elles excitent les crachats, et nettoyent les voies urinaires ; mais elles se digèrent difficilement , et causent quelquefois des maux de tête. Au reste *le lait d'amande* , convient dans les ardeurs d'urine et dans les insomnies.

AMERS : Leur usage est indiqué dans les maladies qui dépendent du relâchement , et de l'atonie des solides , de l'épaississement et de la viscosité des liquides. On les donne en infusion, ou en décoction dans *du vin* ou *de l'eau*, ou bien *en essence* ou *en extrait*.

AMERTUMES : Elles viennent ordinairement de la dépravation de la bile , et de ses réflux vers l'estomac. *Voyez Foiblesse d'estomac, Indigestion.*

ANCHOIX : Ils excitent l'appétit , ils fortifient l'estomac des gens vieux.

ANGELIQUE: Son infusion vineuse est très-stomachique , et a un goût aromatique fort agréable. Pour la faire , on met *demi-once de sa racine* dans *un litre de bon vin* pendant 48 heures. La racine est d'ailleurs cordiale , sudorifique , céphalique et carminative , prise en infusion. Sa décoction légère facilite l'expectoration dans la toux , causée par le froid et par une pituite visqueuse. *On confit en sucre la racine et les tiges ; sa liqueur* est considérée la plus innocente de toutes.

ANIS : C'est une plante pectorale , cordiale , stomachique et bonne contre les vers , enfin favorable aux yeux. On en met dans *le café* pour empêcher de relâcher ; aussi *la liqueur d'anis* est elle bonne dans le relâchement de l'estomac , et non quand il y a tension. Elle convient fort aux vieux. On doit préférer l'anis le plus doux , c'est toujours le meilleur, selon *l'école de Salerne.*

APHTES : L'application d'une petite pierre de vitriol sur les petits ulcères dans la bouche,

venant

venant souvent d'avoir bu dans un verre mal rincé, suffit pour les détruire en en usant plusieurs fois par jour.

APOPLEXIE : Les personnes qui en sont menacées, doivent user d'alimens mucilagineux. Les farineux leur sont contraires, ainsi que les alimens sucrés et les œufs, parce qu'ils donnent une constitution pléthorique. Pour se préserver de l'apoplexie, on peut prendre le matin à jeun, *une pincée de semence de moutarde*, soit seule, soit dans quelque véhicule approprié. On peut aussi tous les soirs en se couchant, s'envelopper le cou d'un linge fin et clair rempli *de sel commun*. L'herbe d'*alleluia*, mêlée dans les boissons, est aussi indiquée. Les gens replets, plus sujets à l'apoplexie que les gens maigres, font bien de prendre à jeun *une tasse de café*, et de s'en permettre une autre en sortant de dîner, après quoi ils peuvent boire un petit verre *de liqueur de cassis*, réputé préservatif. Ils doivent d'ailleurs *se faire raser souvent la tête, et la laver tous les jours avec de l'eau froide*, où l'on jette *un quart d'eau-de-vie camphrée*, ou quelques gouttes *d'eau de la reine d'Hongrie*, ou *d'esprit de lavande*. La saignée réussit presque toujours dans l'apoplexie, lorsqu'elle arrive après la première digestion d'un repas ; aussi M. *Brouillard, médecin d'Avignon*, quoiqu'âgé de 80 ans, se faisoit tirer un peu de sang, lorsqu'il se sentoit lourd à craindre un accident, et il s'en trouvoit bien. M. *Fizes, fameux médecin de Montpellier*, disoit toujours n'avoir jamais été appelé la nuit pour des apoplectiques, que lorsqu'ils avoient soupé. On doit se procurer un bon ouvrage, intitulé : *Observations sur la nature et le traitement de l'apoplexie, et sur les moyens de la prévenir, par M.*

I

Portal, professeur en médecine, 1 vol. in-8°.; à Paris, chez Gronchard 1811. Voyez Eau des Carmes, Diette, Régime.

APPÉTIT : *Voyez Alimens et Repas, Sobriété, en la première Partie.*

ARMOISE : Sa plante est fortifiante, bonne contre les spasmes, et contre la retention d'urine. On s'en sert intérieurement et extérieurement.

ARRÊTE-BŒUF : Sa plante est recommandée dans la retention d'urine. On fait une eau distillée de toute la plante avec sa racine. On en fait aussi *un extrait* et *un sel*, qui sont autant de puissans diurétiques.

ARTICHAUDS : C'est un aliment cordial, apéritif, qui purifie la masse du sang et nourrit beaucoup. Il convient aux mélancoliques et aux vieillards, mais étant cuits.

ASPERGES : Elles sont stomachiques, apéritives, et bonnes aux phlegmatiques et aux mélancoliques.

ASSA FÆTIDA : Substance gommo-resineuse, employée dans l'asthme humoral, dans la mélancolie, la syncope, les vents, dans l'affection histérique, et dans l'hypocondriaque.

ASSAISONNEMENS : Il n'est que trop vrai, que l'art du cuisinier rend souvent mal sains plusieurs alimens, qui ne le seroient pas de leur nature. Rapprocher plusieurs ingrédiens, de différentes espèces pour faire un ragoût piquant ou une soupe succulente, c'est nuire à la santé. Les assaisonnemens de haut goût ne sont propres qu'à exciter la gourmandise : ils ne peuvent être tolérés, qu'envers les personnes dont l'estomac a les fibres lâches, et dont l'action n'est pas animée par le mouvement. Tels sont les vieillards qui ont besoin de stimulans, qui les tirent de leur engourdissement, comme sont *le sel*, *le poivre*, etc.

ASSOUPISSEMENT : Ce qui y donne lieu, c'est 1°. un air lourd et pesant. 2°. Un grand appétit. 3°. D'avoir bu un peu plus de vin qu'à l'ordinaire. 4°. Un défaut d'exercice et de transpiration. 5°. L'état d'indolence et d'inertie de l'ame. *Le café* et *le thé* sont indiqués en pareils cas ; comme aussi *le camphre* en forme de thé, et enfin *les fleurs de la véronique mâle*, *rampante*, *vulgaire*, qui est encore diurétique.

AUNÉE ou ENULA CAMPANA: Plante béchique, sudorifique, anti-mélancolique, et salutaire pour l'estomac.

AVOINE : Plante astringente, adoucissante, pectorale. On s'en sert intérieurement et extérieurement. On fait avec de l'avoine mondée, séchée au four, et réduite en une farine grossière, qu'on appelle *gruau*, des crêmes, ainsi que des bouillons, qui sont assez sains et plus nourrissans, que ceux faits avec le gruau d'orge.

BAINS : L'usage des bains domestiques ou de propreté, est trop négligé chez la plupart des gens ; cependant quel meilleur spécifique pour adoucir les affections du corps et de l'esprit ? Le bain ne sert pas seulement à nettoyer la peau, à la rendre plus apte à exécuter ses fonctions : il rafraîchit aussi l'esprit, il répand sur tout le système nerveux, une sensation d'aise, d'activité et de plaisir. Il entretient dans nos organes intérieurs, cette admirable harmonie, qui contribue tant à notre santé et à notre bonheur. Une personne fatiguée ou accablée des peines d'esprit et de corps, trouve plus de rafraîchissement dans le bain, y noie plus efficacement ses inquiétudes et ses soucis, que dans de copieuses libations à

Bacchus. Le bain prolonge la jeunesse, en conservant aux membres leur mollesse et leur souplesse, et donne de la flexibilité aux articulations ; il entretient aussi la beauté. Il retarde puissamment la vieillesse, qui épuise par degrés les humeurs, et enlève aux différentes parties du corps leur élasticité. Quelle erreur de la part des gens non âgés, en croyant que le bain tiède affoiblit et relâche le corps, il ne produit cet effet, que lorsqu'il excède la température du sang ; il faut qu'il soit *du 10 au 15 de grés de Reaumur.* Il est alors restaurant, et indiqué dans les maux de nerfs et les spasmes. Quant *aux bains chauds*, ils sont ordinairement nuisibles. *Hypocrate* a établi à cet égard, une règle essentielle, en disant : Le bain chaud fortifie, si la chaleur naturelle du corps est plus grande que celle du bain. Il affoiblit s'il est plus chaud que la chaleur du corps. *Short* dit d'un autre côté, quant au bain froid, qu'on connoît son bon effet à la chaleur qui succède au froid, ainsi qu'à la rougeur et à la sueur légère. On doit d'ailleurs s'abstenir du bain, si l'on reste avec un sentiment de froid après en être sorti. Au reste, l'on ne doit pas se baigner lorsqu'on a très-chaud, ou l'estomac chargé d'alimens, ou mal à la tête ; il faut refroidir le bain peu à peu avant d'en sortir. Il est bon avant d'y entrer, de se frotter toutes les parties du corps avec de la flanelle. Il faut d'ailleurs quand on est dans le bain, se frotter avec du savon, ou une brosse ou avec la main, ainsi que le veut *le fameux docteur Willich dans son Hygiène.* Cet auteur réfute en même temps l'erreur de bien des gens, qui croient bien faire de rester ttanquilles dans le bain. Il exige le contraire, l'action augmentant, dit-il, l'action des vaisseaux cutanés , et facilitant l'absorption du calorique de l'eau. Il veut aussi qu'à défaut de bains , on se lave et on se frotte le corps , de 4 en 4 jours avec de l'eau tiède , et mieux encore avec de l'eau froide , comme un fortifiant pour les adultes , et même pour les gens vieux.

BAINS D'EAUX MINÉRALES , DITES THERMALES : Toutes les fois que les bains domestiques n'opèrent pas pour les dartres , les rhumatismes , les paralysies , etc. il faut nécessairement recourir à des bains minéraux , qui , tout en humectant donnent du ton et opèrent les plus grandes guérisons ; tels sont ceux de *Barrége* , *d'Aix* , *département de Mont-Blanc*, de la *Maloue* , de *St. Laurent* , de *Bagnols* , de *Greoux* , et autres qui ont à-peu-près les mêmes vertus. Mais quant *aux bains du Balaruc* , *de Digne* , et autres qui sont bien plus forts que les précédens ; ils ne doivent être employés que dans des cas particuliers , et seulement d'après le conseil des médecins éclairés.

BAINS DE MER ET DE RIVIÈRES : Ces bains sont également d'un bon usage , comme application tonique , et favorable autant aux personnes foibles , qu'à celles qui sont en santé. Leur vertu stimulante et pénétrante , procure deux avantages. Le premier , c'est qu'étant un remède convenable à la nature , ils conservent et fortifient la santé. Le second , c'est que le spectacle de la mer ou d'une grande rivière , produit une impression capable de changer le système nerveux ; cependant il est des tempéramens , auxquels ils peuvent être nuisibles , autant que les bains totalement froids.

BARDANE : La grande , dite *Glouteron* ,

est une plante pectorale, diurétique, sudo-rifique, et bonne contre la goutte.

BASILIC, ou vulgairement BASILE : plan-te, qui excite l'urine, fortifie le cerveau, le cœur, l'estomac et les nerfs. Elle chasse les vents, purge les poumons, et convient à ceux qui ne digèrent pas aisement.

BENOITE ou RECISE : Plante cordiale, stomachique, et bonne dans les catarres, en poudre ou en décoction.

BETTERAVE : Elle est douce, apéritive et laxative. Il est bon de la manger avec des racines moins flatueuses, telles que *le persil*, *le céleri*, et même *les pommes de terre*, afin qu'elle soit plus savoureuse et plus convenable à l'es-tomac : car autrement elle est peu aisée à digérer.

BEURRE : Il ne faut en manger que lors-qu'il est bien frais, parce qu'alors il humecte et adoucit la poitrine. Mais son usage fréquent débilite l'estomac et engendre la bile. Bien des gens pour se rendre le corps plus sain et plus vigoureux, prennent pendant le mois de mai, pour le déjeûner, *du beurre frais* étendu sur *une tranche de pain* frottée avec *de l'ail*, où ils met-tent un peu *de sel*.

BIÈRE : Elle est apéritive, fortifiante et nourrissante. Il la faut ni trop nouvelle ni trop vieille ; mais quand elle n'est pas telle, ou qu'elle est fraudée, comme lorsqu'elle est faite avec du buis, elle ne peut que faire du mal après un certain usage.

BLESSURE. *Voyez Plaie.*

BŒUF : Cette viande nourrit beaucoup et resserre un peu le ventre : et lorsque le Bœuf est vieux, il se digère difficilement.

BOIRE. *Voyez Eau.*

BOUILLONS DE VIANDE : Il faut les prendre dépouillés de la graisse , pour qu'ils soient sains , et il est bon de boire un peu de vin après.

BOURRACHE : Herbe qui réjouit les esprits vitaux. Elle est cordiale , sudorifique , relâchante ; mais elle ne se digère pas aisement.

BRULURE : Lorsqu'elle est légère et qu'il n'y a pas encore de vessie , il suffit de tremper la partie brûlée dans de *l'eau très-froide* , ou de la couvrir de cette eau en la renouvellant souvent. On se sert encore mieux de *la glace* ou de *la neige* , ou bien on peut tremper des compresses *dans l'alcali fluor* , et les appliquer sur la partie brûlée , quand même il y auroit des cloches. On renouvelle ce pansement trois fois par jour jusqu'à guérison , qui ne tarde pas ordinairement. Un autre bon remède , est d'appliquer *de la carotte* ou *de la pomme de terre crue* , rapée , en forme de cataplasme , ce qui calme bientôt la douleur. Mais si la brûlure est considérable , il faut appeler le chirurgien.

BUGLE ou CONSOUDE MOYENNE : plante pour la retention d'urine , l'asthme , et même la phtisie , d'après *Poterius*.

BUGLOSE : plante qui a les mêmes vertus que la bourrache. *Voyez ce mot.*

CABARET : Il est dessicatif, diurétique, bon contre les obstructions et les fièvres.

CACHOU : Il fortifie le cerveau et les gencives ; il est cordial, stomachique , propre dans les catarres et l'enrouement , et il modère les dévoiemens. On le prend en grains, qu'on fait fondre dans la bouche.

CAFÉ : Il fortifie le cerveau , il rend la mémoire plus nette, il apaise les maux de tête , il hâte la digestion , il excite l'urine , et il sert de préservatif contre l'apoplexie. Quand on a des vents ou qu'il relâche trop, il faut y mettre *un peu d'anis*. La meilleure proportion est une once de café moulu, dans un demi-litre d'eau en ne le faisant bouillir qu'une fois; car plus il bout, plus il perd de ses particules volatiles et aromatiques, et devient alors foible et insipide. Si on le fait trop fort, il affecte les nerfs et cause l'insomnie. *Le docteur Zambelli* a donné depuis peu, un bon livre sur les vertus fébrifuges du café. Au reste, depuis qu'il est devenu d'une grande cherté, bien des gens prétendant ne pouvoir s'en passer, font torrefier d'autres grains, et s'en servent en guise de café. Si c'est pour contenter leur fantaisie, c'est assez indifférent. Mais s'ils prennent ce faux café, dans l'espoir d'y trouver les mêmes vertus que dans le café, ils se trompent lourdement; car les prétendus cafés *de seigle*, *d'orge*, *de racines de chicorée*, *de pois chiche*, ou enfin *de gombeau*, ont chacun une toute autre propriété. Ainsi donc, une personne qui ayant l'estomac embarrassé, et à qui une tasse de vrai café feroit grand bien, augmenteroit son mal en prenant du café de seigle, qui rafraîchit, ou du café de gombeau, qui est mucilagineux, et ainsi des autres faux cafés. *Voyez Café en la première Partie.*

CALMANS: Ceux dont on use avec succès, sont *la liqueur anodine d'Hoffman*, ainsi que *le camphre.*

CAMOMILLE: Plante bonne dans les foiblesses d'estomac et dans la colique, elle pousse par les urines, elle est digestive, laxative et dessicative. L'infusion de ces fleurs est tonique et fortifiante.

CAMPHRE: C'est une gomme résineuse, qui apaise les vapeurs et réveille les esprits, elle est fort calmante, sédative, et résolutive dans les maladies nerveuses et dans celles des voies urinaires. On en prend 3 ou 4 grains en pilulles, ou même en nature dans du pain à chanter.

CANELLE : C'est une écorce qui fortifie le cerveau, le cœur et l'estomac. Elle aide à la digestion, chasse les vents, excite la sueur, et convient aux phlegmatiques et aux mélancoliques, sur-tout dans un âge avancé.

CAPILLAIRES : Ce sont des feuilles qui nettoient l'estomac, la poitrine et les reins : elles provoquent l'urine, et elles sont dessicatives.

CAPRES : Elles sont appétissantes, et fortifient l'estomac. Elles conviennent aux asthmatiques, aux phlegmatiques, aux mélancoliques, et aux vieillards ; même pour les vapeurs, selon *Tronchin*.

CAPUCINE : Plante bonne contre la pituite et excitant l'urine. On confit sa fleur dans le vinaigre pour la manger en salade.

CARDES : Elles sont un aliment léger et adoucissant, propre sur-tout aux gens vieux, quoiqu'un peu venteuses.

CAROTTE : Cette racine étant flatuleuse, est contraire aux personnes foibles, et disposées aux aigreurs, elles ne la digèrent qu'avec peine, à moins qu'elles n'y ajoutent *des épices* avec du *sel*. Du reste, elle contient un fluide alimentaire assez bon, et elle est diurétique et carminative.

CASSIS : Son usage le plus commun est en confiture et en tablette. Sa liqueur est bonne contre les hydropisies et les retentions d'urine. Elle guérit les fièvres, le vomissement et le dévoiement, venant de foiblesse d'estomac ; car

elle le fortifie et chasse aussi les vents. Elle guérit les maux de tête , réjouit le cerveau et préserve de l'apoplexie. La plus forte dose est de
deux cuillerées.

CARVI : Plante stomachique , diurétique et
dessicative.

CATAPLASMES : Ceux faits avec de *la mie
de pain ,* cuite dans une décoction de racine *de
guimauve* et *de la graine de lin ,* apaisent bien
l'inflammation ; mais il ne faut pas trop les
continuer , parce que leur viscosité empêche la
transpiration, et alors ils deviennent nuisibles.
Il vaut mieux s'il reste de l'enflure , fomenter
avec une décoction *de fleurs de sureau ,* qu'on
peut rendre plus adoucissante, en la faisant
dans du *lait de vache ;* et s'il n'y a pas d'enflure , et que la partie malade soit entamée ,
il faut y tenir des compresses trempées dans
de l'eau végéto-minérale ou dans *du vin ,* ce qui
fera sécher bientôt. Il est des gens , auxquels
les cataplasmes gras et huileux ou au lait , causent des démangeaisons , ils doivent les éviter.
Lorsqu'enfin il y a dureté , et qu'il faut adoucir ,
ramollir et ramener à maturité , les cataplasmes
de racine ou d'oignon de lis , réussissent bien.

CATARRE : C'est une maladie plus commune dans la vieillesse , et qui négligée conduit au tombeau. Aussi les Italiens disent , qu'il
y a trois choses , dont les vieillards doivent
se préserver : *Il catarro , la caduta , e la ca-
garella ,* le catarre , la chûte et la diarrhée. Le
catarre provient ou de l'excès du manger et
du boire , qui remplissent le cerveau , ou bien
des passions de l'ame qui le refroidissent , ou
du défaut d'exercice , qui empêche la sortie des
humeurs , ou du trop dormir qui les engendre ,
ou d'un estomac froid, etc. Le catarre étant

occasionné par une humeur superflue, il faut user alors de *viandes dessicatives*, du *pain bien cuit*, et manger, à la fin du repas, *d'un biscuit* où l'on aura mis *un peu d'anis*, et de fenouil. Les chairs roties doivent être entrelardées *de sauge*, et *d'hysope*. Jamais de veau, ni d'agneau, et peu de potages ou bouillons, ni viandes bouillies : les poissons, les légumes, le laitage sont contraires. Les herbes favorables sont *la menthe*, *le serpolet*, *la marjolaine*, *le romarin*, *la pimprenelle*, *la sauge*, *l'hysope*, *le cerfeuil*, etc. Les végétaux contraires sont les oignons, la laitue, le pourpier, l'oseille, les concombres, les melons, les pommes, les prunes, etc. D'un autre côté, *les pistaches*, *les amandes*, *les raisins secs*, *les figues sèches* sont bonnes en pareil cas, ainsi que l'usage *du miel*. L'eau à boire doit être froide. *Le vin* ne doit être ni doux ni piquant. Il ne faut pas autrement boire qu'à la fin du repas, et pas du tout avant de se coucher. Il est avantageux d'user de *l'eau d'orge* avec *un peu de sucre*. On peut prendre aussi *une pincée de moutarde à jeun*, soit dans un véhicule approprié, ce qui préserve en même temps des vertiges. *Le safran*, outre qu'il est sudorifique, est appelé la véritable alexipharmaque des catarres. Au reste dans un catarre avec toux et suffocation, mettez *dans 2 tasses de thé*, *20 grains de nitre* et *demi-once d'oximel scillitique*, et prenez à jeun pendant 6 jours. Quand à la tisane à prendre, on doit préférer celle faite avec *la saponaire* et *la pareira brava*. Il faut d'ailleurs se purger de temps en temps. Enfin *l'orge mondé et perlé*, fournit par sa décoction, une boisson très-adoucissante dans les affections catarales. *Voyez Glaires*, *Pituite*.

CAUTERES : Ils sont presque indispensables aux vieillards pour détourner les humeurs qui les affligent souvent. Un cautère doit être fait en pareil cas, à la cuisse gauche, ne fût-ce que parce que c'est la partie la plus commode pour le panser. On vend à Paris et à Lyon, *des bandages défensifs, et des pois de gomme élastique*, qui sont préférables à tous autres.

CÉLERI ou ACHE : Il est pectoral, dessicatif, il provoque l'appétit et dissout les phlegmes visqueux, mais il se digère difficilement. On doit le faire bouillir dans l'eau, ou confire avec du vinaigre. On dit qu'il nuit aux vues foibles.

CENTAURÉE (PETITE) : Cette plante est splénique, hépatique, amère, détersive, apéritive et vulnéraire. Elle purge doucement les humeurs bilieuses et pituiteuses, et les sérosités par la sueur.

CERFEUIL : Plante dessicative, diurétique, provoquant le sommeil, et bonne contre le vertige, etc.

CERISES : Fruit céphalique, et par conséquent bon contre l'apoplexie. Les cérises sont aussi cordiales ; elles poussent par les urines et excitent l'appétit. Mais comme elles causent des vents et quelquefois des coliques ; les vieillards doivent en manger avec modération.

CERVEAU : Les masticatoires avec *les racines de pyrèthre*, ou avec *le mastic*, et *la noix muscade*, purgent le cerveau des gens vieux. *Les eaux célestes, thériacales, impériales*, sèchent et fortifient le cerveau, ainsi que *les douches d'eaux thermales chaudes et sulfureuses*. On conseille la recette suivante, non-seulement pour fortifier le cerveau, mais même l'estomac. Prenez 3 *dragmes d'anis confit*, 2 *dragmes de cannelle*, 1 *dragme de noix muscade*, 2 *scrupules de corail rouge, un scrupule de perles préparées et* autant *de corne de cerf.* Enfin 4 *onces de sucre rosat et de sucre blanc.* Faites-en une poudre pour en prendre une cuillerée après chaque repas. On peu même y ajouter *un peu d'ambre gris.* On recommande aussi *la thériaque* pour le cerveau et les yeux humides. Au reste pour fortifier et réjouir le cerveau, servez-vous d'un *bonnet piqué*, tel qu'il est décrit dans *le dictionnaire botanique.* D'ailleurs ce remède est un préservatif contre l'apoplexie, ainsi que les précédens.

CHARDON-BÉNIT : Cette plante guérit les plaies. Les feuilles sont cordiales, alexipharmaques et sudorifiques.

CHARDON-ÉTOILÉ : Cette plante excite la sueur, sa semence broyée avec du vin, provoque l'urine.

CHATAIGNES : Elles ont besoin d'un bon estomac, car elles se digèrent difficilement ; elles causent des vents et produisent des humeurs grossieres : aussi les gens vieux doivent s'en abstenir.

CHAUSSETRAPPE : *Sa semence*, à la dose *d'un gros*, infusée dans *un verre de vin blanc*, emporte souvent les matières glaireuses, qui embarrassent les conduits de l'urine.

CHEVREAU : Il nourrit beaucoup, et se digère si aisément, qu'il est salutaire aux personnes convalescentes.

CHÉVREUIL : Il fournit un bon aliment. Il est propre pour le cours de ventre ; mais étant vieux, il est difficile à digérer.

CHICORÉE : Plante humectante, rafraîchissante, diurétique et excitant l'appétit ; mais elle débilite l'estomac et se digère difficilement, quand on en use avec excès.

CHIENDENT : Racine apéritive, rafraîchissante et diurétique, fort employée en tisane.

CHOCOLAT : Il convient dans la toux, dans le vertige. Il fortifie l'estomac, et il est bon à la poitrine. Il est restaurant, sur-tout en y ajoutant *un ou deux jaunes d'œufs frais*. Il doit être le déjeûner des vieillards ou leur servir de souper.

CHOU-BLANC : Il est diurétique et un peu laxatif, et il est moins flatuleux que les légumes ordinaires. Ce chou, ainsi que les autres, conviennent comme pectoraux ; mais ils donnent quelquefois des rapports, et une digestion peu aisée, sur-tout chez les gens vieux.

CHUTE : Si par une chûte on s'est donné un coup qui donne mal à la tête, sans qu'il y ait lésion interne ni externe, il suffit de bassiner la partie de temps en temps avec *du camphre* ou *de l'eau-de-vie*, ou de faire bouillir dans du vin, *une poignée de foin* enfermé dans un sachet, de l'exprimer, et de l'appliquer sur la partie, après l'avoir laissé tiédir. Sinon recourez au chirurgien.

CITRON : Sa partie extérieure jaune fortifie le cerveau, le cœur et l'estomac, mais son suc se digère difficilement. *Voyez Ecorce.*

CITRONELLE : *Voyez Mélisse.*

CITROUILLE : Sa chair rafraîchit, adoucit les acretés de la poitrine, mais elle excite les vents, et produit des humeurs grossières : aussi les vieillards doivent s'en priver.

COCHON : Il nourrit beaucoup et lâche un peu le ventre, mais il se digère difficilement, et produit des humeurs visqueuses. Il est contraire aux personnes avancées en âge.

COINGS : Ils sont stomachiques, aident à la digestion et réjouissent les cœur. Ils sont dessicatifs, et bons dans le cours de ventre. Il ne faut les manger que cuits et avec du sucre,

COLIQUE D'ESTOMAC : Elle se guérit en mettant dans un verre parties égales *d'huile d'amande douce* et *d'eau-de-vie*, avec un peu *de sucre*, que l'on remue, et que l'on avale en se couchant chaudement. On peut aussi faire *une rôtie au vin*, préparée comme pour la manger, saupoudrée de *canelle* ou *de muscade, etc.* et l'appliquer sur la région de l'estomac aussi chaudement possible. Ces deux remèdes soulagent promptement.

CONCOMBRE : Il rafraîchit beaucoup, mais il donne des humeurs pituiteuses et grossières. Il est difficile à digérer, et il est nuisible aux gens vieux.

CONFECTION D'HYACINTHE : C'est un bon cordial et stomachique : elle absorbe les aigreurs de l'estomac, et excite la transpiration.

CONFITURES : Celles qui sont au sucre ou au miel, sont bonnes à la santé, sur-tout des vieillards. Quant à celle faite avec le mou de raisin, elle n'est pas si favorable.

CONSOMPTION : Les médecins anglais se servent avantageusement du remède suivant. Prenez 2 *onces de marrube blanc*, exprimé dans un demi-litre *de lait de vache* nouvellement trait, et adouci avec *du miel*, pour en user à jeun, pendant 6 à 7 semaines, tout en prenant le soir *du chocolat*, où l'on met un *jaune d'œuf frais*. On peut user également d'un breuvage fait *d'un gruau d'avoine* un peu rôti, *de lait*, et d'une petite portion *de chocolat*, ce qui réussit très-bien. *Voyez Restaurant, Sagou, Escargots.*

CONSTIPATION : Il faut déjeûner avec *du beurre frais*, mêlé avec *des pommes cuites*. Il faut mâcher *des feuilles de tabac* ou *un petit morceau de rhubarbe concassée*, et faire usage de temps en temps à jeun, *de la poudre cornachine.*

Buchan recommande *des pilules laxatives et sto-machiques*, décrites *au tome 5, de sa Médecine domestique*, si l'on répugne à prendre des lavemens. Mais lorsque la constipation est opiniâtre, il faut prendre des alimens, qui, en relâchant, soient en même-temps toniques, comme sont *les épinards*, dont l'usage à guéri bien de gens, et notamment *M. Fagon, médecin de Louis XIV*, qui en en mangeant journellement ne souffrit plus de constipation et en devint victorieux ; tandis que les alimens les plus relâchans, et les plus rafraîchissans échouent souvent.

CONVALESCENCE : Tout convalescent doit se méfier de son appétit, pour ne pas rechûter. Il ne doit prendre que des nourritures délicates, en petite quantité à la fois, et manges très-peu le soir. Il doit aussi diminuer peu à peu de sa boisson, car elle empêcheroit l'estomac de reprendre ses forces, mais employer *de bon vin vieux pur*. Il doit faire de jour en jour, plus d'exercice, ne rester au lit que 7 à 8 heures, ne pas s'allarmer de l'enflure aux jambes ; car elle passe d'elle-même quand on est sobre, et qu'on prend du mouvement. Au reste, pour diversifier les alimens, on peut manger *les laitances de la carpe*, nourriture délicate à pouvoir tenir lieu de viande, puisque des éthiques se sont guéris par leur seul usage. *La truite fraîche* convient aussi aux convalescens.

COQUELICOT : Sa fleur est pectorale et adoucissante, elle excite les crachats et la sueur, on y ajoute du *nitre* dans les rhumes non commençans.

CORDIAUX : Leur première classe se compose *du lilium de paracelse, de l'eau de luce, de l'esprit de sel ammoniac*, appelé aussi, *alkali volatil fluor, de la liqueur anodine d'Hoffmann, de l'eau à la fleur d'orange*, *des eaux de menthe*, *de la reine d'Hongrie*. Chacun de ces remèdes agit promptement, parce qu'ils sont forts, mais leur effet n'est que momentané. Les cordiaux de la seconde classe sont plus foibles, mais plus sûrs, et d'un effet plus durable, comme *le kina*, et tant d'autres plantes cordiales, indiquées dans cet ouvrage, ainsi que *les bons alimens*. *L'air frais* est aussi un puissant cordial. Mais il n'en est guères de supérieur au *bon vin vieux*, surtout en le prenant chaud avec *de la canelle* et *du sucre*. Au reste *la muscade*, *l'angélique*, *le gérofle*, *le gingembre*, et *la canelle blanche*, ainsi que tout autre aromatique chaud, sont de bons cordiaux, en observant pourtant, que tout cordial, quand il n'est pas bien indiqué donne la fièvre. Voici la recette *d'une bonne potion cordiale*, lorsque les forces sont très-abattues. Prenez *d'eau de mélisse simple* et *d'eau de chardon-béni*, de chaque 1 once, *d'eau des noix* 2 onces, *de confection d'hyacinthe* 3 gros, *de sirop d'œillet* 1 once, mêlez le tout. La dose de cette potion est une cuillerée ordinaire par heure. *Voyez Maux de cœur.*

CORIANDRE : Sa semence est dessicative, et fameuse dans la relaxation de l'estomac ; aussi est-elle employée dans l'eau des Carmes. On en prend à la fin des repas, pour faire bonne bouche, aider à la digestion, chasser les vents et les vapeurs qui montent à la tête.

CORNE DE CERF ou PLANTAIN : plante cultivée, bonne pour la retention d'urine, pour la colique néphrétique, et pour arrêter le cours de ventre.

COURGES : Elles rafraîchissent, adoucissent les humeurs âcres et désaltèrent ; mais leur usage donne des vents et des coliques.

D'ailleurs elles ne se digèrent pas aisément : aussi les vieillards doivent s'en abstenir.

COUSINS : Leur piqûre se guérit, en lavant la partie avec *de l'esprit de vin* ou *de l'huile d'olive chaude*, ou *de l'alcali fluor*, ou avec *une feuille de plantain*.

CRAMPE : Lorsqu'elle survient aux jambes après avoir été assis, elle se guérit par l'immersion de la partie dans *de l'eau froide* ; ou bien faites *des frictions sèches*, avec *un linge chaud* et marchez ensuite. Mais quand on est sujet à la crampe, on prétend qu'il faut porter dans la poche la plus voisine de la chair, *un bâton de soufre*, *plié dans un papier*.

CRESSON : Plante qui excite les urines, purifie le sang, et convient aux phlegmatiques et aux mélancoliques.

CUBÈBES : Petits fruits de l'Inde, qui fortifient le cerveau et sont dessicatifs. Ils excitent l'appétit. On en mange à jeun, pour remédier au vertige et au manque de mémoire, ainsi qu'aux mucosités acides de l'estomac. *Voyez Graine de paradis.*

CYNOGLOSE : On prend *de ses pilules*, depuis 2 *jusqu'à* 4 *grains*, dans l'insomn e, la toux et les douleurs de poitrine.

DATTES : Elles sont humectantes, adoucissantes et apaisent la toux, mais difficiles à digérer.

DARTRES : Quand elles sont bénignes, sur-tout dans la jeunesse, *les rafraîchissemens*, *joints aux bains*, les ont bientôt emportées ; mais autrement il faut un bon médecin qui dirige des remèdes, suivis avec soin. On peut à l'extérieur, les bassiner avec *une décoction de sauge*, faite dans *du vin* ou *de l'eau*, ou avec des compresses trempées dans *de l'eau de sureau*, où l'on aura jeté quelques gouttes *d'extrait de saturne. Le docteur Withering*, recommande l'infusion *du raifort dans du lait*, et même *le suc de poireau* nouvellement exprimé, avec une égale quantité *de lait doux*, ou *de créme*, comme étant deux des plus sûrs et des meilleurs cosmetiques, contre les éruptions cutanées. *Le Précis sur les maladies de la peau de M. Alibert*, est bon à voir sur cette matière : il remarque qu'un individu dartreux, vivant à Paris, est ordinairement soulagé de ses dartres, ou guérit même, en passant dans un climat chaud. *Voyez Eruption au visage.*

DÉFAILLANCE : *L'alcali volatil fluor*, ou *esprit de sel ammoniac*, est bon à faire respirer en pareil cas. On peut aussi en faire avaler 4 gouttes dans une cuiller pleine d'eau. *Voyez Eau des Carmes.*

DÉGOUT : Plusieurs causes peuvent l'occasionner. D'un côté les alimens indigestes, qui croupissent dans l'estomac, de l'autre côté le défaut des sucs propres à la digestion : ce qui arrive quand on a trop mangé. D'autres fois le dégoût vient de la répugnance pour certains alimens, que l'on digère difficilement, ou qui sont contraires au tempérament. Il faut donc se tâter la dessus pour agir selon le cas. Un bon remède dans le dégoûr, est l'infusion amère suivante. Prenez de *petite centaurée et fleurs de camomille*, de chaque 1 once, *de la pellicule jaune de l'écorce de citron et d'orange*, séparée avec soin de la partie blanche, de chaque espèce 2 gros. Coupez le tout très-menu. Faites infuser dans un litre d'eau bouillante, et prenezen 2 ou 3 fois par jour dans une tasse à café, ce qui est bon aussi dans les mauvaises digestions , et dans les foiblesses d'estomac. *Voyez Acorus.*

DEMANGEAISONS : Il faut se frotter avec *du suc de la morelle* , ou *du jus de raifort* ou avec de l'eau , où on aura mis 30 gouttes *d'alcali fluor* , sur la valeur d'une cuiller , ou avec du *jus de morelle* , mêlé avec une 6me. *partie d'esprit de vin* , ou enfin avec de *l'eau de Mettenberg* , qui a donné du soulagement en pareil cas. Mais avant de faire un de ces remèdes , il faut faire sur la partie qui démange , des frictions sèches , avec un linge propre , et un peu usé.

DENTS : On n'a presque pas de soin de ses dents dans la jeunesse , eh ! quels regrets dans la vieillesse ! On devroit pourtant savoir qu'elles sont si importantes à conserver , que , selon *Hypocrate* , elles servent à vivre plus longtemps , puisqu'en ayant encore ses dents dans un âge avancé , on mâche mieux la nourriture , et par-là , l'estomac fait bien ses fonctions : pour suppléer au manque des dents , il faut écraser les alimens avec le couteau , la cuiller , la fourchette , ou avec l'instrument appelé *casse-croûtes.* Toutes les fois qu'on a mangé , il faut nettoyer les dents avec un cure dent , et jamais avec une épingle , ni un couteau ; mauvaise coutume , qui gâte les dents. Il faut se rincer ensuite avec *du vin blanc tiède* , où l'on aura mis un peu *d'eau-de-vie* ou de *kina* , ce qui les fortifiera. Il faut , pour affermir les dents et les gencives , les frotter tous les jours , avec *une brosse un peu rude* , et se rincer ensuite avec quelque *elixir* , comme celui de *Franqueti* , approuvé par la faculté de Montpellier. On recommande *les feuilles et les baies de myrthe* , appelées *myrtilles* , pour affermir les dents ébranlées. Il faut prévenir la carie des dents, et prendre à cet effet, *un gros de sel* dans la bouche, et quand il est fondu, s'en frotter les dents avec la langue. Lorsqu'il survient de la douleur à une dent, il faut y mettre *un bouton de cresson de pera*, qui, en faisant saliver emporte la douleur. Si la dent est cariée, il faut mettre *du kina* dans la cavité, et appliquer sur la dent, *du coton* imbibé dans *l'huile de cajaput* ou *de laudanum*. On peut appliquer extérieurement *de l'essence de pimprenelle*, avec autant *de laudanum*, en y ajoutant 1 *ou* 2 *gouttes de l'huile essentielle de clou de gérofle*. Mais si la douleur est insupportable, il faut se décider à la faire arracher. Si au contraire on ressent de la douleur à plusieurs dents, c'est alors une fluxion. *Voyez Fluxion.*

DIARRHÉE : Lorsqu'elle ne dure que 2 ou 3 jours, elle peut être considérée, comme un bénéfice de nature; mais si elle dure davantage, et qu'elle ne vienne pas d'échauffement, il faut prendre *du kina*, ou *de la racine de colomba*, ou *de l'extrait aqueux de l'écorce de saule*, qui a guéri des flux de ventre, durant depuis 2 mois : on en prend 12 *grains* matin et soir, jusqu'à ce qu'on se trouve mieux : on fait avaler immédiatement après, une tasse d'infusion légère de la même écorce édulcorée avec *du sucre*. Ce bon remède réussit aussi dans la colique. Au reste, pendant la diarrhée, il faut ne boire, autant qu'on le peut, qu'après le repas, comme font les animaux. On peut prendre 1 *once de rhubarbe*, sur 1 livre d'eau, en y ajoutant *quelque sel volatil ;* ce remède ayant guéri bien des relâchemens d'estomac et des intestins. On peut mettre encore dans un nouet, 1 *dragme de rhubarbe dans une cruche d'eau pure,* qui est au point d'être bue le lendemain. Il y a des médecins, qui préfèrent *l'écorce de simarouba*, comme appropriée aux diarrhées affoiblissantes et aux dyssenteries, arrêtant le cours de ventre et provoquant la transpiration : on la prend en décoction ou en infusion : on en met *une demi-once sur 8 onces de colature*, dont on donne une cuillerée toutes les heures. Il faut dans la diarrhée, user *du pain fait de fine fleur de farine, d'œufs bien cuits, de ris bouilli dans du lait.* On fait aussi bouillir dans *l'eau-de-vie et l'eau*, *une croûte de pain rôtie.*

DIÈTE : Autant l'abstinence des alimens est bonne pour guérir, et même prévenir les maladies, autant une pareille diète poussée trop loin est nuisible, sur-tout aux gens vieux. Loin d'aider la nature par l'évacuation des excrémens retenus, elle la réduit dans l'impuissance. D'ailleurs on doit savoir qu'avec la diète, on doit abandonner ses affaires, ne s'occuper de rien : car autrement on dissipe les esprits, et il faudroit de la nourriture pour en réparer la perte.

DIGESTION : Les gens sédentaires, ainsi que les vieillards, doivent manger moins, que ceux qui font de l'exercice, parce qu'ils ne digèrent pas si bien. Ils doivent savoir, que rien n'est plus contraire à la digestion et à la transpiration, que de lire ou de faire de l'exercice, pendant que la digestion se fait. Au reste, la nature est si bizarre, à l'égard de la digestion, qu'il y a de vieielles gens, qui digèrent mieux certains alimens grossiers, qu'elles ne faisoient dans leur jeunesse. *Le médecin Audri* a écrit, que quoique l'on voie des personnes robustes digérer des viandes grossières, que des personnes délicates ne peuvent digérer, il y a tout

de même des personnes délicates, qui digèrent des alimens, que les plus robustes ne
peuvent digérer. Chacun doit donc agir d'a-
près son expérience. *Voyez Digestion en la première partie.*

DOULEURS : *Voyez Rhumatismes.*

DYSSENTERIE : Si lors d'une dyssenterie,
on a la langue chargée, il faut prendre 1 *dragme d'hipécacuanha*, et y verser dessus *une demi-
tasse d'eau bouillante.* On laisse cette infusion
sur les cendres chaudes pendant la nuit, on la
coule le matin et on la boit à jeun. Ce vomitif est fort bon en pareil cas. Si pourtant la
dyssenterie ne cédoit pas, voici un remède fameux par ses succès. Prenez *une cuillerée à bouche de ris*, faites le bouillir *dans de l'eau* pendant
un quart-d'heure, mettez ensuite *le riz* sur une
assiette, et vous ferez fondre dessus *une once
de sucre au caramel :* remuez le tout avec une
cuiller, et prenez le soir avant de vous coucher, trois heures au moins avant votre souper :
et en faisant ainsi 3 à 4 jours, vous devez être
guéri. *Voyez Diarrhée.*

EAU : C'est un élément, que *Pindare* met
au-dessus des autres : rien de plus essentiel
à la santé, que de boire de l'eau saine. Il
faut pour cela qu'elle soit pure, claire, légère,
sans odeur, couleur, ni saveur. On reconnoî-
tra ces bonnes qualités dans l'eau, qui se chauffe
promptement, dans laquelle les légumes se cuisent facilement, et avec laquelle le savon s'incorpore aisément. L'eau est favorable à la jeunesse ;
mais c'est une erreur de croire qu'on ne sauroit
jamais trop boire d'eau. C'est dit *M. Tissot*,
être bien peu instruit des lois de l'économie animale, et des effets de la boisson abondante. Le
relâchement de l'estomac, l'affoiblissement des

sucs digestifs, la précipitation des alimens avant que d'être digérés; tels sont les effets certains de cet abus. Les eaux que l'on prend, soit chaudes, soit tièdes, ont un danger plus particulier, lorsqu'on en boit un peu trop, c'est de détruire cette fine muscosité, qui tapisse intérieurement l'estomac, les intestins, les viscères, et qui préserve leurs nerfs, de la trop grande impression des alimens, ou des autres substances auxquelles ils donnent passage. En un mot, le danger d'une trop grande boisson quelconque est de noyer les sucs digestifs : et comme ils sont l'agent continuel des digestions, on ne les émousses pas impunément, d'autant plus, que les stomachiques les plus vantés, dont plusieurs sont quelquefois nuisibles, n'équivalent jamais à la salive. Enfin une bonne méthode, est de boire peu et souvent et très-doucement pour ne pas surprendre l'estomac, et jamais pendant que la digestion se fait, ni peu de temps avant le repas. *Le traducteur de l'école de Salerne* nous dit :

Mais pour vous bien porter entre les deux repas,
Sans grand besoin ne buvez pas.

Voyez Eau, en la première Partie.

EAU DES CARMES : Il faut en avoir par précaution, comme étant d'un grand secours dans les évanouissemens et foiblesses, où l'on en donne *une cuillerée pure* ; elle réjouit et fortifie les esprits, décharge le cerveau de la pituite froide et visqueuse, et elle dissipe les vapeurs mélancoliques, en en prenant *le quart d'une cuillerée*, dans *une cuillerée de vin* ou *de bouillon*. Elle aide à la digestion, si vous en prenez *le quart d'une cuillerée pure* après le repas. Elle fortifie l'estomac, et elle est bonne contre la colique et l'asthme. Ceux qui ont

des

des avant-coureurs d'apoplexie , doivent en prendre de deux jours l'un, *le quart d'une cuillerée pure*, dans *une cuillerée de vin ou de bouillon , ou autre liqueur.* Mais dans le fort de l'attaque, il faut en faire prendre *une cuillerée entière*, et si elle n'opère pas en quelques instans, il faut réitérer jusqu'à ce que la connoissance soit revenue au malade, tout en lui frottant les tempes, les narines, et en lui en faisant respirer par le nez.

EAU DE COLOGNE : Elle apaise la migraine en la respirant par le nez : elle fortifie les yeux, en y faisant recevoir sa vapeur échauffée dans les mains. Quant au mal de dents, mettez *une cuillerée de cette eau* dans *une demi-cuillerée d'eau*, et la tenez le plus long-temps possible du côté de la douleur. On se sert de *l'eau de Cologne*, contre les brûlures, les coupures, les écorchures et les blessures, en appliquant un linge imbibé de cette eau. On prétend qu'elle est bonne contre l'apoplexie, la paralysie, les palpitations du cœur, les coliques, les douleurs de reins, etc. (même contre le poison) en en prenant *une demi-cuillerée à café* dans *un demi-verre d'eau, de vin, ou de bouillon tiède*, prise à jeun 3 fois par semaine.

ÉCHALOTE : Elle excite l'appétit, fortifie l'estomac, aide à la digestion et est de plus apéritive. Elle convient, sur-tout dans les temps froids, aux phlegmatiques, et aux vieillards qui digèrent difficilement.

ÉCORCE DE CITRON ou D'ORANGE : Faites tremper de l'une et de l'autre, bien dépouillées du blanc, dans l'eau à plusieurs reprises, jusqu'à ce qu'elles aient perdu de leur amertume. Ensuite faites les bouillir dans une dissolution *de sucre*, jusqu'à ce qu'elles deviennent tendres et transparentes, et en en usant, vous aiderez à votre digestion, vous fortifierez votre estomac, et vous ranimerez la circulation du sang et des esprits.

ECORCHURE : *Voyez Eau de Cologne et Vieillesse, en la seconde Partie.*

EMBONPOINT : *Voyez Grossir, en la seconde Partie.*

ENDIVE ou CHICORÉE DE JARDIN : Elle est diurétique, dessicative et apéritive.

ENGELURES : Pour en guérir, trempez matin et soir pendant 4 jours, ou une seule fois pendant 8 jours, et demi-heure chaque fois, les parties qui en sont attaquées dans une eau composée ; savoir, 4 pots d'eau, où l'on jetera *une livre d'alun et une pincée de sel.* On mettra le tout dans un grand pot au feu, jusques à ce que l'alun soit bien fondu avec le sel, de façon qu'il commence à bouillir. L'on s'en servira aussi chaudement qu'on pourra le souffrir, et on le fera rechauffer les jours d'après, au même degré de chaleur, pour continuer de la même eau, pendant le temps prescrit ci-devant. Et si les engelures n'étoient pas alors bien guéries, on recommenceroit en faisant une nouvelle eau, et on verra bientôt les engelures se sécher. Au reste, pour s'en préserver dès qu'on en sent la moindre atteinte, il faut les tremper dans de l'eau très-froide ou prête à se glacer, ou les frotter souvent avec de la neige.

ENROUEMENT : Il faut d'abord employer des remèdes qui produisent la transpiration sans agiter, comme les décoctions de *racines de réglisse, de feuilles de bourrache ou de fleurs de sureau,* comme aussi *des potions huileuses* et prendre *des pédiluves,* pour exciter la transpiration. On peut ensuite prendre en se couchant, une petite écuellée *de bon vin*, qui ait bouilli avec *du sucre*. La plante de *tortelle* est aussi recommandable en ses fleurs et en ses feuilles.

ENTORSE : On doit d'abord plonger la partie dans une liqueur légèrement répercussive, comme *l'eau fraîche*, *le vinaigre*, et encore mieux *l'eau végéto-minérale*, parce qu'elle joint à la vertu de répercuter, la vertu de résoudre. Il faut ensuite appeler le chirurgien pour qu'il bande la partie, comme si elle étoit fracturée, ayant soin de l'arroser de temps en temps avec cette eau.

ÉPICES : On doit préférer dans les cuisines, les herbes indigènes épicées et balsamiques, telles que *le persil*, *la marjolaine*, *le thym*, *la sauge*, *etc.* qui facilitent la digestion, et ne sont pas sujettes à altérer comme les épices étrangères.

EPINARDS : Ils apaisent la toux, ils tiennent le ventre libre, ils sont utiles dans les cas, où l'on interdit les viandes après les indigestions; mais ils sont venteux.

ÉRUPTION CUTANÉE AU VISAGE: *V. Dartres.*

ESCARGOTS: Ils sont sains et nourrissans, leur nature gélatineuse les rend propres à être employés dans la consomption.

ESTOMAC : C'est une partie qu'on ne sauroit trop ménager. *Voyez Alimens*, *Foiblesse d'estomac.*

ESTRAGON : Il est stomachique, cordial, diurétique, sudorifique et carminatif, et il donne de l'appétit. On en conserve pour l'hiver dans le vinaigre.

ETERNUMENT EXCESSIF : La vapeur de *l'eau tiède*, l'inspiration du *lait un peu chaud*, peuvent l'adoucir, ainsi qu'une décoction *de semences mucilagineuses d'althéa.* L'introduction dans les narines *du plomb brûlé*, l'odeur de *l'opium* respiré par le nez ; *sa teinture même* reçue dans les narines, ou *une petite dose avalée*, modèrent les effets de l'éternûment. Mais s'il continue, il faut appliquer sur la nuque, *du vieux levain couvert de poudre de cantharides*, et avoir recours *au kina et au karabé.*

ETHER SULFURIQUE ou **VITRIOLI-QUE** : Il convient dans les maladies nerveuses et spasmodiques, dans les foiblesses et dans les indigestions : il en faut 15 à 20 *gouttes* sur un morceau *de sucre*, ou 30 *grains* dans une liqueur appropriée, comme *l'eau à la fleur d'o-range.*

ÉVANOUISSEMENT : Il faut d'abord relâcher les habits et secouer le malade, lui frotter les lèvres avec *du sel commun ;* appliquer sur la langue *du poivre*, approcher de ses narines *du vinaigre très-fort*, ou *de l'eau de la reine d'hongrie ;* lui frotter les paupières avec quelques *gouttes d'eau spiritueuse*, appliquer sur la poitrine des linges trempés dans de *l'eau forti-fiante*, et l'irriter par *des frictions*, *des impres-sions douloureuses*, préférables aux spiritueux forts. Si l'évanouissement continue, après un quart-d'heure, on se sert *de lavemens âcres*, et avec de *la fumée de tabac.* On recommande *la vapeur du pain chaud* sortant du four, ainsi que la *teinture du succin*, et de faire tomber de fort haut et par jets, *de l'eau froide* sur les membres. C'est en pareil cas, une maxime générale de ne pas saigner. On peut cependant s'en écarter, si le corps n'est pas engourdi par le froid, et que le poulx ne soit pas entièrement éteint. Lorsque le malade a recouvert l'usage de la déglutition, il faut lui faire avaler *un* *bon verre de vin vieux*, ou d'une eau aromatique spiritueuse, telle que *l'eau de melisse*, *de canelle*, etc.

FARINEUX : Ils sont considérés comme moyens médicamentaux, très-avantageux dans bien des maladies, aussi *Sidenham* et *Dehue* en faisoient la nourriture ordinaire de leurs malades, par une juste préférence sur les bouillons de viande.

FÉNOUIL : Ses sommités sont diurétiques, apéritives, béchiques et carminatives. Elles fortifient l'estomac et aiguisent la vue. Sa semence aide à la digestion. On l'emploie dans les mets, à cause de son goût et de son odeur aromatique : sa racine est cordiale, chasse les vents, et est bonne à l'estomac ; enfin *l'eau de fenouil*, est un bon véhicule des remèdes anti-spasmodiques.

FÈVES ; Elles adoucissent l'âcreté des humeurs et des urines, apaisent la migraine et nourrissent beaucoup ; mais elles se digèrent peu et donnent beaucoup de vents. Les vieillards ne doivent en manger qu'en purée.

FIÈVRE : La plus simple des fièvres continues, est celle qu'on appelle *éphémère*, dont le commencement, l'état et le déclin se font ordinairement dans l'espace de 12, 24, ou tout au plus de 36 heures. Elle cède ordinairement à la simple diette, et à la privation des nourritures solides pendant 1 ou 2 jours. Quant aux autres fièvres, elles exigent le médecin. *Voyez Accès de Fièvre.*

FIGUES : Elles conviennent à tout âge, elles adoucissent la poitrine et les reins, et elles nourrissent assez ; mais elles donnent un peu de vents.

FLUXIONS : Voici de petits remèdes pour

les fluxions à la tête, aux dents, aux oreilles et au visage, 1°. *Les frictions à la tête*, faites en arrière et derrière les oreilles, ainsi que celles faites aux cuisses et jambes, pour détourner l'humeur qui monte au cerveau. 2°. *Les pédiluves*, pour faire aussi une diversion. 3°. *Le sel* appliqué à la nuque. 4°. Ensuite un petit vésicatoire à la même partie. 5°. S'il y a douleur à la tempe, *un emplâtre* large, au moins d'un demi-pouce, ou vous mettrez *du mastic*, ou *de la gomme lacarnahuca*, en y ajoutant dans le milieu, depuis 2 jusqu'à 4 *grains d'opium*, et 4 *gouttes de succin*. A défaut de succin servez-vous *d'encens et de poix résine*. 6°. On doit *se parfumer tous les soirs la tête* en se couchant. 7°. Il faut user *de lavemens*. 8°. Il faut prendre *d'une tisane* diaphorétique, comme celle *de fleurs de sureau*, *de coquelicot*, *de scabieuse*, *de petite centaurée*, et assez chaude pour exciter une sueur. On peut y ajouter à cet effet, *un peu de nitre*. 9°. Et à la fin, on peut prendre, par le nez un peu *de poudre capitale*. Voyez *Poudre capitale*.

FOIBLESSE D'ESTOMAC : Les personnes qui sont sujettes, tant à la foiblesse qu'à des pesanteurs d'estomac, doivent s'abstenir le plus possible de boissons chaudes, comme ennemies de l'estomac, ainsi que de manger trop vîte. Ceux qui mènent une vie sédentaire, ainsi que les vieillards, ont l'estomac foible. Cette infirmité est aussi occasionnée par les chaleurs de l'été, de même que par les passions de l'ame, par l'air épais et humide, par le trop grand usage de l'eau, et par le sommeil trop long. Il est nécessaire alors d'user *d'alimens nourrissans*, *de facile digestion*, *d'en prendre peu et souvent*, *de ne pas manger de viande rechauffée*, presque point *de bouilli*, et *beaucoup de rôti*, avec un dessert qui ait de l'amertume, comme *les macarons amers*, et qui ait de l'astriction, comme *2 ou 3 grains de raisins secs avec les pepins*. On peut prendre après chaque repas, *une pincée d'anis ou de coriandre*. Il faut d'ailleurs user *de la canelle, du gérofle, du macis, de la muscade*, qui suppléent à la coction et à la digestion, qui pourroient s'affoiblir, par le défaut des alimens assaisonnés de sel. *La moutarde* est aussi nécessaire en pareil cas. *Une goutte d'essence de canelle, 1, 2 ou 3 d'essence de girofle, 6 grains de macis, 15 d'extrait d'aloés, 4 grains d'huile muscade*, réussissent ordinairement. On peut encore aussi se frotter l'estomac, avec *de l'eau de la reine d'Hongrie*, et y faire auparavant une *friction* matin et soir, avec une éponge ou de la flanelle, trempée dans de l'eau froide. Lorsque la foiblesse de l'estomac se fait trop sentir, il faut se nourrir pendant 2 ou 3 jours *de crème de riz* au gras, dans laquelle on aura infusé *un demi-gros de canelle*, et manger *des rôties au vin*, saupoudrées *de sucre*. On peut aussi avaler à jeun pendant 7 à 8 jours, depuis *4 grains jusqu'à 10 de poivre blanc*. Il faut alors manger peu de soupe, mais de la viande *de bœuf, de mouton, de levreau, de perdreau, boire bien frais*, même à la glace, user du *vin d'absynthe*, ou *de vin de kina*, appelé le prince des stomachiques : on prend à cet effet *2 onces de cette écorce avec 3 demi-litres de bon vin vieux rouge* : On le laisse pendant 8 jours dans une bouteille bien bouchée, en observant de la remuer de temps en temps, et l'on en boit 1 ou 2 cuillerées un quart-d'heure avant chaque repas. *Une grosse pincée de feuilles d'estragon en infusion, dans un demi-septier d'eau* avec un *peu de sucre*, a produit un bon effet, et dans les foiblesses d'estomac et dans les indigestions. *M. Barther* a écrit avoir guéri une personne, dont l'estomac ne digeroit plus ; en lui faisant prendre tous les matins, plusieurs tasses *de véronique chaude*, et à ses repas *du vin chaud*, selon la méthode *de potu vini calidi*. Ce médecin employoit en même temps *l'élixir visceral d'Hoffman*, à la dose d'une cuiller à café demi-heure avant le dîner. *La liqueur de cassis* est également recommandée. *Voyez Stomachiques , Restaurant.*

FOULURE : *Voyez Entorse.*

FRAISES : Elles excitent l'urine, donnent de l'appétit , mais les gens vieux ne doivent en manger que fort peu ou point ; parce que même, en y mettant du vin et du sucre, elles sont froides à l'estomac.

FROMAGE : Lorsqu'il est nouveau , il est difficile à digérer et il cause des vents. Mais lorsqu'il n'est, ni trop nouveau ni trop vieux, il n'est pas nuisible, pourvu toutefois qu'on en use modérément : aussi *l'école de Salerne* nous dit :

Caseus ille bonus , quem dat avara manus.
C'est une erreur, nous dit *la fameuse Hygiène du docteur Willich* , de croire que le fromage aide à la digestion , il n'a que l'effet de produire sur l'estomac un stimulant momentané , encore même n'est-ce que le fromage vieux et sain, qui n'est ni trop gras ni trop avancé dans le procédé de la putréfaction, qui le produise. Au reste, on peut se donner un bon fromage, en faisant cuire dans le moins d'eau possible *des pommes de terre* , leur ôtant la peau, et les pilant dans un mortier avec *le double de bon fromage* , en y ajoutant *du sel* , *du poivre de Guinée préparé et du vinaigre* , après quoi on le

met dans un pot bien fermé : plus il est vieux plus il est délicat.

FUMER DU TABAC : L'absurde coutume de fumer du tabac sans en avoir besoin, est préjudiciable, en ce qu'elle tend à affoiblir les organes de la digestion, en les privant du suc salivaire. Elle rend d'ailleurs les dents jaunes et noires. Il n'y a que les personnes replettes, sujettes à des enchifrenemens ou à des catarres, qui puissent en tirer quelque avantage ; mais elles ne doivent jamais fumer après le repas, car la salive est alors indispensable pour faciliter la digestion des alimens ; aussi ceux qui crachent beaucoup en fumant, perdent l'appétit et maigrissent. *Voyez Tabac.*

FUMETERRE : Plante amère employée pour purger la bile, exciter les urines, purifier le sang et fortifier les entrailles.

FUMIGATION : Parmi tant de fumigations connues, on doit préférer celle *du gaz acide muriatique oxigéné*, qui est d'une utilité précieuse, en ce qu'elle détruit très-bien les principes, qui vicient la pureté de l'air.

GAIAC : L'écorce et le bois de gaïac sont sudorifiques, dessicatifs; ils purifient le sang, et combattent les catarres, les phlegmes, les rhumatismes et les vents. *La gomme de gaïac* a les mêmes vertus, mais elle agit plus fortement.

GÉLATINEUX : Les substances gélatineuses, sont d'un puissant secours contre le spasme, les affections nerveuses, la consomption, les dartres, la phtisie commençante, l'acrimonie des humeurs, et le trop de tension et de sècheresse de la fibre. Ces substances seroient contraires dans les affections chroniques avec relâchement, si on ne les corrigeoit pas avec *des feuilles de chicorée sauvage, du cresson, de la racine de patience.*

GELÉE DE CORNE DE CERF : Elle fortifie le cœur et l'estomac, et elle est bonne dans les dévoiemens.

GENTIANE : Plante diurétique, bonne contre la foiblesse d'estomac et les fièvres, en faisant suer.

GINGEMBRE : Racine bonne pour la toux, l'asthme et favorable à la vue ; elle pousse par les urines, chasse les vents, aide à la digestion, divise les humeurs et provoque l'appétit.

GIROFLE (Clous de) : Ils sont céphaliques, cordiaux ; ils fortifient, resserrent, aident à la digestion, et atténuent les humeurs grossières.

GIROFLIER : Ses fleurs sont céphaliques, cordiales, anti-apoplectiques et excitent l'urine.

GLACE : Elle est favorable pour donner du ton à l'estomac et dans les hémorragies. Lorsqu'on en manque on y supplée avec *du sel ammoniac*, en suivant la méthode expliquée *au Tome Ier. de la Bibliothèque Physico-économique de* 1788.

GLAIRES : Indisposition assez commune, sur-tout dans un âge avancé. On doit d'abord préférer aux tablettes d'ipécacuhana, d'en prendre un grain en poudre dans la première cuillerée de soupe : ce qu'il faut continuer pendant quelque temps. Ensuite on peut user des pillules suivantes. Prenez *mercure doux, soufre doré d'antimoine, poligala de Virginie, camphre,* de chaque 1 dragme : plus *racine de gaïac* 1 once, *savon d'Espagne demi-once, vinaigre scillitique,* quantité suffisante : faites des pillules de 2 grains en poudre, à prendre 6 par prise, 3 heures avant de manger. Mais on conseille de prendre de temps en temps un purgatif. *Voyez Catarre, Pituite.*

GORGE, GOSIER (Mal de) : Il suffit dès le commencement, de se gargariser, de demi-heure en demi-heure avec de *l'eau froide* et un peu *de vinaigre.* Il faut aussi mettre autour de son cou en se couchant, un morceau *de flanelle*, ou d'autre étoffe *de laine*, pliée en plusieurs doubles que l'on aura fait chauffer. Il faut d'ailleurs *une diète légère, une boisson délayante*, et prendre *des pédiluves* et *des lavemens.*

GOUTTE : Comme le gouvernement a acheté et publié la fameuse recette de *M. Pradier*, pour la guérison de cette maladie, nous croyons devoir nous borner à ajouter, que *M. Liotaud*, savant botaniste, à écrit qu'en 1772, il se guérit d'une manière bien simple de la goutte. Il avala 3 jours avant la nouvelle lune et 3 jours avant sa fin, chaque matin à jeun, *une gousse d'ail*, et par-dessus *un verre et demi d'eau pure*. Il a été publié d'un autre côté, que l'usage habituel de la décoction *de feuilles de frêne en boisson*, en y mettant un peu *de sucre*, ou de *sirop de capillaire*, avoit guéri bien des gens. *Voyez* le Livre intitulé : *Manuel des goutteux, par M. Gachet.*

GRAINE DE PARADIS : Elle vient des Indes. Ses cardomanes fortifient le cerveau, l'estomac, provoquent l'urine, et atténuent les humeurs. *Voyez Cucubes.*

GREMIL : Il pousse les urines, il est dessicatif, et bon contre les fièvres.

GRENADES : Les douces apaisent la toux, fortifient le cœur, arrêtent le cours de ventre, excitent l'appétit, calment les ardeurs de la fièvre ; aussi en fait-on sucer aux malades ; mais elles donnent des vents.

GRENOUILLES : On se sert seulement de leurs cuisses dans les bouillons, donnés contre l'âcreté du sang et contre les maux de poitrine.

GRUAU : Il est adoucissant, sur-tout en y mettant *du lait*. Il excite le sommeil et il restaure, mais il est un peu pesant à l'estomac, et il excite des vents. On fait bouillir *du gruau d'avoine* ou *d'orge* avec *de l'eau*, observant de ne pas l'écraser. Une pareille bouillie est bonne contre la toux, la diarrhée, la dyssenterie, le vomissement convulsif, la colique, la crampe d'estomac et la retention d'urine. On l'emploie aussi en lavemens.

HARENGS SALÉS : C'est de tous les poissons de mer le plus aisé à digérer, quand on en mange en petite quantité, et il stimule l'appétit.

HÉMORROIDES : Un bon préservatif est de se laver tous les jours avec *une éponge trempée dans l'eau froide*, qui, donnant du ressort aux vaisseaux hémorroïdaux, empêche qu'ils ne se gonflent. Si, faute de cette précaution, les hémorroïdes se font sentir, il faut à son lever, *tremper les fesses dans de l'eau froide*, pendant demi-heure, et en faire autant avant souper, tout en usant *de lavemens* et *de tisane* ; comme encore se séringuer le fondement avec *du lait de vache*. Si la douleur continue, il faut faire bouillir *des pommes* dans *l'eau rose*, les pétrir avec *du beurre frais*, et en faire entrer dans le fondement, Mais gardez-vous bien d'y mettre rien de chaud ni de tiède, car cela augmenteroit le mal. Quant aux flux hémorroïdal, il mérite d'être respecté quand il est modéré, parce qu'il est un effort critique de la nature, qui se débarrasse par-là de bien des causes de maladie. Mais si ce flux devient excessif, il faut avoir recours au médecin,

HOUX (Petit) : Il est bon contre les obstructions. *Voyez Ischurie , la Strangurie et Dysurie.*

HUILE, GRAISSE, BEURRE : L'action du feu altère leur composition chimique , et change leur qualité adoucissante en une propriété irritante et nuisible , qui ne leur est pas naturelle. *Hypocrate* dit , que les substances huileuses rendent le corps plus humide , font prédominer la pituite , engourdissent les facultés intellectuelles et rendent moins robustes. *Zimmerman* a remarqué , que plusieurs de ceux qui faisoient un usage habituel de ces substances , en recevoient des hernies et des incontinences d'urine , qu'ils avoient une disposition à la pâleur de la peau , à la bouffissure et à la mollesse. Cependant lorsqu'à ces substances on ajoute des épices , leur substance relâchante n'a presque plus de prise.

HUITRES CRUES : Elles se digèrent facilement , elles sont bonnes contre la constipation.

HOQUETS : Lorsqu'ils sont légers et passagers , *un ou deux verres d'eau fraîche* suffisent pour les faire passer , en retenant quelque temps sa respiration , en provoquant l'éternument , en comprimant , ou en serrant un peu la poitrine. L'application ou la contension d'esprit , la surprise , et les autres affections de l'ame produisent le même effet.

HOUBLON : Ses fleurs sont bonnes dans la jaunisse et la retention d'urine. Les jeunes bourgeons mangés en salade , comme les asperges , sont aussi bons et agréables , par leur quantité aromatique.

HYDROMEL : Il fortifie le cœur et l'estomac , il apaise la toux , il excite l'appétit et il lâche le ventre.

HYDROPISIE : Ce qui cause cette maladie, ce sont les exercices violens, ou la trop grande oisiveté, ou un air épais, ou les passions, ou le travail forcé, ou les veilles immodérées, ou les évacuations excessives, ou la trop grande quantité de boissons aqueuses, ou l'excès dans le manger, ou l'excès dans le boire, ou l'abus des liqueurs, etc. il faut recourir assez-tôt, à un médecin éclairé, pour qu'il en arrête les progrès.

INCONTINENCE D'URINE : si dès qu'elle paroît, on applique sur l'os sacrum, *un emplâtre vésicatoire*, on peut en guérir, mais en y joignant d'autres remèdes prescrits et soignés par un homme de l'art.

INDIGESTION : Quel abus, lorsqu'on recourt alors aux liqueurs spiritueuses ! car au lieu de provoquer la digestion, elles tendent à la retarder, (leur usage nuit autant à l'esprit qu'au corps). Elles allument la fièvre, et donnent l'intensité aux accidens. Il vaut mieux prendre *du thé léger*, ou tout uniment *de l'eau tiède* pour provoquer le vomissement, qui emporte avec lui la cause et les effets de l'indigestion. Il faut aussi *se mettre à la diète*, prendre ensuite *du bouillon*, et enfin un peu *de vin vieux*. Au reste il faut se retrancher dans le repas suivant, et faire une diète sèche, un exercice modéré, et prendre ensuite du sommeil qui fait la préparation des humeurs, tandis que l'exercice en a procuré l'expulsion. Au reste, *le sucre fondu dans de l'eau froide*, et pris fréquemment à petite dose, convient dans l'indigestion. Enfin dans les dévoiemens qui suivent les indigestions, il faut prendre matin et soir, 1 *gros de diascordium*, dans du pain à chanter, et l'on boit par-dessus un peu *de vin vieux. Voyez Foiblesse d'estomac , Vomissement.*

INDISPOSITION : Quelle erreur, à la moindre indisposition de demander aussitôt quelque remède au premier venu ou à un apothicaire, comme si on ne pouvoit jamais se passer de remède ! Ah ! scrutez plutôt votre conduite antérieure, et en trouvant la raison de votre indisposition, ou dans le manger ou dans le boire, ou autre cause ; vous n'aurez qu'à changer de conduite, et vous guérirez sans recourir à des remèdes. On se préservera même de pareille indisposition à l'avenir, en s'éclairant par la lecture *du Traité des alimens* , à l'égard de ceux qui auront pu nuire. Cet abrégé pourra même y suppléer au besoin.

INSOMNIE : *Les pédiluves dans l'eau tiède* , en frottant auparavant les jambes avec un morceau de flanelle, ou d'autre étoffe de laine doivent être employés en pareil cas, ainsi que *les lavemens.* On peut prendre dans la nuit *un lait d'amandes* , où il aura été mis *une demi-once de graine de pavot* , ou bien en se couchant *un verre d'eau* , où l'on aura mis une cuiller à café pleine *de crême de tartre.* On recommande aussi les décoctions *de scorsonère* , et les infusions *de fleurs de primavère* , en guise de thé. *Voyez Opium.*

IPÉCACUANHA : Ses feuilles sont bonnes pour les affections de poitrine, pour les maux d'estomac. Sa racine prise à petite dose, à 2 grains par jour, est tonique, et bonne aux rhumes.

JUJUBES : Elles calment la pituite âcre et les toux fâcheuses. Elles sont utiles pour les reins, l'ardeur d'urine et de la vessie.

KERMÈS MINÉRAL : En le prenant à petite dose, il provoque les selles, excite la transpiration, facilite l'expectoration ; on le donne dans les mauvais rhumes, les fièvres et les glaires. La dose est depuis 1 demi-grain jusqu'à 4, pris d'heure en heure, dans *une potion pectorale* non acide. *Le kermès* est encore *un vomitif*, qui ne fatigue pas comme *l'émétique*, à la dose de 18 à 24 grains.

KINA. *Voyez Quina.*

LAIT, c'est-à-dire de VACHE : Le lait paroît éminemment propre à fortifier l'estomac ; il provoque en général, la transpiration et l'évacuation. Au printemps et en été, le lait est bon et sain, à cause de la sève abondante des végétaux. Il est au contraire inférieur en hiver. Il est favorable quand il passe bien, il nourrit comme le suc des viandes, et il dispose à un sommeil tranquille, pourvu qu'on ne mange pas des acides. Il apaise d'ailleurs les ardeurs d'urine, et il adoucit les âcretés de la poitrine. Quand on le prend le matin à déjeûner, il vaut mieux le prendre crû que cuit, et seul, que mêlé avec des alimens. Au contraire le lait cuit en souffre le mêlange, et il n'est pas sujet à s'aigrir et à se cailler dans l'estomac comme l'autre. Le lait employé comme médicament, doit être pris au degré de chaleur qu'il a, quand il vient d'être trait, et on doit le boire le plutôt possible, car il perd de sa qualité en le gardant, et encore plus en le faisant bouillir. Cependant *le lait de vache* peut être rendu léger, en le laissant reposer quelques heures, pour pouvoir en enlever la crême. Si pourtant il pèse sur l'estomac, on peut y ajouter tant soit peu *d'eau-de-vie et de sucre.* Le lait frais et pur, dit *le fameux médecin Cabanis*, modère la circulation des humeurs, et porte dans les organes du senti-

ment un calme particulier : il dispose les organes moteurs au repos : par son influence, les
idées deviennent plus nettes, mais elles ont peu
d'activité. En effet, dans un long usage du lait,
on pense peu, on désire peu ; car le lait émousse
la puissance extérieure de l'homme moral, en
engourdissant sa sensibilité. *Venel* nous dit de
son côté, que l'usage du lait rend les passions
plus douces, qu'il a observé que les hommes
qui ne se nourrissent presque que de lait en certains pays, sont gras, lourds, paresseux,
et que l'air leste et vigoureux de ceux qui
boivent du vin, en est le contraste le plus frappant. *Spielman* défend l'usage de lait aux personnes pléthoriques, ou d'un tempéramment
lymphatique ; aux premières, parce que le lait
peut augmenter la masse sanguine ; aux secondes, parce que l'influence relâchante qu'exerce
le lait leur est directement contraire. Quand
à l'utilité du lait, pris, comme on dit communément, *diète blanche*, elle produit souvent
des guérisons, dans les maladies chroniques,
dans une grande maigreur, dans une irrita-
bilité extrême, dans les affections cutanées,
les consomptions, les fièvres lentes, les affections des voies urinaires avec irritation, mais
ces heureux effets supposent, que le lait a été
élaboré par les forces gastriques ; car lorsque
le lait ne se digère pas aisement, il faut le dis-
continuer. Enfin, *Hypocrate* le défend, dans les
maladies qui ont un caractère bilieux, qui of-
frent des signes de sabure, accompagnés d'un
embarras gastrique.

LAIT D'ANESSE : Il possède une vertu diurétique et laxative. Quand on le prend pendant
un mois du printemps, il repare les forces physiques de l'estomac, et donne de la consistance

au sang appauvri : c'est d'ailleurs un bon pectoral. Il est des cas, ou pour retirer un plus grand effet du lait d'ânesse, on en prend 4 fois par jour, et l'on y met du pain léger pour servir de repas.

LAIT DE BREBIS : Les qualités de ce lait le rendent propre à suppléer aux laits de chèvre et de vache.

LAIT DE CHÈVRE : Il est analogue au lait de vache, y ayant peu de différence de l'un à l'autre. Il est même peu évident, dit *Venel*, qu'il soit plus pectoral, plus vulnéraire, que le lait de vache.

LAIT DE FEMME : Ce lait est préférable à tout autre dans les maladies graves, comme étant le plus analogue à nos humeurs ; il est bien plus avantageux de le prendre à la mamelle, qu'après qu'il en a été tiré. On l'emploie dans la pulmonie invétérée, où il fait des prodiges, tandis que d'autres bons remèdes ont échoué.

LAIT (Petit) : Il est rafraîchissant, et il convient dans bien des maladies chroniques ; mais c'est une mauvaise méthode de le continuer plusieurs mois de suite, les remèdes ayant besoin d'être variés.

LAITUE : Elle est rafraîchissante, rend le ventre libre et excite le sommeil ; mais lorsqu'on en use trop, elle affoiblit l'estomac, et rend le corps lâche, paresseux et pesant.

LANGUE CHARGÉE : Cela arrive d'abord à ceux qui ont trop soupé, et ils s'en aperçoivent le matin. Ils doivent alors observer un peu de diète, et prendre une tisane faite avec une décoction légère *de feuilles de chicorée sauvage*. Lorsque la langue devient chargée, par toute autre cause, cela désigne un estomac faisant mal ses fonctions, et le besoin qu'on peut avoir de se purger. *Voyez Foiblesse d'estomac, Indigestion.*

LAVANDE : Ses fleurs sont chaudes, dessicatives, céphaliques et bonnes pour les nerfs. Elles sont utiles dans les catarres, les rhumamatismes et la paralysie.

LAURIER : Ses feuilles sont propres à fortifier les nerfs et le cerveau, ainsi qu'à chasser les vers. *Voyez Tyhm.*

LÉGUMES : Lorsqu'ils sont nouveaux et frais, ils sont bons à la santé. Mais lorsqu'ils sont secs, ils sont lourds, flatueux, et empêchent la transpiration. Cependant on peut les corriger avec *de l'ail* et *des œufs.*

LENTILLES : C'est un mauvais légume, mais on peut le corriger avec *de la poirée*, dite *blède.* La décoction de la lentille, lâche le ventre, tandis qu'en substance elle le resserre. Enfin une soupe de riz, à la purée aux lentilles est assez saine, et fort bonne au goût.

LIMON : Son suc fortifie le cœur et pousse par les urines, mais il incommode l'estomac, s'il n'est corrigé par le sucre. Quant à son écorce, *voyez Ecorce.*

LIN : Sa graine en décoction, convient dans les irritations de poitrine, en forme *de look*, et en *lavement* dans les diarrhées.

LIQUEURS : Leur usage est nuisible à tout âge, et sur-tout aux gens vieux, parce qu'elles irritent le genre nerveux. On ne doit en user modérément, que pour aider à une foible digestion, apaiser une colique, ou dissiper des vents. On en donne aux léthargiques et aux apoplectiques, une cuillerée pour ranimer leurs esprits. On les emploie aussi dans les grands froids chez les vieillards replets, qui abondent en humeurs et qui ont l'estomac foible, mais ce doit être avec modération. On doit préférer *la liqueur d'angélique* ou *le ratafiat de cérises*, fait sans eau-de-vie, ou encore mieux *la liqueur de cassis.* Mais on doit savoir en général, que toute boisson spiritueuse, est un feu liquide que l'on avale, et que les liqueurs accélèrent la consomption de la vie, en détruisant à petit feu, ceux qui en font usage. D'ailleurs elles produisent des âcretés, des dartres, la sècheresse et le roidissement des fibres, la toux, l'asthme, les maladies du poumon et l'hydropisie. Ainsi donc, quel abus pour la santé, que ces liqueurs qu'on sert sur les tables de régal, où la mort va comme aiguiser sa faux, par les mains de cette espèce de volupté.

LIVÈCHE : Espèce d'ache, dont la plante est diurétique, et dessicative. Elle fortifie l'estomac, et guérit l'asthme.

LUETTE (Chûte de la) : Il faut d'abord se gargariser avec *de l'eau,* où vous aurez mis *un peu de vinaigre.* Vous mettrez ensuite de *la poudre d'yeux d'écrevisses* au bout de la poignée d'une fourchète ou d'une petite spatule, et vous en toucherez la luette après chaque repas, afin que la poudre y reste plus long-temps attachée. Il faut en même temps user de *la tisane de chiendent* ou autre.

MAGNÉSIE : Elle agit, non-seulement comme absorbant, mais comme purgatif. *La magnesie blanche* n'est pas désagréable. On la prend dans *une tasse de thé,* ou dans *un verre d'eau de menthe,* à la dose d'une cuiller à café. On en prend aussi *demi-gros dans du pain à chanter,* pour détruire les aigreurs.

MALADE : Il faut avoir beaucoup d'attention pour un malade, comme de raccommoder

tous les jours son lit , et le changer de linge ,
de trois en trois jours , et par préférence , lorsqu'il a sué , ou qu'il s'est sali. Il ne faut pas
en pareil cas , suivre le préjugé, qu'on ne doit
pas mettre du linge blanc de lessive , mai du
linge qui a déjà servi : pratique absurde et per-
nicieuse. Il faut au contraire se servir de linge
blanc de lessive , mais le froisser entre les
mains et le faire chauffer. *Boerhaave* ordonne
de parfumer la chambre du malade avec des
plantes soporeuses , comme *le pavot*, *la man-
dragore* , *la morelle*, *les fleurs de fèves*. Il est
utile de brûler quelquefois *du sucre* , *d'asperger
le lit du malade d'un peu de vinaigre*. On peut
aussi mettre dans la chambre , *quelques branches
de saule* ou *de frène*, qui trempent dans des seaux
d'eau. Il faut arroser de temps en temps le
plancher d'eau froide , ou bien faire tomber
de l'eau d'un vaisseau dans un autre ; murmure
d'ailleurs , qui excite le malade à dormir. *Boerhaave* conseille d'appliquer sur ses tempes , *des
morceaux de linge* , *imbibés de vinaigre*. Il faut
empêcher l'air de sa chambre de se trop échauf-
fer , ouvrir ses fenêtres matin et soir , pendant
un quart-d'heure , car l'air ne nuit pas aux
malades ; mais lorsque le froid est rigoureux ,
il suffit d'ouvrir quelques minutes. Il est certain que l'air frais , est pour le malade un
puissant cordial ; mais il ne faut l'introduire
que graduellement , et en n'ouvrant d'abord que
les fenêtres d'une pièce voisine , et prenant le
temps de la journée où l'air est moins chargé
de vapeurs. Mais dans toutes les saisons où il
ne règne pas de la chaleur , il est prudent en
ouvrant les fenêtres de la chambre , de tenir
les rideaux du lit fermés , ou de l'entourer d'un
paravent , afin qu'il n'y ait pas un courant d'air

sur le malade. Il ne faut pas laisser séjourner des parens ou amis dans sa chambre, ne pas trop lui parler, emporter dehors à mesure, ses selles et ses urines. Son mal augmente, lorsqu'on le laisse dans une alcove ou dans une petite chambre échauffée par le feu, sans compter les couvertures, dont on le charge trop ordinairement ; tandis que la chaleur de la chambre d'un malade ne devroit jamais être au-delà de 4 degrés du thermomètre de Réaumur. Lorsque le malade a un peu de force, il faut l'aider à se tenir sur son séant. Ce changement de position soulage la tête, en ralentissant la vîtesse avec laquelle le sang se porte au cerveau. Lorsqu'il est en état de se lever, il faut qu'il n'habite plus sa chambre que pour se coucher, et en laisser toute la journée les fenêtres ouvertes. Ah ! combien de malades ne seroient pas morts, si on avoit observé à leur égard, tout ce qui vient d'être détaillé. Il ne suffit pas d'avoir un bon médecin, les grands soins sont autant nécessaires, et ils sont souvent mal entendus, sur-tout de la part d'une garde malade non expérimentée.

MALADIES : Elles se distinguent en général en *aiguës* et en *chroniques*. Les premières, mettent dans le cas d'être alités, et donnent lieu d'espérer pour la vie, ou de craindre pour la mort. Les secondes, ne frappent pas d'aussi grands coups, mais minent peu à peu la machine. *Voyez Maladie, en la première Partie.*

MANGER : La première règle pour se bien porter, est de ne jamais manger qu'on n'ait faim, excepté dans les convalescences. La seconde, est de mâcher bien, avant d'avaler, afin que l'estomac digère plus facilement. La troisième, est de ne pas se presser en mangeant. La quatrième , est de ne songer pendant le repas à aucune affaire sérieuse. La cinquième , est de se retirer toujours de table avec appétit. La sixième , est de ne manger que d'une ou de deux sortes de viande, la diversité étant nuisible. La septième , est de ne pas manger ordinairement du poisson dans le même repas avec de la viande. La huitième , est d'observer en mangeant un certain ordre , tel que les viandes qui se corrompent aisément , doivent être les premières ; car étant prises à la fin, elles gâtent les autres : celles qui se cuisent et se digèrent avec moins de peine , doivent aussi se manger les premières. Les grosses viandes , les dures , les pesantes doivent être les dernières ; mais tout ce qui lâche le ventre , comme *le potage* , *pruneaux* , *etc.* doit être pris au commencement du repas. Lorsqu'il arrive qu'on a un peu trop mangé , il faut se retrancher au repas suivant , pour se remettre dans son premier état ; au reste les gens d'étude , les personnes sédentaires et les vieillards , doivent manger moins , parce qu'ils ne digèrent pas si bien. *Voyez Alimens.*

MARJOLAINE : Elle est céphalique , fortifie les nerfs ; elle est bonne contre l'apoplexie , et contre les vents.

MARRUBE BLANC : il est amer , spécifique dans la toux des vieillards et dans l'asthme. Il fortifie l'estomac , et il est employé avec succès , contre les douleurs rhumatismales , en en prenant un peu bouilli dans du lait.

MAUX DE CŒUR : Dès qu'on s'y sent tant soit peu disposé, il faut prendre 8 *gouttes d'elixir vitriolique* , *dit sulphurique* , dans deux cuilliers *d'eau à la fleur d'orange* , et l'avaler de suite sans le faire chauffer. Si on y devient sujet, il faut avoir recours à *la tisane de racine de chicorée*, ou de *la plante de camomille*, ou de *fleurs de tilleul*, ou de *feuilles d'oranger*. Si l'on a de la répugnance pour la tisane, jetez *une cuiller à café plein de magnésie* dans une cuillerée d'eau, que vous aurez mise dans un verre pour la détremper, et prenez en tous les matins à jeun. D'autres se soulagent avec *une cuiller d'élixir de longue vie*. D'autres en prenant tous les matins à jeun et l'après midi, *2 verres d'eau fraîche*, où ils mettent *3 à 4 gouttes d'acide nitrique*; d'autres en usant de *la tisane de veau à la glace*, dans laquelle ils expriment *du suc de limon*. Mais si le mal pressoit, il faudroit prendre un petit verre *d'eau-de-vie d'Andaye*, par préférence aux liqueurs douces, qui empâtent l'estomac. Enfin on peut prendre pendant un mois le matin à jeun, *trois verres d'eau de Vals*. Voyez *Cordiaux*, *Défaillance*.

MÉLISSE ou **CITRONELLE:** Plante bonne dans les affections de la tête, du cœur, de l'estomac, de la mélancolie, des songes turbulens, du vertige, de l'apoplexie, etc. On se sert de *ses feuilles et de ses fleurs à la façon du thé.*

MELON: Il rafraîchit, donne de l'appétit et excite l'urine; mais il est venteux et donne des coliques, lorsqu'on en mange trop. Il pèse sur les estomacs foibles: aussi les vieillards doivent s'en priver.

MÉMOIRE: Quoiqu'ils soit presque impossible de recouvrer la mémoire, quand on la perdue, cependant *des observations en médecine* disent, qu'elle revint à un homme qui l'avoit perdue depuis un an, en lui faisant porter sur le front, une compresse *d'eau-de-vie* pendant six semaines. On prétend aussi, que *l'esprit de* *de fleurs de romarin* fortifie la mémoire, en la dose d'une cuillerée. *Voyez Cubèbes, Grain de paradis.*

MENTHE : Elle est stomachique et fortifiante. Elle excite l'appétit, elle réjouit le cœur et le cerveau, et elle chasse les vents. On peut s'en servir à la façon du thé. *Son esprit* opère le même effet et guérit la mélancolie, pris, *à la dose de 2 à 3 cuillerées.*

MIEL : Il est pectoral, stomachique, lâche le ventre et pousse par les urines. Il est très-propre aux gens vieux, pour redonner à la masse du sang, le principe de fermentation qui lui manque, et remédier aux catarres auxquels ils sont sujets.

MIGRAINE : Elle est causée le plus souvent par une mauvaise digestion, ou une trop grande contention d'esprit, sur-tout en tenant la tête penchée, ou autrement par une colère, ou une autre passion vive. Ce qui peut la causer aussi, c'est le froid aux extrémités, ou de porter des habillemens trop serrés, ou de regarder pendant long-temps des objets de côté, ou de rester trop long-temps sans prendre de nourriture. Si la minaigre est légère, il suffit de respirer *la vapeur de l'eau très-chaude,* ou de mettre *les pieds dans de l'eau un peu chaude,* ou bien de respirer *l'éther,* en étendant quelques gouttes dans le creux de la main, et le tenant sous le nez, en l'appliquant au front et aux tempes. Il faut d'ailleurs prendre 1 ou 2 *lavemens.* Si la migraine résiste, il faut user *d'une boisson délayante,* tout en tenant chaudement les pieds et les jambes.

MOUTARDE : Elle excite l'appétit, aide à la digestion, pousse par les urines, et attenue les humeurs grossières. *Une pincée à jeun seule*, ou dans quelque véhicule approprié, est bonne autant contre le vertige, que contre le catarre et contre le cerveau trop chargé, aussi les gens avancés en âge doivent-ils en user.

MOUTON : On doit toujours le choisir jeune, parce qu'il fournit alors un bon aliment et se digère aisément, outre qu'il nourrit beaucoup, tandis que lorsqu'il est vieux, il se digère difficilement.

MUSCADE : Elle aide à la digestion, fortifie le cœur et l'estomac et chasse les vents.

NAVETS : Ils sont bons pour la poitrine, contre la toux obstinée, en y ajoutant du sucre, et contre l'asthme. Ils excitent l'urine, mais ils sont venteux.

NAUSÉE : C'est un précurseur du vomissement, quoiqu'il ne l'opère pas toujours. *Voyez Maux de cœur.*

NERFS : Lorsque les maux de nerfs viennent d'un principe d'échauffement, de sécheresse, d'acreté, il faut user de bains tièdes. Mais lorsque au contraire, il est besoin de redonner du ton aux nerfs, *le bain froid* est efficace, ainsi que l'assure *Tissot.* Les attaques de nerfs fréquentes, exigent les soins d'un médecin. Voici pourtant un assez bon remède en pareil cas. Prenez *eau distillée de mélisse simple 2 onces, d'eau à la fleur d'orange 1 once, teinture de castor 1 scrupule, sirop de stocas demi-once,* et faites du tout une mixture selon l'art. Il faut d'ailleurs user de *la tisane de fleurs de tilleul* ou *de feuiles d'oranger.* Il faut enfin faire de l'exercice, sur-tout à cheval ou en voiture.

NITRE PURIFIÉ ou SEL DE PRUNELLE, ou CRISTAL MINÉRAL : On lit dans *Hoff-*

man, que le nitre est de tous les remèdes, le plus prompt et le plus énergique, soit pour prévenir, soit pour dissiper les maladies de la bile, de la chaleur du sang et des humeurs ; car il relâche le corps, il provoque l'urine, tempère les douleurs spasmodiques, facilite la transpiration, calme et corrige l'acrimonie des humeurs causant des diarrhées, des dyssenteries, des vomissemens, des nausées, des fièvres, des inflammations d'estomac et des intestins. *Le nitre* a d'ailleurs la propriété de prévenir les concrétions salines tartareuses dans les reins, dans la vessie, et guérit la dysurie. Il est un puissant rafraîchissant. Il n'y a pas de remède plus capable de détruire promptement l'ardeur de la fièvre de quelle sorte qu'elle soit. Il provoque enfin les excrétions par les selles, et par les sueurs. *Une once de nitre purifié*, dissoute dans de l'eau, rend le ventre libre et procure quelques selles. *Rivière* vante ses effets, dans le crachement de sang, dans les hémorragies et dans les maladies hypocondriaques, comme aussi dans les accès de goutte ; mais l'usage du nitre doit être défendu dans les maux du poumon, qu'accompagne la toux. Au reste 5 *grains de nitre*, dans chaque verre d'eau fait *une bonne tisane*. On en met 10 *grains dans du bouillon*, ou autre liquide approprié à la maladie. C'est en un mot, un remède, dont il faut avoir dans une maison, pour s'en servir aussitôt, à la moindre apparence de tant de maux, auxquels il est bon.

NENUPHAR : Sa racine et ses fleurs sont bonnes contre l'insomnie, et contre l'ardeur et la difficulté d'uriner.

NOIX : Elles excitent, étant fraîches, l'urine et la sueur, mais étant sèches, elles excitent la

roux et des douleurs de tête , et elles se di-
gèrent difficilement. Les vieillards doivent s'en
priver. *Le traducteur de l'école de Salerne dit :*
   Qu'au poisson succède la noix ,
   Une seule suffit , deux sont trop ,
   Et garde bien d'en manger trois.

ODEURS : Les bonnes odeurs réjouissent le
cœur, et purifient les esprits. On peut en user
en se lavant le visage. Toute personne âgée
doit toujours porter sur elle , un flacon *d'eau
des carmes* ou *de Cologne*, ou d'*Alkali fluor*,
pour en aspirer dès qu'elle se sent foible , ou
pour prévenir une indigestion à laquelle elle se
sent disposée. *Voyez Fleurs , en la première
Partie.*

OIGNONS : Ils sont apéritifs, ils provoquent
l'appétit et l'urine. Ils conviennent dans l'asthme , et contre les humeurs grossières et visqueuses. Ils sont favorables à ceux qui digèrent difficilement , et ils sont de bons expec-
torans ; mais comme ils sont venteux , les gens
vieux doivent en user modérément.

. OLIVES : Elles donnent de l'appétit, resserrent et fortifient l'estomac, repriment les
nausées. *Les olives , dites picholines* sont les
meilleures ; mais les personnes d'une poitrine
délicate , doivent s'en priver.

ONGUENT : *Le Beurre* ainsi que *la créme* ,
sont préférables aux onguens émolliens, lorsqu'ils sont bien frais.

OPIUM : Son excellente recette est d'ajouter
à chaque grain d'opium pur, ou à chaque 25
gouttes de laudanum, 1 *once d'acide pur de citron*, ou 2 *onces de jus d'orange*, et cette dose
deviendra laxative , et procurera un calme parfait , que ne procureroit pas l'usage de l'opium
seul : cette dose amènera ensuite un sommeil

léger et rafraîchissant , car elle est bienfaisante et très-salutaire. A défaut de citron ou d'orange , on peut y suppléer par *l'épine-vinette*.

ORANGE : Le suc d'orange douce , rafraîchit , apaise la fièvre , fortifie le cœur et excite l'appétit, mais il débilite l'estomac , et cause des vents. *L'eau à la fleur d'orange* étant céphalique et stomachique , doit être une des provisions ordinaires , sur-tout pour les vieillards. Quant à son écorce, *voyez Ecorce.*

OREILLES (Maux d') : La meilleure injection en pareil cas , est *le lait de femme. L'absynthe* mêlée avec *du fiel de bœuf*, fait des merveilles , et corrige leur incommode tintement. *Voyez Fluxions.*

ORGE : Il est rafraîchissant , nourrissant et diurétique, mais il incommode l'estomac par son acidité ; aussi les personnes sujettes aux aigreurs doivent s'en abstenir.

ORGE MONDÉE ET CRÊME D'ORGE : *L'orge mondée*, est pectorale , excite les crachats , et concilie le sommeil. *La crême d'orge* produit de bons sucs, et enlève la trop grande chaleur du sang.

ORTIE : On prend l'ortie piquante, à la façon du thé, pour la gravelle , la goutte et le rhumatisme. Elle est dessicative , apéritive : émolliente , diurétique ; ses sommités , mises en potage ou en salade , lâchent le ventre , détergent les reins et avancent l'expectoration.

OSEILLE : Elle rafraîchit, excite l'appétit et fortifie le cœur, mais elle incommode l'estomac.

ŒUFS : Lorsqu'ils sont frais , c'est un bon aliment, car ils nourrissent beaucoup, et adoucissent les âcretés de la poitrine ; mais étant vieux , ils donnent un mauvais suc. Les œufs trop peu cuits , quoique frais , sont glaireux et peu aisés à digérer. Il en est de même des œufs trop cuits. On ne doit donc manger que des œufs d'une substance molle est humide. *L'école de Salerne nous disant :*

Si sumas ovum , molle sit atque novum.

Pour bien connoître si un œuf est frais , présentez-le à lumière , pour voir si les humeurs sont claires et transparantes , car si elles ne le sont pas l'œuf est vieux : ou bien approchez l'œuf du feu , et s'il en suinte une petite humidité aqueuse , il est frais , si non il est vieux. Au reste , les œufs qu'on fait tremper pendant plusieurs jours dans l'eau , se conservent frais. Mais on peut les conserver pendant 3 à 4 mois , en les enduisant d'un vernis , ainsi que le conseille *M. de Reaumur.* Il dit même qu'en faisant sécher promptement le vernis , dont ils étoient enduits, et les rendant par ce moyen impénétrables à l'eau , il les a gardés plus d'une année , et se sont trouvés encore frais , et que les ayant mis dans l'eau bouillante , ils ont été cuits en 3 minutes ; aussi les vieillards à qui les œufs frais à la coque ou pochés à l'eau , sont avantageux pour la santé , peuvent se les rendre communs de cette manière pendant l'hiver, où les œufs sont rares. On peut encore pour les conserver , jeter dans l'eau bouillante , de l'eau de chaux très-forte , la laisser bien refroidir , et mettre les œufs au fond, où l'on aura laissé un peu de chaux. Si l'eau vient à se troubler par la suite , il faut la renouveller.

PAIN : Il faut éviter de le manger chaud ou trop rassis , c'est-à-dire , fait depuis plus de 2 jours. D'ailleurs plus on avance en âge , et moins il faut manger du pain , sur-tout avec des légumes farineux ; car une indigestion causée pour avoir mangé un peu trop de pain, est la pire de toutes. *Indigestio panis pessima :* Pour que le pain soit bon, il faut qu'il ne soit, ni trop ni trop peu cuit, mais bien levé, et où il aura été mis un peu *de sel.* On doit manger la croûte avec la mie, car la croûte seule reserre et cause la bile, et la mie de pain lâche trop. Les personnes sujettes *aux flatuosités* ou crampes d'estomac, ou aux indigestions, ne doivent jamais se permettre du pain frais, mais doivent user toujours de pain rassis. Enfin le pain où l'on met du lait ou du beurre, n'est pas bon à la santé, sur-tout des gens vieux.

PANAIS : Ils excitent l'urine, abbattent les vapeurs, mais ils sont un peu pesans.

PANARIS : Dès qu'on en ressent les premières, douleurs il faut tremper le doigt dans *de l'eau aussi chaude* qu'il est possible de la supporter, pendant 2 ou 3 heures. On recommence bientôt après pendant le même temps, et on ne cesse que lorsque les douleurs sont entièrement dissipées. *Les feuilles de tabouret* écrasées, et appliquées crues sur le panaris en ont guéri qui causoient de grandes douleurs. Enfin l'exercice du charbon réussit aussi. Voyez le au mot *Plaie.*

PARALYSIE : Sitôt qu'on s'aperçoit de son commencement, il faut faire des frictions avec *une infusion de cantharides*, et se diriger par un médecin. On se borne ici à dire, qu'une personne accoutuma un petit chien à coucher sur sa jambe paralysée, et 15 jours après le chien devint perclus. Elle en fit autant d'un second chien, et elle s'en trouva mieux. Un troisième chien fut encore employé, et la guérison s'en suivit dans six semaines.

PAREIRA BRAVA : Cette racine dissout

les glaires des reins , et rend les urines coulantes. Elle est utile dans les ulcères des reins et de la vessie. Sa dose est *de 2 gros* , coupée à petits morceaux , qu'on fait bouillir dans un quart de litre d'eau , pour réduire à moitié.

PARFUM : Celui qui est fort agréable dans la chambre d'une personne indisposée , consiste a remplir *d'eau à la fleur d'orange* , ou d'une autre odeur douce une petite bouteille , dont le cou soit fort étroit , et en le mettant dans un réchaud sur les cendres chaudes , la vapeur en sortira peu à peu , et se répandra avec lenteur et suavité.

PARIÉTAIRE : Elle est rafraîchissante , émolliente et excite l'urine , elle en guérit même la suppression , en l'appliquant sur la région du pubis en forme *de cataplasme* , et en y mettant *de l'huile de scorpion*.

PASSE RAGE : Elle pousse par les urines , et elle est stomachique , en ce qu'elle corrige l'acide de l'estomac.

PATIENCE : Elle purifie le sang. *Sa semence au poids d'une dragme dans du vin rouge* , arrête le flux de ventre, tandis que les feuilles le relâchent.

PÈCHES : C'est un fruit bien agréable , mais toute personne d'un estomac foible doit s'en priver , à moins de le faire macérer *dans du vin et du sucre*.

PÉDILUVE : C'est un remède fort bon dans les maux qui affectent la tête , lorsqu'on le prend tiède ; car si on le prenoit un peu chaud , il nuiroit en mettant le sang en mouvement , et causant des démangeaisons.

PEPINS : Ceux de pomme, et de poire peuvent être mangés avec le fruit , étant favorables par leur amertume et leur aromate. *Voy. Raisins secs.*

PERCE PIERRE ou PASSE PIERRE : C'est une plante qui pousse par les urines, excite l'appétit, et est bonne pour ceux qui digèrent avec peine.

PERDRIX : Sa chair est nourrissante, fortifiante, et se digère bien quand elle n'est pas vieille.

PERSIL : Il est sudorifique, provoque les urines, chasse les vents, convient aux flegmatiques et aux mélancoliques. On ne doit pas le manger crud, mais bouilli.

PÉSANTEUR D'ESTOMAC : C'est le mal ordinaire des estomacs foibles, de ceux qui mangent beaucoup sans boire, et qui avalent trop vîte sans mâcher assez, comme aussi de ceux qui usent d'alimens épais, visqueux, gluans ou pesans. *Voyez Foiblesse d'estomac et Poivre.*

PHOSPHORE : Son usage discret, a, selon *le docteur Alphonse le Roi*, la propriété de prolonger la vie. On ne le donne qu'à la dose *d'une fraction de grain.*

PIGEON : Il excite les urines, il fortifie, il resserre ; mais s'il est vieux, il est difficile à digérer.

PIMPRENELLE : Plante qui réjouit le cœur, pousse par les urines, mais se digère peu aisément.

PISTACHES : Elles sont pectorales, fortifient l'estomac et excitent l'appétit. Elles sont salutaires aux néphrétiques, mais leur trop grand usage, cause des vertiges et des maux de tête.

PITUITE : Ses causes éloignées sont un air épais, froid et humide, ou des alimens gluans et visqueux, ou le trop de nourriture, ou de boire trop de vin, ou l'usage des liqueurs, ou le sommeil, ou le repos trop long, ou la mé

lancolie, etc. Il faut donc éviter ce qui a oc-
sionné la pituite. Si cependant elle est tenace,
voyez votre médecin. Vous pouvez pourtant
mâcher un peu *de tabac*, sur-tout à jeun, ou
un morceau *de racine de pyrèthre*, pour donner
issue à la pituite qui s'amasse dans le corps,
et prendre un lavement de deux jours l'un. Il
faut user de 1 *ou* 2 *grains d'ipécacuanha*, dans la
première cuillerée de soupe. *Le café* est avantageux aux pituiteux, et même au besoin, tant
soit peu *de liqueur*, qui ne soit pas douce. Enfin
Lorry recommande de ne pas manger en pareil
cas, de la chair des jeunes animaux. *Voyez*
Catarre.

PLAIE : C'est une erreur de croire, que
certaines plantes, certains onguens possèdent
de grandes vertus pour guérir des plaies ; car
aucune appl.cation externe ne contribue à la
guérison, qu'en entretenant les parties dans un
état de propreté, et en les défendant de l'air
extérieur. On y parvient aussi bien par l'in-
terposition de charpie sèche, que par les ap-
plications les plus pompeuses : quelquefois même *une seule eau de sel* suffit, lorsque la plaie
est légère. Si cependant on préfère un emplâtre, on peut se servir de *l'emplâtre aglutinatif*
commun, qui en tenant les deux lèvres de la
plaie rapprochées, empêche l'air d'y entrer. D'autres emploient *la boule d'acier* avec succès. Lorsqu'au contraire la plaie est profonde, le chirurgien devient nécessaire. Mais dans tous les
cas, ce qui guérit bientôt, c'est *l'exercice du*
charbon, qui a toujours été éprouvé avec succès, pour les plaies, les panaris, les ulcères, etc. Il consiste à approcher un morceau
de charbon ardent, que l'on tient avec des pin-
cetes, et à l'éloigner alternativement pour en

ressentir la douleur la plus forte, sans pourtant se brûler, ce qu'on repète souvent jusqu'à guérison. Cet exercice vivifie les bords de la plaie, en déterge le fond, procure le dégorgement des parties adjacentes, et par là une prompte et solide guérison. Cependant il faut mettre sur le mal, quoique guéri, *un velin* ou *un papier brûlé*, pour éviter le collement, et le frottement sur la partie encore délicate, et on recouvre d'une compresse. On peut aussi à la place du charbon, présenter la plaie à l'ardeur du soleil, dans le moment que cette chaleur atteint le 33me. *degré du thermomètre de Réaumur*, et l'on voit couler de tous les points qui peuvent donner issue à la matière purulente, la même rosée que la chaleur du charbon procure.

POIS-CHICHES : Il sont légers, ils poussent par les urines, nettoient la poitrine et les poumons ; ils sont nourrissans et laxatifs, mais ils sont venteux. Ils sont à la mode, chez des médecins de Montpellier, qui en ordonnent l'usage, en guise de café pour certains maux.

POIS-VERTS. Plus ils sont petits et verts, et plus ils ont bon goût ; mais ils le perdent quand ils sont secs, et ils engendrent des humeurs grossières. Les pois adouissent les âcretés de la poitrine, ils apaisent la toux ; sont nourrissans et un peu laxatifs, sur-tout à leur premier bouillon, mais ils causent des vents.

POIREAUX : Ils excitent les urines, les crachats ; ils abattent les vapeurs, mais ils produisent des vents, et se digèrent peu aisément.

POIRES : Il y a beaucoup d'espèces de poires. Les meilleures sont celles qui sont douces, bien mûres, bien nourries, et qui ne sont ni âpres, ni styptiques. Elles donnent de l'appétit et fortifient , mais elles sont défavorables aux personnes sujettes à la colique. Elles conviennent d'ailleurs à toute sortes d'âge , pourvu qu'on en use modérément.

POISSON : Il nourrit bien moins que la viande , mais beaucoup plus et plus sainement que les herbages , les racines et les fruits. Il convient principalement à ceux qui ont besoin d'un régime attenuant , et dont le corps abonde trop en sucs nourriciers , et qui font trop de chyle et de sang. Il est même des maladies , dans lesquelles le poisson doit être préféré aux bonnes nourritures qui peuvent donner lieu , à des inflammations. Le poisson de bonne qualité , (car ils ne le sont pas tous) , est avantageux à la santé. La distinction des bons , des médiocres et des mauvais poissons , nous jeteroit trop loin ; nous renvoyons donc le lecteur au *Traité des alimens* , en 2 *volumes* , qui explique les bonnes et les mauvaisse qualités de chaque poisson. Quant à leur préparation , *Cheyne* préfère d'abord le poisson rôti ou sur le gril , que l'on mange à l'huile , au vinaigre , au sel , et au poivre , disant que cette cuisson le purge de ses sucs grossiers. Il prétend que le poisson bouilli , est plus propre aux santés délicates ; il le préfère d'ailleurs au poisson frit , parce que celui-ci , à l'exception de la sole , contracte de l'âcreté , que l'huile ou le beurre y concentre les sucs visqueux , tandis qu'en le cuisant dans l'eau , avec du sel et un paquet de racines de persil , il devient ferme et de bon goût ; aussi les médecins le recommandent cuit au court-bouillon dans la diète poissonneuse. On mange aussi le poisson au sec et à la sauce blanche. La sauce piquante que l'on y fait , rend le poisson plus sain , mais le beurre tend à en empêcher la digestion. Quant aux œufs des poissons, ils sont mal sains excepté ceux de *carpe*. Quand on a l'estomac foible, on doit raper de la muscade par dessus le poisson, et alors il passe aisément. Au reste, le poisson est plus sain, en y mettant du vin rouge lorsqu'on le fait bouillir. Le vin blanc est même préférable, parce qu'il lui donne une qualité diurétique, dont l'effet n'est pas à négliger. On doit s'abstenir des poissons salés, ou séchés à la fumée comme très-nuisibles. Quant aux poissons visqueux, ils ont besoin d'être assaisonnés avec de l'ail. Et quant aux poissons flegmatiques, il faut y mêler des œufs pour les rendre sains. Nota, que la laitue est très-contraire avec le poisson, tandis que les châtaignes lui conviennent, parce qu'elles corrigent sa trop grande humidité. Enfin tout poisson est défavorable aux personnes attaquées de glaires, de catarres ou d'hydropisie.

POITRINE : Toute personne qui a la poitrine délicate, doit rechercher tout ce qui, dans ce recueil est désigné comme pectoral ; tels sur-tout que *le sagou*, *le tussilage*, *les bouillons de limaçons*, etc. Ils doivent toujours porter du *réglisse préparé*, pour s'en servir à la moindre toux. Mais par peu qu'un mal de poitrine se déclare, il faut se diriger par les avis d'un bon médecin.

POIVRE : Il est chaud, dessicatif, apéritif, il convient aux personnes âgées, (et non aux jeunes), sur-tout quand elles sont sujettes à des aigreurs. Il aide fort à la digestion, il chasse les vents, et il augmente la sécrétion des urines. Il faut pourtant en user modérément, quoiqu'il échauffe moins que la canelle et le girofle. *Le traducteur de l'Ecole de Salerne dit :*

Au poivre noir soit entier , soit en poudre ,
Donnez les flegmes à dissoudre.

On s'en sert contre la pesanteur d'estomac , et contre l'indigestion, en prenant 3 ou 4 grains en tiers de poivre noir , et en buvant après un peu de bon vin vieux.

POMMES D'AMOUR : Quand elles sont crues , elles ont un principe narcotique , vénéneux , mais elle le perdent par leur coction. On peut donc en manger alors sans crainte , mais modérément. Les médecins de Montpellier, les défendent seulement aux personnes portées à l'apoplexie.

POMMES DE PARADIS : Etant cuites , elles sont bonnes à la santé , sur-tout des poitrinaires , mais quand on en mange trop , elles causent de la bile.

. POMMES DE TERRE : C'est des substances alimentaires la plus légère , et qui étant mangée avec modération , ne cause ni viscosité ni flatuosités. Pour qu'elles soient bien saines et meilleures au goût, il faut , après les avoir bien lavées, les mettre dans un pot de terre couvert et sans eau , près d'un feu doux: la chaleur leur fera rendre assez d'eau pour les cuire. Elles seront ainsi plus farineuses que cuites dans l'eau, et seront plus aisées à peler et à couper. *Sa farine* ou *fécule* est encore plus saine. On la prend dans *du bouillon gras* ou dans *du lait* avec *du sucre* , ou dans *le chocolat* ou dans *le café au lait.* Une forte demi-cuillerée à bouche suffit pour chaque quart de litre : on commence par délayer cette farine à froid , puis on la laisse cuire 4 à 5 minutes. On en fait aussi *des crêmes et des gelées* de toute espèce. On en fait encore *de la pâtisserie* bien plus délicate, ainsi que des biscuits meilleurs, qu'avec de la farine ordinaire. Enfin on en fait des omelettes. Au reste les sauces blanches avec cette farine, valent mieux qu'avec l'autre.

POMMES REINETTES : Elles sont humectantes, et en même-temps rafraîchissantes, pectorales, cordiales, apéritives et anti-mélancoliques. D'ailleurs elles lâchent le ventre, en les mangeant le matin à jeu mêlées avec du beurre frais, mais en les ayant fait cuire auparavant devant le feu. | *Le sirop de pommes simples*, est salutaire dans les maux causés par les vapeurs, la tristesse, etc.

POUDRE CAPITALE : Il est bien des maux de tête, des fluxions aux yeux, aux dents, aux oreilles, qui ont été guéris par l'usage d'une poudre capitale inspirée par le nez : celle connue sous le nom *de St. Ange*, *à Paris*, à opéré bien des succès ; mais en ne négligeant pas l'usage *de la tisane, des lavemens* et *des pédiluves*. On peut composer soi-même une autre poudre moins forte que la première. Prenez *de feuilles sèches de cabaret une demi-once*, melez-y *un demi-gros de sel ammoniac* en poudre, et prenez, en guise de tabac, pendant quelques jours 4 à 5 *grains* en vous couchant. Cette poudre purge le cerveau, en faisant descendre les humeurs visqueuses dans les glandes des narines, du gozier, que l'on rejette à son reveil. Mais si l'on avoit de la fièvre, ou de l'inflammation à la partie affligée de la tête, il faudroit attendre qu'elle fût passée pour user des deux poudres précédentes. Il est des gens, qui prennent *des fleurs de petit muguet,* (appelé *lilium convallium*), *de l'iris de florence*, et *du sucre candi*, de chaque parties égales, et ils en composent une poudre : elle est adoucissante, résolutive, et attire assez la pituite. D'autres enfin se servent *du sucre* en poudre, mêlé avec *du mercure doux*, ce qui a même guéri des ophtalmies séreuses.

POULE : Lorsqu'elle est jeune, sa chair est pectorale, nourrit beaucoup et se digère aisément ; aussi est-elle salutaire aux convalescens. Mais lorsqu'elle est vieille, elle est difficile à digérer, aussi n'est elle avantageuse, que pour faire de bons bouillons. Quant à *la poule d'eau*, elle est contraire aux vieillards, étant d'une digestion très-pénible.

POULET : Le meilleur est celui de 2 ou 3 mois : sa chair est alors pectorale, nourrissante et aisée à digérer.

PRUNES : Elles humectent, adoucissent, rafraîchissent, excitent l'appétit ; mais ne sont pas d'une facile digestion.

PULMONAIRE : Plante bonne en décoction pour faciliter l'expectoration, et pour les maux de poitrine.

PURGATIF. Combien de gens, qui prennent mal à propos des purgatifs, qui quoique leur procurant un bien être momentané, ne leur deviennent pas moins nuisibles, parce qu'ils tendent toujours à affoiblir, et relâcher l'estomac et les intestins. Cependant les personnes replettes et chargées d'humeurs peuvent avoir besoin de se purger ; mais elles doivent joindre des stomachiques aux médecines, (sur-tout lorsqu'on n'a pas un trop bon estomac), comme en faisant infuser parties égales *de quina* et *de rhubarbe* dans *du vin*, pour en prendre jusques à une certaine évacuation : ou autrement, prenez 2 *onces et demie de la meilleure rhubarbe en poudre*, 1 *dragme de sel d'absynthe*, 1 *demi-once d'écorce d'orange*, 2 *scrupules de muscade rapée*, 1 *demi-dragme de cochenille.*

Mettez macérer le tout pendant 48 heures en un lieu chaud, dans 2 *livres d'esprit de vin*. Coulez et conservez la colature dans une bouteille bien bouchée : on en prend 2 ou 3 *cuillerées* 2 ou 3 fois la semaine, ce qui fortifie les viscères, en évacuant les humeurs nuisibles, et n'empêche pas de vaquer à ses affaires ; c'est d'ailleurs une purgation favorable à tout âge. On peut prendre aussi *de l'elixir sucré*, décrit *au dernier volume de la Médecine domestique de Buchan*, comme étant un bon purgatif stomachique. Mais les personnes qui ont un estomac excellent peuvent se purger de toute autre manière ordinaire. Celles qui ne veulent se purger que foiblement, peuvent prendre *de la poudre cornachine*, qui opère promptement, surement et agréablement. Voici enfin *un emplâtre* pour se purger. Prenez 2 *onces de rhue*, autant *de fiel de bœuf* et 1 *once d'aloés en poudre* : mêlez le tout, trempez dans cette composition, un linge assez grand, pour qu'il la consume toute, et appliquez le sur le ventre vers le nombril, le soir en vous couchant, et vous serez purgé le lendemain, ou le surlendemain, en réiterant le remède.

QUINA : C'est là vraiment le remède le plus spécifique contre les fièvres, soit intermittentes, soit pernicieuses ; mais il a besoin en pareils cas, d'être dirigé par un médecin. Il est d'ailleurs si bon pour l'estomac, qu'il est appelé *le prince des stomachiques*. Mais lorsqu'il purge, c'est une preuve que la dose est trop forte, eu égard au tempérament.

RAIFORT : Il pousse les urines, mais si l'on en mange trop, il donne le mal de tête.

RAISINS FRAIS : Ils sont appétissans, diurétiques, lâchent le ventre et adoucissent les âcretés de la poitrine ; mais comme ils affoiblissent les vieillards, et leur causent des vents et des fluxions, ils doivent s'en priver.

RAISINS SECS : Ils sont plus salutaires que les frais, parce qu'ils n'ont plus le flegme visqueux qu'ils contenoient. Ils sont nourrissans pectoraux et amolissent le ventre, mais ils se tournent aisément en bile, et ceux qui ont la bouche amère doivent s'en priver. Enfin, ce n'est que lorsqu'on a le ventre trop libre qu'on doit écraser les pepins en les mangeant, parce qu'alors ils resserrent.

RAVES : Elles adoucissent la toux, et sont propres dans l'ardeur et la difficulté d'uriner, mais elles sont venteuses.

RÉGLISSE : Elle est excellente dans la toux et l'acrimonie des urines.

REINS : Lorsqu'on vient à se sentir une douleur aux reins, appliquez-y *une mousseline bien chaude* en plusieurs doubles, et portez une ceinture qui vous ceigne bien les reins. Quant aux maladies graves des reins, il faut absolument recourir au médecin.

REMÈDES : *Voyez* page 149.

RENOUÉE : Plante rafraîchissante, détersive, astringente, dessicative et vulnéraire, propre à arrêter toute sorte de flux, comme la diarrhée, le vomissement et l'hémorragie.

RHUBARBE : Cette racine mérite la préférence sur les autres médicamens laxatifs, surtout dans la diarrhée, puisqu'en relâchant elle fortifie les intestins. Elle se prescrit même comme simple, stomachique, *à la dose de* 12, 18, ou 24 *grains* en poudre, entre deux tranches de soupe.

RHUMATISME : Lorsqu'on est sujet à des douleurs rhumatismales, voici des remèdes externes à employer. 1°. Faire un usage constant *des brosses sur la peau* , ou *des frictions* avec de la flanelle. Voyez *Frictions*. 2°. On emploiera *les étincelles ou les commotions électriques*. 3°. On versera sur la partie souffrante *de l'eau la plus froide* , ou bien on l'y trempera. 4°. On fera des onctions avec *des huiles essentielles* les plus chaudes et les plus pénétrantes. 5°. On appliquera *de la saumure* sur la douleur. 6°. On aura recours à *des exercices très-forts* , soit de la partie , soit de tout le corps. 7°. On en viendra à *des saignées locales ; les sangsues* appliquées sur la partie affectée , sont d'une grande efficacité. *Les ventouses scarifiées* sont d'une égale bonté ; mais ce qui vaut encore mieux , c'est *le cautère actuel.* Voyez à ce sujet, *les Nouvelles Considérations*, par M. *Imbert Delonnes* , chirurgien en chef de la succursale d'*Avignon.* 8°. On frottera le siége du mal avec *un peu d'éther.* 9°. On pourra employer *le cautère volant.* 10°. Trempez *du chanvre* quantité suffisante dans *de bonne eau-de-vie,* saupoudrez-le *d'encens* passé au tamis , et couvrez-en la partie souffrante , en le laissant tant qu'il y adhérera , mais il faut renouveler ensuite ce remède. 11°. Faites une pommade *de savon rapé* , dans *de l'eau-de-vie camphrée* , et frottez-vous en bien. 12°. Prenez 4 onces *de poix navale* , demi-once *de térébentine commune* , 3 *dragmes de mastic* , demi-once *de soufre* bien pilé , mêlez le tout en forme d'emplâtre selon l'art , et appliquez-le sur-tout *dans la sciatique* ou il réussit. Tels sont les remèdes externes qu'on peut choisir , et tenter sans rien risquer. Voici à présent des remèdes internes.

1°. *La térébentine* a grande dose pendant quelque temps. 2°. *Le gaïac.* 3°. *Les sels alkalis-volatils.* 4°. *Le calomel* donné à petite do-

se , et continué assez de temps. 5°. *Les médicament excitant la sueur.* 6°. *Le petit-lait.* 7°. *La
crême de tartre dans l'eau de gruau.* 8°. User de la
graine de moutarde blanche , dans un verre d'eau
ou *du vin léger* , 2 ou 3 fois par jour. 9°. *La
camomille , le lierre terrestre , et le trefle d'eau* en
guise de thé par un long usage. 10°. Prenez de
l'antimoine crû , et *du sucre pulvérisé* , de chacun 12 grains , mêlez le tout pour prendre 2
fois le jour pendant quelque temps. Faites une
décoction *de marrube blanc dans du lait* , et bu-
vez-la bien chaude pendant 15 jours. 12°. *Une
once et demie* , ou 2 *de bon nitre* , dans un *demi-
litre d'eau* , favorise les sécrétions , les urines
et les sueurs. Il n'est aucun de ces 12 remèdes
qui n'ait opéré des guérisons. Le point est de
rencontrer celui qui vous convient , sur quoi
on doit consulter son médecin. Il est d'ailleurs
nécessaire de diversifier les remèdes. Enfin , ceux
qu'on titre avec raison , de remèdes par excellence dans les rhumatismes , ce sont *les eaux
thermales chaudes.* Voyez *Bains* , car elles guérissent presque toujours les personnes rhuma-
tisées , auxquelles tous autres bons remèdes ,
n'avoient procuré qu'une guérison imparfaite.

RHUME DE POITRINE : Le passage subit
du chaud au froid, occasionnant la suppression de
la transpiration , est la cause la plus fréquente
des rhumes. Si d'abord on use *de pédiluves tièdes* , et se couchant de suite , et que l'on
prenne *de l'eau de gruau* , on rétablira mieux
la transpiration qu'avec les sudorifiques échauffans , et le rhume cessera bientôt , sur-tout
en diminuant beaucoup de sa nourriture ordinaire : mais point du tout , une personne
enrhumée s'enferme d'abord dans une pièce
bien chaude , et boit abondamment de la tisa-

ne ; elle donne lieu par-là à un tel relâchement dans les solides, qu'il est ensuite difficile de leur rendre le ton qu'ils avoient auparavant ; leur toux devient stomachale, sans cesser d'être pectorale. Ceux d'un autre côté, qui croient guérir plutôt en prenant d'abord des vins aromatisés, se causent une inflammation de poitrine. Il faut donc se conduire tout différemment, c'est-à-dire avec prudence, en commençant d'user avec modération *de la tisane de tussillage* ou *de capillaire*, et prendre en se couchant, un verre de la même tisane, où l'on aura mis 2 *cuillerées de sirop violat*, et 1 *cuillerée d'huile d'amande douce*, ou bien prendre alors 1 *scrupule de pattes d'écrevisses*, en buvant pardessus un verre de tisane, où l'on aura mis 10 *grains d'esprit de corne de cerf* pour exciter la transpiration, qu'on peut répéter, même en gardant le lit, jusqu'à ce que la sueur se soit décidée. Si le rhume ne cédoit pas, *demi-once de gomme ammoniaque*, dissoute *dans 2 livres d'orge*, ou bien un peu *de sucre cristallisé*, fondu dans *de l'huile d'amande douce*, débarrassera plus aisément la trachée artère, que *les loock* qui embarrassent la digestion. Lorsque le rhume commence à diminuer, on doit changer de tisane, en prenant celle *de coquelicot* ou de *bourrache*, et user un peu *de bonne Thériaque*, pour accélérer la guérison. Il faut au surplus, pendant le rhume, user de la réglise préparée, ou autre pareil adoucissant pendant le jour. Enfin un rhume opiniâtre qui résiste quelquefois à bien des remèdes, cède au régime et à un exercice convenable, continué pendant quelque temps. Mais lorsqu'il s'agit d'un rhume violent à passer la nuit sans dormir, ou à se sentir la poitrine oppressée ou souffrante, ce qui peut exiger une saignée , et d'autres remèdes , il faut se laisser conduire par un médecin éclairé , afin que le rhume ne tourne pas en inflammation, ou en fluxion de poitrine.

RHUME DU CERVEAU : *Les parfums d'eau chaude* , dans lesquels on ajoute *des fleurs de sureau* , ou autres herbes un peu aromatiques procurent du soulagement. On en remplit une écuelle , au dessus de laquelle on présente la tête enveloppée d'une serviette pliée en double , de façon que toute la vapeur soit forcée de ne se porter que sur le visage. Il faut aussi faire un peu de diète , se tenir chaudement , prendre tous les soirs pendant une heure , *un pédiluve tiède* , rester au lit un peu de temps , et tâcher de se procurer à son réveil , une sueur douce , en prenant *du thé* ou autre boisson délayante. On peut boire dans la journée *une tisane de chiendent* ou *d'orge mondé* , où l'on aura mis 15 *grains de nitre* sur chaque litre.

RESTAURANT : Voici la recette d'un opiat propre à restaurer toute personne épuisée , même par l'âge et les infirmités. On cueille des *glands* au mois de juillet ou d'août , avant leur parfaite maturité. On ôte la pellicule qui enveloppe l'amande , et on les pille dans un mortier de marbre jusqu'à ce qu'ils soient réduits en pâte. On prend *du miel de Narbonne* ou *du miel vierge du pays*. On mêle parties égales des glands en pâte et du miel. On incorpore le tout et l'on en forme une espèce de conserve , que l'on met dans des pots de faïence à la cave , afin qu'elle ne fermente pas durant l'été. Mais après les chaleurs , on les renferme dans une armoire. On peut la conserver ainsi pendant deux ans. On en prend tous les matins en se levant une cuillerée à bouche ; mais on ne doit manger que deux heures après , parce que cette conserve est très-nourrissante. Elle fortifie la nature épuisée, répare et ranime peu à peu les forces ; mais il n'en faut pas user en cas de fièvre et de maladie. *Le livre intitulé , le Conservateur de la Santé* , assure qu'un curé de 82 ans, ayant fait usage de cette conserve pendant un mois recouvra ses forces , au point de reprendre son ministère qu'il avoit été obligé de quitter. Nota , que toutes les parties du chêne sont saines , et que leur astriction est corrigée par le miel. *Voyez Consomption.*

RÉTENTION D'URINE : Les personnes qui y sont sujettes, doivent se coucher dans des lits durs : et dès qu'ils s'aperçoivent de la moindre difficulté d'uriner , employer *des demi-bains , des cataplasmes émolliens , ou des linimens d'huile de thérébentine , ou des flanelles imbibées dans du vin chaud ,* ou une décoction de guimauve et de *pariétaire ,* ou même *de la teinture de cantharides :* on doit prendre en même temps quelques tasses d'*uva ursi* ou *de pareira brava ,* comme les meilleurs remèdes qui déterminent l'écoulement des urines , au moment le plus inattendu. On peut à défaut , user de l'infusion *de queues de cérises ,* ou de la décoction *de pariéraire. L'ail et l'oignon* cuits avec de l'huile , et appliqués sur la région pubis font un bon effet. Voici une potion diurétique fort recommandée dans la *Médecine domestique de Buchan.* Prenez *de sel de nitre* 40 *grains , de sirop de pavot* 1 *gros , d'eau de canelle simple* et *d'eau commune ,* de chaque 1 once. On peut user aussi des tablettes diurectiques suivantes. Prenez *racine d'arrête-bœuf , de chardon roland , de fenouil , de petit houx , de persil ,* de chaque demi-once, *des semences de grande bardane et de gremil,* de chaque 2 dragmes. Faites la décoction du tout , dans *une livre et demi de raifort* : coulez ensuite et cuisez artistement la colature , avec 6 onces de sucre pour en former des tablettes du poids de 2 dragmes , à prendre 1 à 2 fois le matin à jeun, pendant quelque temps. On peut prendre aussi un lavement diurétique , en mettant 10 *onces de thérébentine de Vénise* dans *un jaune d'œuf*, de demi-once , délayé dans une décoction commune , et *d'huile d'olive de bonne qualité 1 once*. On peut prendre aussi , 1 *ou 2 cuillerées du suc exprimé des feuilles de persil*. Mais quelquefois les rétentions d'urine sont si pressantes, qu'il faut recourir à la sonde : et heureux est celui , qui a alors un chirurgien habile qui sâche la faire entrer à propos , et éviter une fausse route , dont les suites conduisent à la mort. *Voyez Urines* dans la seconde Partie.

RIZ : Il n'est pas bien prouvé que le riz soit plus substantiel que le blé , cependant *le professeur Mozzati*, qui a fait sur lui-même des expériences sur les effets nutritifs du froment et des autres grains , a trouvé que le riz et la pomme de terre l'avoient mieux sustanté. La qualité du bon riz est de nourrir , fortifier et resserrer. Les personnes qui ont une digestion lente doivent y mettre de *la canelle* ou *du fenouil*, ou *du safran*.

RIZ (Gelée de) : Une des meilleures préparations *du riz*, est de faire bouillir 2 onces réduites en poudre fine, avec *un quarteron de sucre* dans *un litre d'eau* , jusqu'à ce que le tout forme un bouillon épais et transparent. Quand il est passé à travers un linge et refroidi , il donne une gelée savoureuse et favorable à la santé.

ROMARIN : Sa décoction est spécifique dans l'apoplexie ,

l'apoplexie, la paralysie, le vertige. Cette plante fortifie le cœur.

RUE DE JARDIN : Elle corrige la foiblesse d'estomac et elle aiguise la vue.

RUE DE MURAILLE : Elle est béchique, diurétique et digestive.

SAFRAN : Il est bon à l'estomac et aux poumons, il enlève les obstructions, et procure le sommeil, en en usant modérément, car autrement il produit le contraire. Il est d'ailleurs cordial, il reconforte, affermit tout viscère et répare le foie. En outre il rend gai, aussi l'emploie-t-on dans les accès nerveux, qui reconnoissent une cause morale, comme le chagrin. Enfin il convient à tout âge, mais principalement aux vieillards.

SAIGNÉE : Quel abus, chez certaines personnes de se faire saigner à chaque printemps ! Cette saignée dite de précaution, ne devroit être faite que dans un besoin réel chez les personnes sanguines, ou qui ont trop d'embonpoint, encore est-il bon d'avoir l'avis du médecin.

SAIGNEMENT DU NEZ : Hémorragie la moins dangereuse, lors-même qu'elle est fréquente. L'état de foiblesse qu'elle entraîne quelquefois, ne manque guères d'en amener la cessation. Tous les procédés, dont on se sert pour la faire cesser, sont dangereux en ce qu'ils répriment une évacuation salutaire. Il vaut mieux recourir à des rafraîchissans ou à des calmans : et s'ils ne réussissoient guères, il faudroit introduire dans les narrines *des orties* pilées, ou les appliquer sur le front.

SAGOU : Il est bon pour quelle partie du corps que ce soit, où se détermine la fluxion d'une humeur, depuis la poitrine, où se forme la pulmonie, jusqu'aux pieds, où aborde la goutte.

Le médecin Fizes a écrit, qu'ayant sa mère décrépite, avec la poitrine affectée, il lui prolongea la vie par l'usage *du sagou*, dont il lui faisoit prendre 3 prises par jour, et il ajoute avoir vu des malades ne pouvant plus supporter, ni le bouillon, ni le lait, ni la gelée, et revenir de cet état par *le sagou cuit à l'eau et un peu sucré.* Ce médecin conseille de le mettre dans l'eau bouillante, de l'y laisser pendant demi-heure, de le retirer ensuite de cette eau, et de le jeter après dans du bouillon, pour l'y faire bouillir doucement pendant deux heures. Enfin *les graines de sagou*, forment avec *du lait* et *du bouillon*, une gelée nourrissante et agréable, convenable aux convalescents, aux poitrinaires, à ceux dont la digestion et foible ou altérée.

SALADES : Quand l'estomac est bon, on peut les manger crues, au sel, à l'huile et au vinaigre. Mais quand l'estomac est foible, il faut les manger cuites.

SALSIFIX ou SCORSONÈRE : Cette racine excite l'urine, la sueur, et elle est bonne à l'estomac, et contre le vertige et la mélancolie.

SANTAL : Il fortifie le cœur, l'estomac, le cerveau ; il purifie le sang, et il est bon contre les catarres, les aigreurs et les obstructions.

SANTÉ (Poudre de) : Prenez *des semences de pourpier 2 livres*, de celles d'anis, *de virginie*, *du bois de bouleau*, *de sel mondé*, de chacun *une livre*, *du Santal*, *demi-livre* : réduisez le tout en poudre. La dose est d'une demi-cuiller à café, qu'il faut faire infuser comme du thé, pour une tasse, où l'on met un peu *de sucre*, et qu'on prend le matin à jeun. En continuant long-temps, on se préserve ainsi de plusieurs maux, sur-tout de la constipation, et on peut arriver à une grande vieillesse.

SAPONAIRE : Elle est chaude, apéritive, sudorifique et elle excite l'urine.

SARRIÈTE : Elle est béchique, stomachique, diurétique, aiguise la vue, et est utile contre la toux.

SAUGE : La petite est chaude, céphalique, dessicative. Elle est utile dans la pituite, dans le catarre, le vertige, et dans la suppression d'urine, comme aussi dans les indigestions, les coliques, les vents et les foiblesses d'estomac. Elle excite la sueur, et convient dans les rhumatismes. D'ailleurs elle est agréable au goût. Tant de bonnes qualités ont fait dire à l'Ecole de Salerne :

Cur moritur homo, cùm salvia crescit in horto.

SCABIEUSE : Elle est pectorale, stomachique, sudorifique, et bonne contre les démangeaisons, en les frottant avec le jus de cette plante, et même en avalant sa décoction faite en eau.

SCIATIQUE. *Voyez Rhumatisme.*

SEL : Le sel commun est apéritif, dessicatif ; il excite l'appétit, aide à la digestion et produit de bons effets dans la suppression d'urine. Il est même un peu purgatif.

SERPOLET : Ses racines fortifient l'estomac, chassent les vents et provoquent les urines.

SIROPS : *Les sirops d'absynthe et de menthe, sont pour l'estomac. Les sirops de mélisse et de buglose, sont pour le cœur. Les sirops de mauve et de raifort, sont pour les reins. Le sirop d'œillet est cordial. Le sirop d'épine-vinette, fortifie le cœur et l'estomac. Le sirop violat, et ceux de réglise et de capillaire, sont bons pour la poitrine. Le sirop de coquelicot*, *de pavot rouge*, provoque le sommeil et la sueur et apaise les ardeurs de tête. *Le sirop de stocas*, est bon pour les nerfs et fortifie l'estomac. *Le sirop de bétoine simple* est céphalique, bon pour les pulmoniques et provoque les urines. *Les sirops d'orgeat*, *de limon*, *de vinaigre*, sont bons pour rafraîchir. Enfin on a inventé *le sirop de raisin*, *le sirop de miel* et *le sirop de bette-rave*, qui suppléent au sucre dans bien des choses, mais non dans le café.

SORBES ou **CORMES** : Elles sont astringentes, bonnes contre l'hémorragie, la foiblesse d'estomac et la diarrhée ; mais leur trop d'usage produit des humeurs tartareuses et grossières.

SOUCHET : Ses racines fortifient l'estomac, chassent les vents et excitent l'urine.

SOUPE : C'est une bonne nourriture pour les gens secs. Ceux qui ont de l'embonpoint doivent en manger peu, pour ne pas grossir davantage. Plus on est vieux, plus on doit vivre de soupe, mais non pas en grande quantité, ni trop chaude, ni trop liquide. Enfin, *le Traducteur de l'Ecole de Salerne* nous dit :

Ne méprisez point le potage,
Rien ne vous nourrit davantage,
Ni ne fournit de sucs meilleurs.

SPASME : Lorsqu'il est permanent, il doit être traité par le médecin : mais s'il ne l'est pas, il n'est point dangereux, même chez les gens vieux, en répandant *de l'huile bien chaude* sur la partie attaquée de mouvemens spasmodiques. Il faut en même temps jeter 8 gouttes *d'éther vitriolique*, dit *sulfurique*, sur 2 cuillers d'eau à la fleur d'orange, et l'avaler sans le faire chauffer. Si l'on y ajoute un peu d'*eau de menthe poivrée*, ce sera une bonne potion anti-spasmodique. *L'eau de fenouil*, est aussi fort bonne contre les spasmes.

STŒCAS : L'usage de ses épis est bon dans les vertiges, le mal de poitrine et pour exciter l'urine.

STOMACHIQUES : Les personnes qui ont des foiblesses d'estomac, ainsi que les vieillards, doivent faire usage de stomachiques. On peut donc prendre quelquefois avant de se coucher, *un peu de bonne thériaque* ou *de mithridate*, ou *de confection d'alkermès.* On peut aussi user de temps en temps avant dîner, ou dans la soupe, *de la rhubarbe en poudre*, comme bienfaisante, fortifiant l'estomac, et le rétablissant dans ses fonctions. On doit encore user *d'anis et de coriandre* pour réveiller la chaleur. La racine de *gingembre* confit, *le sucre rosé*, *les tablettes d'aromaticum rosatum, l'eau de canelle, l'essence d'anis, de genièvre, de girofle* sont favorables, sur-tout aux vieillards. *Le dictionnaire Botanique*, donne la recette d'une bonne *poudre digestive*, fortifiant l'estomac, et d'une poudre, dite *du duc simple*, qui, avec les mêmes qualités apaise les nausées. Il donne encore la recette d'un *sirop de genièvre*, propre au mal d'estomac, foible et réfroidi, et qui est en outre cordial et diurétique. Il y a aussi *un bon elixir stomachique*, dans *le volume V. de la Médecine domestique de Buchan.* Il est bon enfin de connoitre les amers stomachiques, dont le *quina* est le prince : Tels sont *le gingembre, la serpentaire de Virginie, le calamus aromaticus, le galanga, l'écorce d'orange, de citron, l'absynthe, la petite centaurée, la gentiane, la camo-*

mille, *le lierre terrestre*, *le trèfle d'eau*, *le fu-*
meterre, *etc.*

SUCRE : Quoi de plus précieux, vu tant
de bonnes qualités qu'il possède ! *Le sucre est*
un sel qui a les propriétés de tous les sels dans
les maladies, sans affoiblir ni attaquer l'estomac, comme font les autres sels ; car celui-ci
est au contraire rafraîchissant, nourrissant et
balsamique. Un chymiste célèbre (*Rouelle*
l'aîné), a écrit que le sucre étoit le pain le
plus parfait. *Le médecin Barbier*, a écrit de son
côté, que si l'on use copieusement du sucre
pendant quelque temps, le pouls devient plein
et fort, et que c'est un effet de la qualité éminemment nourricière du sucre. *Le médecin Ca-*
banis, a écrit d'un autre côté, que les substances sucrées rendent les passions plus douces.
Hoffman nous apprend, que les ouvriers, qui,
dans les colonies travaillent à la fabrication du
sucre, et ne se nourrissent presque que de matières sucrées, ont beaucoup de force et soutiennent les plus rudes travaux. *Geoffroy* observe, que ceux qui font usage d'alimens sucrés, conservent dans leur vieillesse une bonne
santé. On a vu des personnes attaquées de maladies chroniques, d'hypocondrie, de mélancolie, de phtisie, d'attaques spasmodiques,
de maladies de la peau, obtenir guérison, en
s'étant nourris pendant quelque temps seulement de cassonade, ainsi que le certifie *Hoffman.*
Cependant les alimens sucrés sont contraires
aux personnes pléthoriques, aux affections inflammatoires, et dans les menaces d'apoplexie
et de l'hémoptisie. Au reste, quand on s'est
échauffé, *une once de sucre dans un verre d'eau*
est assez utile. On peut s'en servir après la

frayeur, la colère et dans le chagrin. Pris avec modération, il provoque la digestion, il apaise l'émotion de la bile et la fait évacuer. Il dissout les glaires, il nettoye l'estomac, sur-tout quand on a un peu mangé. Après chaque repas, en prenant quelque aliment sucré, le corps n'éprouve pas cette agitation, que provoquent les alimens épicés. Il est d'ailleurs pectoral, il atténue, et incise les phlegmes visqueux, et il est indiqué dans beaucoup de remèdes. Mais à présent qu'il est devenu rare et d'une grande cherté, on a imaginé de remplacer le véritable sucre, par un autre qu'on tire *de la betterave* : puisse ce nouveau sucre suppléer à l'autre dans ses rares qualités !

SUDORIFIQUES : Celui qui est le plus innocent et qui réussit le mieux, est le suc de la plante dite *grateron*, qui est le long des murs ou dans les haies. Prenez une bonne quantité de cette plante, car elle rend peu de suc : pilez-la, pressez-la, et passez *le suc* à travers un linge. On donne à un adulte, *5 à 6 onces de ce suc*, mais il faut qu'il soit au lit, raisonnablement couvert, et quand il aura bien sué, on l'essuiera, avec du linge bien sec et chauffé. On le changera de chemise, et une heure après on lui donnera *un bouillon*. Si *la première prise de ce suc* n'a pas bien évacué l'humeur, on peut réitérer le remède, la sueur ne manquera pas de paroître 2 heures après : et si elle ne paroît pas, les urines donneront en abondance. En un mot, il n'y a pas une maladie où il faille exciter une crise que ce remède ne puisse guérir, étant le sudorifique le plus doux. Il faut savoir au reste, que quels sudorifiques que l'on veuille employer, il faut user des mêmes précautions que pour les purgatifs, c'est-à-dire, avoir pris des délayans, et ils réussissent mieux alors. D'autres prennent simplement *d'une boisson légère, chaude et abondante*, où ils mettent 10 *gouttes d'esprit de sel ammoniac*, ou *de corne de cerf* à chaque tasse pour faciliter la sueur. Voici à présent un bon sudorifique extérieur. Mettez *du sucre en poudre et des fleurs de camomille, aussi pulvérisées* sur le feu d'une bassinoire, dans le temps qu'on va la mettre dans le lit, de sorte que le lit s'emplisse de cette fumée. Couchez vous-y aussitôt et couvrez vous bien.

SURDITÉ : Elle est causée quelquefois par la cire de l'oreille qui est trop amassée, et alors le maniment d'un cure-oreille est souvent le seul remède. Mais lorsque la cire est placée si profondément, qu'elle est inaccessible, *les injections d'huile d'amandes douces*, ou *du lait coupé* un peu chaud, la rendent susceptible d'être détachée. Il y a des gens qui sont devenus sourds à la suite d'une fluxion, ou par un coup d'air, on a tiré alors de grands avantages *des eaux thermales sulfureuses*, au moyen de leur douche sur la tête. D'autres ont été guéris au moyen *d'un grain de musc introduit* avec du coton dans l'oreille. Il ne manque pas d'autres remèdes ; mais l'organe de l'oreille étant si tendre et si délicat, il ne demande pas d'être fatigué, et il exige bien des précautions dans son traitement. On recommande de se tenir en pareil cas, *la tête chaude*, et de mettre du *coton* dans les oreilles, pour prévenir la surdité. Lorsqu'elle est héréditaire, ou causée par l'effet de la vieillesse, elle est incurable, et on a recours à *des cornets* pour entendre. Mais *le docteur Willick, dans son Traité d'Hygiène*, enseigne un moyen de faire entendre distinctement, autrement que par le cornet.

Cela se fait , dit-il , avec *une baguette cylin-drique , un tube d'ivoire*, ou quelque autre subs-tance dure semblable. *Le tube* peut avoir de 12 à 24 pouces de long, et d'un quart à un demi-pouce de diamettre. Le bout du tube qu'on place dans la bouche entre les dents de devant , doit avoir une ouverture beaucoup plus petite que l'autre bout. Ce tube est très-utile aux personnes sourdes, qui veulent jouir de la mu-sique instrumentale. *Ce docteur* dit avoir vu une personne totalement sourde , qui, au moyen d'un cylindre semblable , pouvoit entendre dis-tinctement les sons les plus doux, et jouir des plaisirs de la musique.

SOLEIL : On ordonne à certaines personnes *l'insolation*, c'est-à-dire , de prendre le soleil jusqu'à un certain point. C'est chose encore plus avantageuse pour les gens vieux, dans l'hiver , pour éviter de se tenir trop long-temps auprès du feu qui peut leur nuire.

SUREAU : Ses fleurs sont d'un grand usage , soit comme cordiales , soit comme provoquant la transpiration.

TABAC : A moins d'avoir besoin de stimu-ler un flux de matière visqueuse, qui obstrue ou engoue les yeux, ou les oreilles, ou les na-rines ; c'est mal à propos qu'on prend l'habi-tude d'user du tabac , sur-tout quand on a une constitution délicate. Ceux qui parlent en pu-blic , et qui aiment la propreté, ne doivent pas s'y accoutumer. L'usage continuel du tabac émousse l'organe de l'odorat , déprave le palais et use la mémoire si précieuse dans la vieillesse. D'ail-leurs, lorsque le nez devient bouché par cette poudre , la respiration ne se fait en général que par la bouche , de sorte qu'on est obligé de la tenir entr'ouverte , circonstance qui fatigue les poumons. En un mot l'usage du tabac est quelquefois avantageux, mais plus souvent nuisible, sur-tout lorsqu'on ne se règle pas à une quantité médiocre.

TAFIA : Cette liqueur est bonne en en prenant 2 *doigts*, lors d'une colique d'estomac, d'une indigestion, etc. Elle guérit les meurtrissures, et elle soulage dans les rhumatismes, sur-tout en y ajoutant *de l'huile de frégate*, ou *de serpent tête de chien*.

TÊTE (Mal de) : Il faut en pareil cas, prendre *des pediluves*, *des lavemens*, et user *du thé*, en gardant un peu de diète : voici d'ailleurs un bon remède. Prenez *de la mie de pain blanc*, que vous ferez bouillir *dans du lait* jusqu'à réduction, en forme de bouillie : enfermez-la, entre deux linges et appliquez sur la tête; ou bien prenez gros comme le poing *de levain*. Pétrissez-le avec *demi-cuillerée de sel*, la moitié autant de poivre, et 2 *cuillerées de vinaigre*. Enveloppez le tout dans un linge, et appliquez sur la tête, une nuit durant ; ou bien encore, appliquez sur le front un linge trempé dans *le vinaigre*, ou dans *quelques gouttes d'éther*. D'un autre côté, respirez la vapeur *d'eau bouillante*. Il est des gens, qui se sont bien trouvés d'appliquer sur la tempe, un emplâtre d'au moins demi-once, où l'on met *du mastic*, ou *de la gomme tocamahuca*, en mettant dans le milieu de 2 à 4 *grains d'opium*, et 4 *gouttes d'huile de Succin*; mais à défaut de mastic, servez-vous *d'encens et de poix résine*. Voyez *Vue foible*. Enfin l'*Ecole de Salerne* dit :

> *Si le mal vient d'une migraine,*
> *Frottez-vous bien d'eau de morelle,*
> *Et le soulagement sera prompt.*

THÉ : Il est indiqué dans la suppression de la transpiration et le trop d'exercice. Il excite l'urine et dissipe les maux de tête. Il convient sur-tout aux personnes replettes et pituiteuses. Etant salutaire aux maladies du cerveau, il abat les vapeurs, il recrée les esprits, il empêche l'assoupissement et il hâte la digestion. Etant très-léger, il doit être préféré au café ; on peut en boire plusieurs tasses après un repas, où l'on a mangé plus qu'à l'ordinaire : mais si on le prenoit en quantité et fort chaud, il relâcheroit trop les fibres de l'estomac. Si par contre il étoit trop chargé, et qu'on l'eût laissé bouillir un peu, il attaqueroit les nerfs. On rend le thé meilleur et moins flattulent, en y ajoutant *une cuillerée de liqueur* qui ne soit pas douce. On ne sauroit nier, dit *M. de Haller*, que le thé ne cause une certaine gaieté dans les pensées, ne facilite les sueurs, n'empêche de s'endormir, et ne lave l'estomac surchargé. D'un autre côté, *M. Zimmermann* le conseille fort à ceux qui sont obligés de s'exposer au froid, sur-tout en voyage, ainsi qu'à ceux, qui, après avoir ressenti un froid humide, rentrent chez eux tout transis. Au reste, le thé doit être gardé bien bouché dans un lieu sec et tempéré, et plutôt chaud que froid. Il seroit souvent avantageux de la remplacer par *les feuilles de vaccinium myrtillus*, qu'on ne peut distinguer du thé véritable, quand elles sont séchées à l'ombre.

THÉRIAQUE : Elle est sudorifique, bonne en cas d'indigestion, de foiblesse d'estomac, de diarrhée, de ventosités, de maux de cœur, de rhume, d'insomnie et de maladie de la vessie. On en prend *une dragme* à la pointe du couteau, en avalant par dessus *2 doigts de bon vin vieux.* On l'appelle *la reine des compositions.*

THIM : Il a les mêmes vertus que *le laurier.* Il fortifie le cerveau, attenue les humeurs visqueuses, excite l'appétit, aide à la digestion et chasse les vents. *Voyez Laurier.*

TILLEUL : Ses fleurs sont céphaliques-et dessicatives, ainsi que les feuilles et l'écorce, qui poussent par les urines. Les unes et les autres donnent du ton, et sont bonnes aux vaporeux et aux gens vieux.

TISANE : Chaque tisane doit être faite selon le genre du mal. On peut y ajouter *du nitre* pour la rendre diurétique. Lors-même qu'on veut avoir aussitôt d'une tisane simple, il n'y a qu'à mettre 5 *grains de nitre* dans chaque tasse *d'eau tiède,* et unepareille tisane sera aussi salutaire que bien d'autres. *Voyez Nitre.*

TOUTE ÉPICE (Nigella saliva) : Plante cultivée dans les jardins. L'espèce qui a la graine rougeâtre remplace le poivre, étant d'ailleurs une très-bonne épicerie. Elle chasse les vents et excite l'urine.

TOUX : Il faut prendre en se couchant, une potion *d'huile d'amandes douces,* pour que la toux n'empêche pas de dormir. Prenez en vous levant, *une demi-écuelle de lait de vache,* fraîchement tiré, où vous aurez mis, 1 *ou* 2 *cuillerées de sucre candi,* en le buvant assez chaud. Il faut d'ailleurs débarrasser la poitrine par *des pédiluves tièdes,* et *des frictions aux jambes et aux pieds,* avec *des étoffes de laine sèches.* Une bonne tisane en pareil cas, est celle d'orge. Un fort bon *loock* est celui-ci : Prenez *sirop de guimauve* et *huile d'amandes douces,* de chaque 1 once : *du blanc de baleine* dissous dans la même huile 1 gros. Mêlez le tout, pour en prendre de temps en temps par cuillerée, en le

laissant fondre dans la bouche ; et en adoucissant il vous fera cracher. On peut d'ailleurs
se mettre à l'usage *des bouillons de grenouilles*,
qui humectent et font dormir. *Voyez Grenouilles.* On peut en même temps, se servir de
l'emplâtre suivant. Prenez gros comme une
muscade, *de poix de Bourgogne*, étendez-en
une couche mince sur un morceau de peau
douce, de la grandeur de la main, et appliquez-le entre les deux omoplates. On ôte cet
emplâtre, de 3 en 3 jours, on l'essuie et on
l'applique de nouveau ; mais il faut le renouveller tous les 15 *jours.* Lorsque la toux résiste à ces remèdes, il faut user *du sagou*, ou
de la plante de velar, mais consulter son médecin, pour que la toux ne dégénère pas en
fluxion de poitrine ou en phtisie. *Voyez Rhume,
Consomption.*

TRANSPIRATION : Il faut pour la rappe-
ler, boire *d'un thé de sureau*, en ajoutant sur un
litre 15 *grains de nitre*, et employer en même
temps *les frictions. Voyez Frictions. Le rob de
sureau*, pris à la dose d'une once dans un liquide convenable, excite la transpiration. Au
reste prendre *un pédiluve tiède* tous les soirs, et
se mettre ensuite au lit rétablit la transpiration,
en usant d'ailleurs d'une tisane *de coquelicot.*
Voyez *Nitre*, *Rhume.*

TRUFFES : Elles fortifient l'estomac et res-
taurent, mais un trop grand usage peut causer
l'apoplexie.

TUSSILAGE ou PAS D'ANE : Ses fleurs
sont fort usitées dans les affections de poitrine,
ainsi que son sirop.

VALÉRIANE : Sa racine est sudorifique,
diurétique et dessicative. Elle soulage l'esto-

mac et les vapeurs ; et mise dans les habits ;
elle les préserve des teignes.

VANILLE : Elle aide à la digestion, fortifie l'estomac, appaise les vents et excite les
urines.

VAPEURS : *Voyez Nerfs.*

VEAU : Sa viande est nourrissante, adoucissante et rend le ventre libre. Sa tête et ses poumons sont pectoraux, ainsi que les pieds, mais
le foie resserre ; le veau convient aux personnes
foibles, et étant rôti, il se digère facilement.

VELAR ou TORTELLE : Plante commune,
dont la fleur est spécifique pour résoudre la mucosité gluante de la gorge et du poumon, en la
faisant rejeter par l'expectoration. Elle est avantageuse dans la toux invétérée, dans l'enrouement et l'extinction de voix. Les orateurs et
les chantres, usent *du sirop de velar*, dit *de
chantre*, pour conserver leur voix.

VENTS : Il ne faut pas retenir les vents,
mais les laisser échapper, pour qu'ils ne nuisent pas. Si par contre ils ne peuvent pas sortir, et qu'ils causent des nausées ou des vertiges, ou des douleurs aux reins, il faut mâcher *des dragées d'anis*, ou *une pincée de fénouil*,
ou *de coriandre*, ou *des clous de girofle*. On peut
prendre une infusion légère *de fleurs de camomille*, où l'on ajoute un peu d'écorce d'orange
et un peu de sucre. D'ailleurs *les fleurs d'aneth,
de matricaire et de mélicot*, sont d'autres fleurs
carminatives, propres à chasser les vents, ainsi·
que *l'élixir de vitriol*, à la dose de 15, 20 ou
30 gouttes, 2 ou 3 fois par jour dans un verre
d'eau, ce qui fortifie même l'estomac. On peut
encore prendre dans *un peu de bouillon chaud,
2 ou 3 gouttes d'essence d'anis*, ou bien prendre

un *thé de mélisse*, même après le souper. L'usage même *d'un peu de liqueur* est toléré en pareil cas. Enfin, *les lavemens d'huile de navette*, sont reconnus pour dissiper puissamment les vents.

VÉRONIQUE (Réale rampante): Elle est sudorifique, et bonne dans la toux sèche, dans la retention d'urine et dans les vertiges.

VERRUES : Prenez des feuilles récentes de *campanulle lierrée*, broyez-les et frottez les verrues 4 fois par jour, et même un peu plus, si elles sont opiniâtres, et elles disparoîtront.

VERTIGES : *Voyez Apoplexie*, *Vapeurs.*

VERVEINE : Elle est amère, dessicative, céphalique, elle pousse le calcul, et sert contre les toux mauvaises.

VESSIE (Foiblesse de) : La vessie s'affoiblit accidentellement, sur-tout chez les personnes âgées, soit lorsqu'on a trop bu de la tisane, soit après avoir pris des bains un peu chauds, soit par bien d'autres causes. Il faut alors pour rétablir le ton de la vessie, de manière qu'on puisse uriner comme auparavant, prendre le remède suivant. Prenez 1 *dragme d'élixir vitriolique mysinth*, dont vous verserez 8 à 9 gouttes dans un verre, où après avoir mis *un morceau de sucre*, vous jeterez 2 *doigts de vin* et autant *d'eau*, ce dont vous userez 2 ou 3 fois par jour, soit loin, soit près des repas ; mais si cet accident revient souvent, ayez recours au chirurgien. *Voyez Urines.*

VIANDE : Un morceau bon et sain, est celui qui est tendre, charnu et plein de suc ; car une viande pleine de graisse, rebute l'estomac. Avant de la faire cuire, il faut la battre bien pour la rendre plus tendre, et plus aisée à digérer. On doit ensuite l'exposer à l'air. On doit savoir que la viande rôtie est plus nourrissante , et entretient mieux la transpiration que la viande bouillie ; car une livre de viande rôtie équivaut en nourriture réelle , à 2 ou 3 livres de viande bouillie. Ceux qui sont jaloux de leur santé , doivent se contenter de manger de la viande, une seule fois en 24 heures , c'est-à-dire à dîner. On ne doit donc en manger jamais à souper , ni en manger en même temps avec du poisson ; car ces deux alimens se contrarient. La façon de conserver la viande , est d'en faire sécher la superficie promptement auprès d'un feu vif : et lorsqu'elle est devenue froide , on l'enveloppe dans un linge sec, et on l'enterre ainsi dans le sable sec renfermé dans une auge de pierre , qui soit dans une cave très-fraîche. *Voyez Alimens.*

VIN : C'est une liqueur , dont *Salomon* a reconnu l'excellence et l'utilité , pour réjouir le cœur de l'homme. *Le bon vin rouge vieux* , est cordial, fortifie l'estomac et favorise la transpiration. Mais quand on en use trop , nous dit *l'illustre auteur du Dictionnaire de Chimie* , c'est un poison lent, d'autant plus dangereux qu'il est agréable , et qu'il est presque sans exemple , qu'un homme qui a contracté l'habitude d'en boire trop s'en soit corrigé. Ces gens imprudens ne manquent jamais de périr de langueur, à la suite des obstructions qui les conduisent à une hydropisie incurable : et si par l'effet d'un bon tempérament , il parviennent à la vieillesse , leur partage est une goutte cruelle, ou bien la paralysie , l'imbécillité , et souvent tous ces maux ensemble. *Bacon* assure, qu'un usage modéré du vin favorise la génération ; qu'il a vu au contraire des buveurs d'eau , perdre leur virilité de bonne heure , et n'avoir engendré auparavant que des filles. Combien de gens, qui sans être grands buveurs de vin en prennent pourtant habituellement plus qu'il ne leur en faut, eu égard à leur tempérament, et ruinent sans s'en apercevoir, peu à peu leur santé. Au contraire, pour la conserver, il faut en boire avec modération, qu'il soit rouge, vieux, qu'il ne soit pas foible, et le tremper avec *de l'eau*. On peut le boire pur après le repas, mais jamais étant à jeun. On peut boire au dessert, un peu *de vin d'Espagne*, et rarement *du vin blanc*; car il provoque la goutte, et irrite le genre nerveux, au point de fouetter le sang, de donner des malaises, des crampes, et d'accélérer l'endurcissement de la limphe. Au reste, *le vin de paille* est excellent. On le fait en séchant les raisins sur de la paille; puis on en exprime le moût qu'on abandonne à la fermentation qui se fait très-lentement. Voici à présent la recette d'un bon vin stomachique. Prenez *de quina* concassé, 1 once; *de graine de cardomane et d'écorce d'orange, de chaque* 2 *gros:* broyez, faites infuser dans *un litre de vin d'Espagne*, pendant 5 à 6 jours de suite et passez. Ce vin doit être prescrit, non seulement aux personnes ayant l'estomac foible, mais à celles qui sont sujettes aux fièvres intermittentes, comme encore après une indigestion, où l'on aura fait vomir, et enfin pour donner du ton et de la vigueur à toute constitution. On peut en prendre *un petit verre,* 2 *ou* 3 *fois par jour.* Voyez *Absynthe.*

VINAIGRE : C'est un remède à préférer dans les évanouissemens, en en mettant sous le nez du malade, et lui en frottant les tempes, le visage et les mains. C'est très-bon, dans tous les cas, où il y a des mauvaises exhalaisons. On doit alors en répandre sur le plancher, mais non pas en verser sur le feu ; car il est *des auteurs d'Hygiène*, qui prétendent, que c'est un usage pernicieux. Au reste, *le vinaigre* est l'ennemi des nerfs. Pour corriger ce défaut, il faut y faire infuser *des fleurs de sureau* et *d'œillet.* Au reste, quoiqu'il excite l'appétit et qu'il aide à la digestion , il faut en user sobrement, vu ses mauvais effets envers la poitrine.

VIPÈRE : On en fait des bouillons pour purifier la masse d'un sang âcre. Les auteurs qui ont écrit sur la propriété spécifique de la vipère, disent qu'*une once de son eau*, prise chaque matin à jeun pendant 15 jours, tous les ans vers les mois d'avril et de mai , répare les *tempéramens* par son baume vital.

VOMISSEMENT : Lorsque par l'effet de quelque chose d'indigeste , on est porté un peu à vomir, il faut alors favoriser le vomissement, en buvant beaucoup *d'eau tiède* , où l'on met *un peu d'huile*. On peut même provoquer le vomissement, en châtouillant le gosier, *avec le poil d'une plume* ; mais après avoir pris quelques gorgées *d'eau tiède*. On peut prendre aussi une petite cuillerée *d'eau des carmes* dans un demi-verre d'eau froide, ce qui fait vomir. Quand ensuite on sent qu'on n'a plus rien à vomir , il faut prendre *du thé*, et puis *un bouillon*, et enfin un peu *de bon vin vieux*, ou de celui *d'absynthe*. On peut d'ailleurs recourir *au vin d'Espagne*, si l'on sent qu'on ait besoin de réparer ses forces : *voyez Indigestion.*

URINES : Celles des personnes qui mènent un genre de vie modéré , sont dès leur lever, claires, couleur de paille, avec un sédiment blanc qui s'élève au milieu. C'est un charlatanisme des plus grands , de vouloir par l'inspection des urines connoître les maladies , personne ne devroit en être la dupe. Une abondante émission d'urines est un signe de foiblesse. *Voyez Rétention d'urine, en cette seconde Partie, et voyez en la première, retenir l'urine mal à propos et Urines.*

VUE FOIBLE : Il faut en pareil cas, une heure après son lever, s'éponger les yeux avec *de l'eau fraîche*, où l'on aura mis *un septième d'eau-de-vie*, même *camphrée*, et à défaut *de vinaigre*, en ayant attention, qu'il n'en entre pas dans les yeux. On peut aussi *se laver la tête avec de l'eau froide*, en s'y accoutumant peu à peu ; cette méthode étant aussi propre à fortifier les yeux, que les collyres les plus vantés. On peut en même temps prendre *une infusion d'eufraise en guise de thé*, ou bien prendre *un peu de la poudre de cette herbe*, dans *les œufs à la coque*, en y ajoutant *un peu de sucre et de canelle*, à l'effet d'éclaircir la vue. On peut même prendre de cette poudre dans des alimens, ou bien user tous les matins *de la poudre de la racine de valériane*, qui, selon *le Dictionnaire Botanique*, rétablit la vue des vieillards. On doit enfin aspirer par le nez, *la vapeur du baume de Fioravanti*, et se frotter de temps en temps, les tempes et les paupières, avec *de l'eau des Carmes*.

YEUX (Mal aux) : Le vulgaire ignorant, met en pareil cas, une compresse sur les yeux, trempée dans quelque adoucissant, et il place par-dessus un bandage : quoi de plus propre à augmenter le mal ; car l'œil ne voulant pas être gêné, il faut se borner à le préserver du grand jour et de la lumière, tout en les épongeant souvent avec un collyre. Celui qui est incrassant, épaississant, ne convient pas toujours ; ce n'est que lorsque l'inflammation est accompagnée d'une limphe âcre et saline, qu'il faut user *du mucilage de graines de coin*, mêlées avec du safran et du camphre. Quand l'inflammation est violente, *l'esprit de vin camphré tiède*, avec un peu *de baume du Pérou*, produit un bon ef-fet, en rétablissant le ton des fibres. Enfin, *le vitriol* convient quand les humeurs sont épaisses et sordides sans âcreté. C'est donc alors une erreur de continuer les collyres adoucissans, sous prétexte de la durée de l'inflammation, ce qui relâche trop. Il faut dans tous les maux des yeux, se garder de prendre des bains entiers. *Les médecins oculistes* les défendent ; mais ils ordonnent *les demi-bains tièdes*, ou au moins *les pédiluves*, et deux par jour si on le peut. Ils veulent d'ailleurs, qu'on emploie les remèdes propres à dériver le sang et les humeurs, comme *les sangsues*, *les vésicatoires*, sans négliger *les lavemens journaliers*, et l'usage de *la tisane* que l'on rend ensuite *purgative*.

VIEILLARDS : Ils doivent se soumettre à une vie des plus réglées, pour éviter, soit une hydropisie de poitrine, soit une apoplexie ; car *M. de Buffon*, *dans son second vol. d'histoire naturelle*, prétend par une certaine expérience, que les personnes vieilles meurent presque toutes d'une de ces deux maladies.

Voici un petit abrégé alphabétique en leur faveur.

AIR : Ils doivent préférer dans l'hiver un air chaud et se préserver le plus possible du froid. Ils doivent pour se loger, choisir un lieu assez haut, élevé et percé du côté du levant, afin que le soleil entre le matin dans leur chambre, et du côté du septentrion, pour purifier l'air.

ALIMENS : Quand on les prend trop nourrissans, ils diminuent les forces plutôt qu'ils ne les augmentent : ce qui a été reconnu par plusieurs médecins expérimentés.

ANGÉLIQUE : On a attribué la longévité d'*Annibal*, matelot de Marseille, mort à 122 ans, à ce qu'il mâchoit, soit à jeun, soit après ses repas, *de la racine sauvage d'angélique*, qui le faisoit saliver, expectorer, et donnoit du ton à son estomac, ce qui ; joint à un exercice modéré, lui procuroit de bonnes digestions. *Voy. Phosphore.*

ASSOUPISSEMENT : *Voyez Assoupissement*, pour y parer.

AMUSEMENS : *Voyez Amusemens*, pour se distraire le plus possible.

BAINS : Il est salutaire aux gens vieux, de prendre chaque mois, ou du moins de 2 en 2 mois un bain tiède, en se faisant auparavant frotter le corps avec de la flanelle ; mais un plus grand usage leur seroit nuisible, parce qu'ils les relâcheroient trop. Ils supportent bien au contraire *les bains successifs des eaux thermales*, parce qu"elles donnent du ton, tout en humectant et guérissant les douleurs. Enfin, il est certain, que les bains sont favorables aux vieillards, qu'ils arrêtent les progrès de la dessication des fibres, et ralentissent par ce moyen, la marche de la vieillesse toujours trop hâtive.

BOIRE : Les vieillards doivent boire peu, et souvent dans leur repas, mais bien modérément. Ils doivent boire bien doucement, pour ne pas surprendre leur estomac, et ne jamais boire hors de leurs repas. Il leur est pernicieux de boire chaud ; il leur est avantageux de boire froid, mais non pas lorsqu'ils sont indisposés.

CATARRE : *Voyez Catarre*, pour en connoître les préservatifs.

CERVEAU : *Voyez Cerveau*, pour s'instruire de ce qu'il faut faire à ce sujet.

DINER : Il faut que les gens vieux fassent une petite promenade avant leur dîner, et qu'ils ne mangent que des alimens légers et délicats pour ménager leur estomac, comme *le mouton rôti, la volaille*, les viandes blanches ; car celles qui ne sont pas faites, leur sont autant nuisibles, que *les raves, les salades et autres alimens crûs*. Ils doivent manger *des œufs fraix, des racines* qui récèlent du sel, et user *de sucre, d'herbes*, pas autrement acides, *des graines farineuses et de bons légumes verts*, mais en les faisant blanchir pour ôter leur âcreté. Ils doivent manger *des poissons*, dont la chair soit délicate, comme *le rouget, la sole, la truite*, après y avoir mis *du sel, de la sauge, du fenouil et du vin*. Presque tous les autres poissons nuisent dans l'âge décrépit. Ils peuvent user *du lait* quand il passe bien, *des crêmes à demi-sucre, des bouillies des pâtes d'Italie, du gruau, de la semoule, de la fécule de pomme de terre, de crême d'orge, etc.* Ils ne doivent manger *du fruit crû*, qu'en petite quantité et lorsqu'il est bien mûr, en y mettant même *du sucre* ; mais ils doivent préférer *les fruits cuits, les confitures, les raisins secs, les figues sèches, les pistaches, les dattes, les noix confites au miel*, et un peu *de fromage* et d'olives. Ils peuvent se permettre, mais avec peine, *de la pâtisserie légère et délicate*. Quant *aux épiceries*, elles ouvrent l'appétit aux vieillards, et peuvent consommer leurs glaires, ainsi que *la moutarde. Les oignons* et *l'ail* leurs conviennent, ainsi que *le miel*, dont nos aïeux se servoient à leurs sauces. Enfin, ils ne doivent guère user d'huile, qui pourroit leur occasionner une descente.

DROIT : Les vieillards doivent faire l'impossible pour se tenir droits , et ne pas se laisser aller à la propension de se tenir courbés.

ÉCORCHURE : Ils s'écorchent quelquefois entre les cuisses et le fondement. Si *le suif de chandelle* ne réussit pas , quoique séchant *par la céruse* qui y entre , il faut y mettre des compresses imbibées *de vin* , avec *du sucre* , et ensuite imbibées , avec *de l'eau-de-vie* et *du sucre*.

ESTOMAC : Comme il est foible dans la vieillesse , il faut indépendamment d'alimens nourrissans et de facile digestion , porter sur l'estomac une peau de vautour ou de chamois , qui descende jusqu'à la ceinture , et serre bien l'espace qu'il occupe. *Voyez Foiblesse d'estomac, Stomachiques.*

ÉTUDE : Ils ne doivent pas moins ménager les forces de l'esprit que celles du corps , et par conséquent, ne se livrer pas trop au goût pour l'étude. Ils ne doivent pas non plus tomber dans l'autre extrême ; car en ne s'occupant pas du tout , on perd la mémoire et on radote. *Voyez Radoter.*

EXERCICE : Ils doivent en prendre modérément , et consulter celui , qui, en leur convenant , ne les fatigue pas trop. *Voyez Exercice dans la première Partie* , et après en avoir pris un , ils doivent laisser un peu d'intervalle avant de manger.

FOIBLESSE NATURELLE : On y remédie par *un peu d'ail* et *de miel* , qui rappelle aux vieillards leur chaleur , beaucoup mieux que l'élixir de longue vie. *Voyez Restaurant.*

FRICTIONS : Si elles sont avantageuses à tout âge , à plus forte raison aux gens vieux, parce que ne pouvant pas autrement faire assez d'exercice, les frictions y suppléent très-bien.

GAIETÉ : Heureux les vieillards qui sont gais, car ils ont en eux-mêmes, le meilleur baume de la vie. Ceux qui ne le sont pas, doivent fréquenter les gens qui sont doués de cet avantage, car la gaieté se communique. Ils doivent d'ailleurs chanter de temps en temps des airs gais, rechercher la musique vocale et instrumentale, et des amusemens innocens. *Voy. Amusemens , Gaieté.*

HIVER : Ils doivent prévenir le catarre, la toux, les fluxions, en se tenant le plus chaudement, et en apportant la plus grande attention à ce que les extrémités du corps ne ressentent pas les atteintes du froid, aussi l'usage de porter *des bas et des chaussons de laine* leur est salutaire, ainsi que des *gants fourrés.* Ils doivent d'ailleurs avoir toujours sur le corps, *un corset et un caleçon de flanelle. Voyez Hiver.*

MÉLANCOLIE : C'est dans les vieillards une certaine inquiétude d'esprit sans cause apparente, et un dégout de tout ce qui faisoit plaisir : ce qui les rend de mauvaise humeur. Cependant pour peu qu'ils appellent le bons sens à leurs secours, ils se font une raison, et conçoivent qu'en se livrant à la mélancolie, ils se rendent la vie dure. Ils doivent d'ailleurs chercher un remède dans certaines occupations, distractions, et même dans les réflexions religieuses.

MÉRIDIENNE : Ils peuvent bien dormir un peu l'après dîner, parce qu'ils ne dorment pas toute la nuit, à cause des vapeurs âcres, qui s'élèvent chez eux d'un flegme salé. *Voyez Méridienne.*

MIEL : Il est propre aux vieillards, pour redonner

redonner à la masse du sang, le principe de fermentation qui lui manque : il est bon aussi contre les catarres, auxquels ils sont sujets. *Leur boisson* peut être faite *avec une décoction de miel*, pour fondre et diviser les humeurs épaissies.

MOUTARDE : Ils doivent en user, parce qu'ils ont le cerveau trop chargé, et qu'elle est bonne contre le catarre.

PAIN : Ils doivent s'accoutumer à manger moins de pain, et le choisir bien fermenté et bien cuit, de pâte légère et délicate. Il faut qu'ils se bornent à demi-livre de pain par jour, et encore moins lorsqu'ils mangent des légumes farineux. Il est nécessaire qu'ils sachent que le pain de pure fleur de farine n'est pas le plus sain, un son bien moulu le rend plus léger et plus propre à être digéré.

PILLULES : Celles *dites de longue vie*, décrites dans *le Dictionnaire Botanique*, sont bonnes pour leur estomac et leur poitrine. Elles rétablissent les corps usés, et sont bonnes contre les catarres. *Voyez Poudre de santé.*

PRINTEMPS : Il est avantageux qu'ils prennent alors à jeun, *un verre de lait d'ânesse* ; car outre qu'il est pectoral et adoucissant, il repare les forces physiques de l'estomac. Ils peuvent prendre aussi à déjeûner *du beurre frais*, et ndu sur *du pain*, frotté avec de *l'ail*, en y mettant *du sel*, à l'effet de se rendre le corps plus sain et plus vigoureux.

RADOTAGE : *Voyez Radoter en la première Partie.*

RÉGIME : Ils doivent bannir toutes les substances capables d'endurcir les solides, comme les liqueurs, les aromates, les alimens échauffans, etc. et préférer ceux qui sont délayans,

les prendre en petite quantité et à grands intervalles ; *les fruits savoureux et bien mûrs* leur
sont avantageux ; ils doivent rejeter les chairs
salées, éviter les passions vives et le trop
d'exercice ; enfin respirer *un air pur et serein*,
sur-tout celui de la campagne.

REMÈDES : La transpiration se supprimant
aisément chez eux, il se fait un amas d'humeurs
considérables, qui se font jour par les yeux,
la bouche : ce qui les fait tousser, moucher,
cracher et leur cause bien des infirmités. On
ne peut que les pallier, en adoucissant les
doses des remèdes, comme *le petit-lait*, *la tisane de graine de lin*, avec *un bain* par mois.
Ils doivent prendre avant leurs repas, 12 *grains
d'yeux d'écrevisses en poudre*, et quelquefois *de
la bonne thériaque* en se couchant. Quant aux
urines, il faut pour entrenir leur écoulement,
user de la tisane suivante : prenez *de racine de
chiendent* 1 once, *de patience sauvage* demi-once,
de feuilles de bourrache deux poignées, *de sel
de nitre* 15 grains. Faites bouillir le tout dans
5 demi-septiers *d'eau*, pour réduire à un litre,
et en prenant le matin 3 verres, à 1 heure de
distance, le flux de l'urine suppléera très-bien
à la suppression de la transpiration. Cette ti-
sanne est d'ailleurs nécessaire pour éviter la
sécheresse, et corriger l'âcreté de leur sang. Ils
doivent en user pendent 15 jours, se reposer
autant et la reprendre ensuite.

REPAS : Ils doivent déjeûner à 8 huit heures, dîner à midi, et faire un léger repas
entre 8 et 9, plutôt que de ne rien prendre ; car
un trop long intervalle dans ses repas, peut
leur causer la mort subite. *Voyez Mort subite.*
Ils doivent prendre *un morceau de sucre* après
chaque repas, comme aidant à la digestion.

RESTAURANT : *Voyez* à ce mot, *un opiat* propre à restaurer les vieillards épuisés par l'âge et les infirmités, car il fortifie la nature, répare et ranime les forces. *Les bouillons de perdrix* leur sont aussi bons, lorsqu'ils sont en foiblesse ou en consomption. *Voyez Consomption* et *Sagou.*

SOUPER : Il doit se borner pour eux à une soupe de semoule, en y mettant un peu *de rhubarbe en poudre*, ou *du riz au lait avec du sucre et du safran*, ou bien à 1 ou 2 *œufs frais*, ou à *quelque légume bienfaisant*, avec un *verre d'eau rougie*, ou à *une tasse de chocolat*, en y trempant *un biscuit*. On peut y ajouter *un macarron amer*, ou *un peu d'angélique*. Enfin, ils peuvent prendre pour souper, *une écuellée de lait*, mais pourvu qu'il vienne d'être trait, car alors il répare les forces promptement.

SUCRE : *Le médecin Audri* dit, que quoique le sucre soit merveilleux aux vieillards, pour conserver le baume du sang, et les garantir des indispositions ordinaires à leur âge, il ne faut pas pourtant qu'ils en mettent par-tout, et en usent sans cesse ; mais s'en servir plutôt, comme d'un médicament, par exemple : mettez 1 *livre de sucre* dans un vaisseau de moyenne grandeur, et jetez-y *de l'eau* jusqu'à ce qu'elle passe *le sucre* d'un doigt : brouillez le tout et l'agitez : puis prenez 8 *onces de cette liqueur*, 1 *once d'esprit de vin*, et 1 *gros et demi*, ou 2 *gros d'eau rose*. Melez le tout, et buvez-en de temps en temps. Enfin ce qui est encore avantageux, c'est l'usage *de l'ail*, corrigé avec *un peu de sucre*, et déguisé en forme de dragées.

TABAC : Ils feront bien de mâcher *du tabac*, car il excite une espèce de salivation, et délivre d'une quantité d'humeurs âcres très-nuisibles.

TORTUES : Ils feront bien de prendre dans l'automne, *les bouillons de tortue.* Leur usage annuel, et pendant un mois, ne peut qu'être très-favorable aux vieillards ; car ils se trouvent toujours avoir plus de force après les avoir pris.

VIANDE: Ils doivent préférer à celle qui est bouillie, la rôtie, comme étant plus nourrissante, et entretenant mieux la transpiration.

VIN: Quoi de plus mal à propos, de dire que *le vin*, est le lait des vieillards ; ils doivent au contraire le prendre *trempé*, mais *vieux*, *rouge et assez fort*, jamais lorsqu'ils se trouvent échauffés, et encore moins à jeun, parce que sa vapeur montant alors au cerveau, peut donner le catarre, et causer même l'apoplexie. Ils peuvent boire à la fin du dessert *de bon vin vieux*, ou même *du vin d'Espagne*, et presque jamais du vin blanc ; car il leur nuit en fouettant le sang, et irritant le genre nerveux, si délicat chez les gens vieux. Ils doivent prendre de temps en temps, un peu de *vin d'absynthe*, et recourir *au vin stomachique*, décrit au mot *Vin*, *en la première Partie.* Mais qu'ils n'oublient jamais, qu'un trop grand usage du vin, au lieu de les fortifier, abrége certainement leur vie. *Voyez Vin.*

URINES : *Voyez* ce qui en est dit plus haut, à l'article *Remèdes*, et *voyez* le mot *Urines*, dans chacune *des 2 Parties.*

VUE FOIBLE: *V.* ce qui en est dit à ces mots.

ENFIN, heureux les vieillards, qui se complaisent à faire part de leur superflu aux pauvres, et à ceux dont les attentions délicates savent leur adoucir la fin de leur carrière.

HÆC BENE SI SERVES, LONGO TU
TEMPORE VIVES.

APPROBATION.

Nous soussignés, Docteurs en médecine de la faculté de Montpellier, et médecins ordinaires de l'hôpital-général, civil et militaire d'Avignon, avons lu et examiné un manuscrit, qui nous a été présenté par *M. Roque*, *Pharmacien en chef dudit hôpital*, et qui a pour titre : *La Science de la Santé*, *soit pour le moral*, *soit pour le physique*, *ou Hygiène Encyclopédique*, dont l'auteur veut demeurer inconnu. Nous pensons, que sous le rapport médical du moral et du physique, cette Encyclopédie, fruit de longues recherches, ne peut être que d'une grande utilité, aux personnes qui n'ont pas le loisir de parcourir, dans leurs divers besoins, des traités d'Hygiène. Nous ne pouvons qu'applaudir aux vues philantropiques de l'anonyme, et nous présumons, que son travail lui méritera la reconnoissance des lecteurs, qui aiment à s'instruire, des moyens de conserver la santé de l'esprit et du corps :

ROCHE , D. M. M.
GUERIN , D. M. M.

CONCLUSION

Adressée aux véritables Chrétiens.

APRÈS avoir réuni en abrégé dans cet ouvrage, la propriété et le choix des alimens, la vertu des plantes, ainsi que les remèdes physiques et moraux, soit pour la conservation de la santé, soit pour tâcher de parvenir à une certaine viellesse ; il est nécessaire, comme nous l'avons annoncé à l'article *mort*, de parler sur la fin de cette carrière, nommée *vie*.

Nous disons donc, que toute personne chrétienne et sensée, ne doit pas imiter le commun des hommes, qui, voyant le terme prochain de leur vie, regrettent beaucoup de ne pouvoir le reculer, parce qu'ils ne réfléchissent pas sur cette multitude de maux, dont ils voient pourtant cette terre comme inondée ; sur ce nombre d'évènemens fâcheux, de chagrins, de maladies et d'infirmités, dont leur vie est abreuvée. A quelles révolutions particulières, à quelles injustices fréquentes n'est-on pas sujet, tant qu'on est dans ce bas monde ? car tout est parsemé d'épines ; nul bonheur n'y est solide, et l'amertume est répandue sur les plaisirs, même les plus passagers : tout rend notre existence triste, ennuieuse, dégoûtante ; c'est ainsi que Dieu a voulu nous mettre dans l'heureuse nécessité de sentir, combien notre exil est difficile à supporter, et de soupirer conséquemment après une meilleure vie, au lieu de regarder la mort comme le plus grand des maux. Si, arrivés à une certaine vieillesse, nous devenions immortels, nous serions des êtres bien misérables; il vaut bien mieux se déterminer à faire place à d'autres, comme nous avons remplacé nos prédécesseurs. D'ailleurs s'il est dur de mourir, il est doux d'espérer qu'une meilleure vie, si on l'a méritée, finira les grandes peines de celle-ci. La nécessité de mourir, n'est à l'homme sage, qu'une raison pour supporter patiemment les maux de la vie. La grande erreur dans ce monde, est de donner trop d'importance à cette vie, comme si notre être en dépendoit, et qu'après la mort on ne fût plus rien. Mais nous savons que notre ame est immortelle, et que quand nous laissons notre corps, nous ne faisons que poser un vêtement incommode. En un mot, vivre en bon chrétien et peu tenir aux choses humaines, est le meilleur moyen de s'accoutumer à l'idée de la mort.

Le fameux Pascal nous dit, que l'homme n'est qu'un point entre deux éternités, celle qui a précédé sa naissance, et celle qui suivra sa mort. Nous ne sommes pas ici dans le lieu du terme; mais dans un lieu de passage et d'épreuve. Comme nous avons deux vies à mener, la première dans ce monde, et la seconde dans l'autre, nous avons, pour ainsi dire, deux nous mêmes; le premier au siècle présent, qu'il faut haïr et sacrifier, pour aimer et conserver le second, qui appartient au siècle futur. Il se présente à nous deux sortes de bonheur : le premier dans ce monde, nous vient des créatures; il est faux, insuffisant, périssable, et ne nous est présenté par la divinité, que pour nous éprouver. Le second dans l'autre monde est vrai, solide, surabondant, éternel; il est la récompense promise, à ceux qui auront soutenu l'épreuve, et qui auront renoncé au faux bonheur pour s'attacher au véritable. Ce qui fait craindre aux incrédules, et aux mauvais chrétiens leur destruction, c'est l'incertitude complète du sort qui les attend. Ces gens accoutumés à ne rien refuser à leurs sens, tombent à la fin de leur carrière dans un désespoir secret, en se voyant obligés de quitter leurs jouissances. Ennuyés de leurs personnes, ils deviennent insupportables, et tourmentent ceux qui les approchent, parce qu'ils ne peuvent se faire à l'idée de ne pouvoir éviter de mourir, et d'être ensuite dans le cas d'être punis. Lorsqu'au contraire l'on n'est pas séduit par les raisonnemens insensés du philosophisme, ou qu'on n'est pas entraîné par une passion criminelle, l'idée de la mort engage à profiter du temps qu'on peut avoir encore à vivre, en travaillant en bonnes œuvres pour soi et pour ses semblables, et imitant ainsi *Mme. de Maintenon*, qui disoit, *je trouve fort mon compte à me sauver, au moyen des bonnes œuvres ; car je connois la récompense qui y est attachée.* Nous ajoutons qu'on ne doit donc alors, ni désirer la mort, ni la craindre, mais attendre avec résignation le moment de son arrivée.

Lorsqu'on avance en âge, on doit plus que jamais se retirer du monde, choisir un directeur sage et éclairé, s'occuper beaucoup de la religion, et se mettre dans la situation de mourir, en la pratiquant exactement ; car on ne peut pas compter sur beaucoup de temps à vivre: *Tempus breve est.* On doit se regarder comme un fils exilé, qui voit de près sa maison paternelle. Cette réflexion doit consoler, elle doit charmer les ennuis d'une personne infirme ; il ne doit voir dans sa fin prochaine, qu'un tribut à payer, et dans ses souffrances, qu'un moyen précieux d'acquitter ses dettes, envers la justice divine : et en se résignant à la volonté de Dieu, il ne doit voir qu'en lui, l'ami fidèle qui le consolera, et ne permettra pas qu'il se perde : *Sed ne præsumas, ne desperes.* Il doit dire hardiment *comme Job :* Vous m'appelerez, Seigneur, quand il vous plaira ; votre main bienfaisante me soutiendra dans ce passage redoutable, je vois sans regret trancher le fil de mes jours ; mais pardonnez, je vous en conjure toutes mes iniquités, *Domine, ne memineris iniquitatum nostrarum antiquarum.* Ainsi donc, homme malade, ou infirme, ou vieillard, vivant en bon chrétien, n'ayez aucun regret de la vie, vos peines vont finir, et vous allez éprouver combien Dieu est miséricordieux, envers ceux dont la vie n'a pas été entièrement inutile, et qui sont d'ailleurs pleins de repentir : tout va se dévoiler à vos yeux, vous allez tout savoir, et connoître enfin le vrai le bonheur.

D'après ces maximes si consolantes, quel est le lâche chrétien qui pourroit encore craindre la mort, tandis qu'elle n'est que l'évanouissement des rêves qui nous trompent : c'est l'éclat du soleil qui dissipe les ombres de la nuit ; c'est le reveil d'un enfant qui dormoit sur le sein de sa mère. Enfin, non, il n'est point de mort pour les fidèles, ce n'est qu'un doux sommeil: *huic mors, non est mors, sed sommus.* D'ailleurs la mort est un gain, pour le petit nombre de vrais chrétiens, puisqu'elle procure une félicité éternelle : *mori lucrum.* Elle est au contraire, une perte pour le plus grand nombre des hommes, qui se seront entêtés à ne pas suivre l'Evangile : et quels regrets de leur part à leur mort, de n'avoir pas fait pendant leur vie tout ce qu'ils auroient pu faire de bien ! Enfin le salut est encore plus assuré à ceux, qui, en suivant les devoirs du christianisme, sont vraiment charitables ; aussi *les saints pères* ont-ils dit, qu'il est permis de douter, si parmi ceux qui acccomplissent scrupuleusement le précepte de l'aumône, il en est quelqu'un de réprouvé, et *saint Jérôme* dit en particulier : Je n'ai lu nulle part, qu'aucun de ceux qui se sont adonnés aux œuvres de charité et de miséricorde, aient mal fini leur vie. Aussi, *Jésus-Christ, notre aimable Sauveur, secourra le mourant charitable dans son lit de douleur, et sa main divine retournera son lit, pour le soulager dans sa dernière infirmité.* Quelle mort plus douce, la seule à désirer !

Armons-nous donc d'un saint égoïsme, qui, en nous éloignant de cette crainte si forte de mourir, nous fasse adopter la très-belle réflexion suivante, qui termine mon livre de la Science de la Charité : *l'espoir d'une mort douce et tranquille, et de jouir des délices de l'éternité :* * *Au lieu d'éprouver une mort fâcheuse et d'aller dans un feu éternel.* ** *Vaut bien la peine de se priver des jouissances mondaines, et de s'adonner à l'exercice des œuvres de charité et de miséricorde :* PENSEZ-Y BIEN.

* *Et torrente voluptatis meœ potavi eos.*
** *Ibunt hi, in ignem æternum.*

JE FINIS en ne croyant pas pouvoir mieux terminer l'article de la mort, cette fin de la vie que l'on craint tant communément, et que l'on ne craindroit point, si l'on suivoit le remède salutaire qui vient d'être énoncé ; remède unique, le meilleur de tous ceux indiqués dans cet ouvrage : Puisse-t-il être suivi, par chacun de mes lecteurs pour leur bonheur respectif. Fiat.

F I N.

www.ingramcontent.com/pod-product-compliance
Lightning Source LLC
LaVergne TN
LVHW021532170726
843501LV00004B/1036